中央高水平医院临床科研业务费（2022-PUMCH-B-010）

协和肾囊肿外科学

主审　李汉忠　纪志刚

主编　董德鑫　张玉石

中国协和医科大学出版社

北　京

图书在版编目（CIP）数据

协和肾囊肿外科学 / 董德鑫, 张玉石主编. -- 北京: 中国协和医科大学出版社, 2025. 3. -- ISBN 978-7-5679-2427-7

Ⅰ. R692.1

中国国家版本馆CIP数据核字第2024M67P66号

主　　编　董德鑫　张玉石
责任编辑　李元君　聂志扬
封面设计　邱晓俐
责任校对　张　麓
责任印制　黄艳霞
出版发行　**中国协和医科大学出版社**
（北京市东城区东单三条9号　邮编100730　电话010-65260431）
网　　址　www.pumcp.com
印　　刷　北京联兴盛业印刷股份有限公司
开　　本　889mm×1194mm　1/16
印　　张　11.75
字　　数　240千字
版　　次　2025年3月第1版
印　　次　2025年3月第1次印刷
定　　价　148.00元

编者名单

主　审　李汉忠　纪志刚

主　编　董德鑫　张玉石

编　者　（按姓氏笔画排序）

王　娟　　中国医学科学院北京协和医院泌尿外科
王文达　　中国医学科学院北京协和医院泌尿外科
毛全宗　　中国医学科学院北京协和医院泌尿外科
石冰冰　　中国医学科学院北京协和医院泌尿外科
石维坤　　中国医学科学院北京协和医院泌尿外科
乔　逸　　中国医学科学院北京协和医院泌尿外科
冷俊胜　　中国医学科学院北京协和医院泌尿外科
张玉石　　中国医学科学院北京协和医院泌尿外科
张洪波　　北京市隆福医院泌尿外科
张寅生　　中国医学科学院北京协和医院泌尿外科
张震宇　　中国医学科学院北京协和医院泌尿外科
陆相云　　中国医学科学院北京协和医院泌尿外科
范欣荣　　中国医学科学院北京协和医院泌尿外科
郑国洋　　中国医学科学院北京协和医院泌尿外科
荣　石　　中国医学科学院北京协和医院泌尿外科
高　翔　　北京市隆福医院泌尿外科
黄厚锋　　中国医学科学院北京协和医院泌尿外科
董德鑫　　中国医学科学院北京协和医院泌尿外科
谢　燚　　中国医学科学院北京协和医院泌尿外科
魏梦超　　中国医学科学院北京协和医院泌尿外科

序

很荣幸能够与您分享这本专注于肾囊肿外科领域的专著。肾囊肿是一种常见的泌尿外科疾病，但其引发的症状和对患者生活质量的影响不容小觑。肾囊肿的诊断与治疗一直是医学界关注的重点，随着医疗技术的不断进步，肾囊肿的外科学治疗也在不断发展和完善。

本书内容主要包括肾囊肿的基础理论、诊断技术、治疗方法及典型病例处理等诸多方面。结构上每个章节都围绕一个核心主题展开，通过详细阐述相关的医学知识、技术方法和临床经验，使读者能够深入理解肾囊肿的外科学治疗。

本书结合了国内外最新的研究成果和丰富的临床经验，反映了肾囊肿治疗技术的最新进展。本书语言通俗易懂，为广大医学工作者提供了一份全面、实用的参考资料和治疗指南，帮助大家更好地掌握肾囊肿的诊断、治疗和预防等方面的知识。

感谢所有参与本书编写的专家和学者，他们的辛勤劳动和无私奉献为本书的完成奠定了坚实的基础。感谢所有为本书提供支持和帮助的单位和个人，他们的支持是本书得以顺利出版的重要保障。

李汉忠

2024年6月30日

前　　言

肾囊肿是一种常见的肾脏疾病，但其引发的症状和对患者生活质量的影响不容忽视。肾囊肿多数情况下为良性，但复杂肾囊肿的恶变概率上升，随着Bosniak分型等级的升高，其转变为肾细胞癌的风险也递增。随着医学技术的进步和外科手术方法的不断创新，肾囊肿的外科治疗技术已经取得了显著的进展。然而，关于肾囊肿外科学的书籍相对较少，尤其是系统、全面介绍肾囊肿外科治疗方法的书籍更是凤毛麟角。因此，我们编写了这本《协和肾囊肿外科学》，旨在为广大医务工作者提供一本系统、全面、实用的肾囊肿外科学参考书。

本书详细介绍了肾囊肿的流行病学、病因、病理生理、诊断方法、外科治疗技术等方面的知识，并结合北京协和医院泌尿外科多年的临床经验，对肾囊肿外科治疗的最新进展进行了深入探讨。

在编写过程中，我们力求做到科学、严谨、实用。同时，我们采用了图文并茂的排版方式，使读者能够更加直观地了解肾囊肿外科治疗的相关知识和技术。

我们相信，通过本书的学习，读者能够更加深入地了解肾囊肿外科治疗的相关知识，掌握肾囊肿外科治疗的最新技术，为患者提供更加优质的医疗服务。

在编写本书的过程中，我们得到了来自中国医学科学院北京协和医院、中国协和医科大学出版社和医学界同仁的大力支持与帮助，在此表示衷心的感谢。同时，也要感谢广大读者对本书的关注和支持，希望本书能够成为您医学道路上的良师益友。

2024年5月20日

目　　录

第一章

肾囊肿基础

第一节　肾脏的解剖、胚胎学和生理功能

一、肾脏的解剖

1．形态、位置和毗邻

正常肾脏位于腹膜后间隙，左右各一，位于脊柱的两旁、腰大肌前方，外观呈暗红色，形似蚕豆。腰大肌位于腰椎椎体与横突之间，肌纤维以羽状形式由内上方向外下方排列走行，形成上下较细、中段较粗的纺锤状长条形肌肉，因此位于其表面的肾脏的长轴也是倾斜的，即肾脏上极比下极更靠近脊柱和背部，且肾脏内侧缘通常向前旋转约30°。由于肝脏右叶位于右肾上方，右肾位置通常较左肾低1～2cm（大约半个椎体）。右肾上极平第12胸椎，下极平第3腰椎；左肾上极平第11胸椎，下极平第2腰椎。肾脏上下长径10～12cm，左右横径5～7cm，前后厚度2.5～3.0cm，成年男性肾脏重125～170g，女性肾脏较男性轻10～15g。

肾脏被膜由内向外分为纤维囊、脂肪囊、肾周筋膜三层。纤维囊又称纤维膜，由致密结缔组织和少量弹力纤维构成，薄而坚韧，被覆于肾实质表面起保护作用，正常情况下容易从肾表面剥离。脂肪囊在纤维囊外层，由包裹肾脏的周围脂肪构成，厚度个体差异较大，对肾脏起保护、支持、缓冲作用。肾周筋膜位于最外层，也称肾筋膜、Gerota筋膜，质地坚韧，分为前后两层，即肾前筋膜和肾后筋膜。肾前筋膜和肾后筋膜在肾脏外侧缘相互融合并与腹横筋膜相连，同样在肾上腺上方相融合并与膈下筋膜相延续；肾前筋膜跨过腹主动脉和下腔静脉前方与对侧的肾前筋膜相连，向下则逐渐消失在腹膜下筋膜中；肾后筋膜与腰方肌和腰大肌筋膜融合，向内侧附着于锥体，向下延续附着于髂嵴和髂筋膜。肾周筋膜可发出多个结缔组织小束穿过脂肪囊与纤维囊相连，对肾脏起支持固定作用。由于肾前筋膜和肾后筋膜在肾脏下方互不融合，因此肾周筋膜的下方是开放的，导致肾脏的位置可随呼吸运动和体位变化上下移动1～4cm，甚至出现肾下垂或游走肾。

肾脏上方与肾上腺相邻，两者共同包绕在肾周筋膜内，肾盂向下连接输尿管。左、右肾脏内侧分别为腹主动脉和下腔静脉，内后方为左、右腰交感干。左肾前方上部毗邻胃后壁，前方中部为胰腺，前方下部邻近空肠和结肠左曲；右肾前方上部毗邻肝右叶，前方下部为结肠右曲，右肾内侧与十二指肠降部相邻。左肾脏后方为第11肋和12肋，右肾后方为第12肋，与膈肌、胸膜、胸腔相邻，在12肋下方有肋下血管、神经；肾脏后方还与腰大肌、腰方肌相邻，腰大肌前方有生殖股神经走行，腰方肌前方有髂腹下神经、髂腹股沟神经等。12肋下缘与竖脊肌外侧缘所成的夹角称为肾角或脊肋角，肾脏病变时此处可有叩击痛。

2．组织结构

肾脏内侧缘中间的凹陷处称为肾门，是肾动静脉、肾盂、神经、淋巴管出入肾脏的部位，肾门的前缘称为前唇，后缘称为后唇。肾门部向

内凹陷的肾实质所围成的腔隙称为肾窦，内含肾动脉分支、肾静脉属支、肾盂肾盏、神经、淋巴管，周围填充有肾窦脂肪组织。出入肾门的组织结构称为肾蒂，肾蒂内的主要结构从前往后通常依次为肾静脉、肾动脉、肾盂，从上往下通常依次为肾动脉、肾静脉、肾盂，周围还有神经及淋巴管。

肾脏的组织结构主要包括肾实质和集合系统。肾实质由皮质和髓质构成，肾皮质位于外层且连续，肾髓质位于肾皮质内侧，由数个乃至十数个条纹清晰的圆锥形区域组成，称为肾锥体。肾锥体彼此之间并不连续，肾皮质深入至锥体之间的部分称为肾柱。肾锥体的底部朝向外侧与肾皮质相邻，锥体的顶部形成乳头并朝向肾门，每个乳头都对应一个杯状的肾小盏，数个肾小盏汇入一个肾大盏，肾大盏再汇入肾盂，肾小盏、肾大盏、肾盂组成集合系统。

3．血管、淋巴和神经

肾动脉通常在第1～2腰椎水平发自腹主动脉，在肾静脉的后上方进入肾门，右肾动脉较左肾动脉更长，经下腔静脉后方进入右肾门。左右肾动脉通常各为1支，但研究发现25%～40%的人存在肾动脉解剖学变异，以肾动脉数量的变异最为常见，最多可达5支。除肾动脉主干以外的数量不等的动脉通常称为副肾动脉，由腹主动脉直接发出，也有的由肾动脉起始段发出，临床上也称为肾动脉过早分支。副肾动脉既可以经肾门进入肾脏，有时也可在肾门的上方或下方直接进入肾实质，分别称为上极动脉和下极动脉，其中上极动脉更为常见。

肾动脉进入肾门前多分为前、后两干，然后由前干、后干再发出肾段动脉。肾动脉前干位于肾盂前方，分出上段动脉、上前段动脉、下前段动脉和下段动脉，供应上极、前部、下极共约2/3的肾脏血供；肾动脉后干走行于肾盂后方，延续为后段动脉，供应后部约1/3的肾脏血供。每支段动脉所供应的肾实质区域称为肾段，因此肾脏通常分为上段、上前段、下前段、下段、后段共5个肾段。各支段动脉供血的肾实质区域彼此之间没有血管吻合，某支段动脉血流受阻后会导致相应肾段的缺血。在后段与前段之间，即肾脏外侧靠后的区域，存在一个纵向的无血管区域，被称为Brodel线，肾切开取石手术中可沿该平面纵行切开肾实质，可明显减少出血。肾段动脉在肾窦内进一步分出叶动脉，叶动脉进入肾实质后分出叶间动脉，叶间动脉通常靠近肾小盏漏斗部，并在肾柱内继续向肾脏外缘走行，在皮髓质交界处肾锥体的底部形成弓状动脉，然后放射性发出小叶间动脉，最终分出入球小动脉进入肾小球。

肾静脉系统的分布与动脉系统类似，不同之处在于静脉系统通过肾小盏漏斗部的静脉环在肾内形成广泛的侧支循环，某一肾段的静脉回流受阻后不会影响该区域肾组织的静脉回流。肾小球毛细血管汇成小叶间静脉，然后依次汇入弓状静脉、叶间静脉、叶静脉、段静脉，肾段静脉汇成3～5支静脉干后最终汇入肾静脉，然后再回流至下腔静脉。肾静脉通常位于肾动脉前方，右肾静脉较短（为2～4cm），左肾静脉较长（为6～10cm），左肾静脉在腹主动脉与肠系膜上动脉之间汇入下腔静脉。左肾静脉在汇入下腔静脉前，通常还会接受左肾上腺静脉、左侧性腺静脉、腰静脉的回流。肾静脉同样存在解剖学变异，约15%的人存在副肾静脉，右侧多见。

肾内的淋巴管主要分布于小叶间动脉和弓状动脉等各级肾动脉周围的疏松结缔组织内，在肾门部汇合成较粗的肾门淋巴管。出肾门后与来自肾被膜、肾周组织、肾盂、输尿管上段的淋巴管汇合，然后汇入肾静脉周围淋巴结。此后左肾淋巴回流至肠系膜下动脉与膈肌之间的腹主动脉周围淋巴结，偶见淋巴回流至膈上胸导管；右肾淋巴出肾门后主要回流至髂总血管与膈肌之间的腹主动脉、下腔静脉之间淋巴结和下腔静脉周围淋巴结，偶见淋巴回流至腹主动脉左侧淋巴结。

肾脏接受交感神经和副交感神经支配。交感神经节前神经纤维起源于第8胸椎至第1腰椎脊髓节段，大多来自腹腔神经丛，节后神经纤维主要与动脉伴行，通过肾动脉周围的自主神经丛到达肾脏。来自迷走神经的副交感神经纤维与交感神经纤维一同与动脉伴行到达自主神经丛。

二、肾脏的胚胎学

肾脏起源于间介中胚层，由中线两侧的中胚层分化而来。胚胎发育第4周初，间介中胚层细胞分裂形成两条纵行的生肾索，生肾索在第5周时开始从胚体后壁凸向体腔形成左右对称的尿生殖嵴。尿生殖嵴是整个泌尿系统发育的基础，沿中线纵行分成外侧的中肾嵴和内侧的生殖腺嵴。肾脏的发育分为前肾、中肾和后肾三个阶段。

前肾和中肾是胚胎发育过程中的一过性器官，很快退化。前肾发育开始于第4周初，由7～14体节外侧的生肾节形成前肾小管，前肾小管内侧端开口于胚内体腔，外侧端向尾部延伸，形成纵行的前肾管。前肾小管和前肾管共同构成前肾，前肾小管很快退化消失，前肾管大部保留并向尾部延伸，开口于泄殖腔。胚胎发育第4周末，前肾小管退化，中肾开始发育。第14对体节外侧的生肾索和中肾嵴发育形成中肾小管，中肾小管外侧端与向尾部延伸的前肾管汇合形成中肾管，中肾管和中肾小管共同形成中肾。

真正的永久性肾脏由后肾发育而来，于胚胎发育第5周初起源于输尿管芽和生肾后组织。输尿管芽是中肾管末端近泄殖腔处发出的一个盲管，穿入中肾嵴尾端的中胚层内反复分支，主干发育成输尿管，分支发育成肾盂、肾盏和集合系统。输尿管芽诱导中肾嵴尾端的中胚层组织（后肾间叶组织）形成细胞团包围输尿管芽末端，形成生肾后组织。输尿管芽分支形成的集合小管盲端处的生肾后组织细胞团演化成S形的肾小管，肾小管一段膨大凹陷形成肾小囊，伸入囊内的毛细血管形成血管球，与肾小囊构成肾小体。肾小管另一端与输尿管芽末端的集合小管相通，肾小管延长弯曲形成近端小管和远端小管，与肾小体共同构成肾单位。集合小管不断分支并由内向外诱导生肾后组织形成肾单位，生肾后组织的外周部分形成肾被膜。初始肾脏位置较低，位于胚体盆腔，随后逐渐上升至腰部，同时肾脏发生旋转，原本朝向腹侧的肾门向内侧旋转。

三、肾脏的生理功能

肾脏的主要生理功能是排泄机体内的水和代谢废物，调节机体水、电解质和酸碱平衡，同时还具有分泌多种激素的内分泌功能。

1．肾小球的滤过作用

血液流经肾小球时，血浆中的水和溶质通过肾小球滤过膜进入肾小囊的过程称为滤过，滤过形成的液体称为原尿。通过肾小球的滤过作用，可以将尿素、尿酸、肌酐等体内的代谢废物排泄出体外。单位时间（每分钟）内两肾形成的原尿量为肾小球滤过率，肾小球滤过率与肾血浆流量的比值称为滤过分数，正常成年人的平均肾小球滤过率约为125ml/min。肾小球滤过膜由肾小球毛细血管内皮细胞、基膜、肾小囊脏层上皮细胞构成，是肾小球滤过的主要屏障，滤过膜的孔径大小是决定滤过的关键因素，滤过膜上的负电荷可以协助阻止血浆内带负电荷的大分子通过滤过膜。

有效滤过压也是影响肾小球滤过的关键因素，影响有效滤过压的因素主要有肾小球毛细血管压、血浆胶体渗透压、肾小囊静水压和肾小球毛细血管血流量。肾脏具有肾小球滤过率的自我调控能力。肾脏可通过交感神经调节肾血流量和肾小球滤过率；管–球反馈通过髓袢升支粗段的致密斑感受到达远曲小管的滤液流量，反馈性地引起入球小动脉和出球小动脉的收缩和舒张，调节肾小球滤过率，如流经致密斑的滤液减少时，通过信息传导反馈性引起入球小动脉舒张和出球小动脉收缩，从而增加肾小球滤过率；连接小管–球反馈也可调节肾小球滤过率，流经此处的液体NaCl浓度升高时，可反馈性引起入球小动脉舒张从而增加滤过率；血管紧张素Ⅱ、去甲肾上腺素、内皮素、血管加压素等缩血管物质或激素，以及心房钠尿肽、一氧化氮等扩血管物质对肾小球滤过率也有调节作用。

2．肾小管的重吸收和分泌功能

肾脏一方面通过肾小球的滤过作用将体内的水和溶质等物质过滤到原尿中，另一方面通过肾小管各段和集合管的重吸收作用和分泌功能，对机体的水、电解质平衡和酸碱平衡起到调节作用。

近曲小管重吸收约60%的肾小球滤液，可以重吸收滤液中约65%的钠、钾、钙离子，80%的水、磷和碳酸氢盐，100%的糖和氨基酸，15%的镁。髓袢分为降支粗段、细段和升支粗段，可重吸收25%～30%的钠，15%的钙在升支粗段被重吸收，通过Na-H交换分泌氢离子重吸收10%～20%的碳酸氢盐。远端小管的主要功能是重吸收钠和钙，也具有分泌氢离子和钾离子的功能，可重吸收5%～10%的肾小球滤过钠、10%～15%的钙、5%～10%的镁。集合管由皮质集合管和髓质集合管构成，对钠、钾、氯离子进行重吸收，通过抗利尿激素的作用改变对水的通透性而浓缩尿液。

3．内分泌功能

肾脏除具有排泄代谢废物，调节水、电解质和酸碱平衡的功能以外，还具有重要的内分泌功能。一方面肾脏可作为多种激素的作用部位发挥生理作用，如甲状旁腺素和降钙素可影响肾小管对钙、磷和碳酸氢根的重吸收；血管紧张素

Ⅱ、抗利尿激素、内皮素等缩血管激素作用于肾脏调节肾小球滤过率，防止血压降低、血容量降低时产生的肾损害。另一方面肾脏本身也可产生一些重要的激素和细胞因子，如肾素-血管紧张素-醛固酮系统对肾脏钠钾排泄、动脉血压等具有调节作用，前列腺素系统对肾血流动力学、钠的排泄等具有调节作用，促红细胞生成素的骨髓造血刺激作用等。

总体来说，肾脏不仅是人体排泄系统的核心器官，还在多个生理功能方面发挥着重要作用。肾脏通过调节体液平衡、维持酸碱平衡、调节血压、分泌激素等多种生理功能，确保人体内环境的稳定性。

第二节　肾囊肿定义及发病机制

肾囊肿，也称为肾囊性疾病（renal cystic disease，RCD），以肾出现覆有上皮细胞的囊肿为特点。可能出现在儿童和成人各个年龄段，临床发病率较高。可在肾皮质、髓质、皮髓质交界或肾外的任何部位形成，既可单发，也可多发。RCD可伴有肾外症状，并具有遗传或非遗传性病因。肾囊肿是临床上最常见的肾脏异常，严重程度可从无明显临床意义到导致终末期肾病不等。

RCD包括多种基础病因，通常分为遗传性或非遗传性（如发育不良、新生突变或全身系统性疾病等）。成人中最常见的遗传性RCD是常染色体显性遗传多囊肾病（autosomal dominant polycystic kidney disease，ADPKD），而最常见的非遗传性肾囊肿是单纯肾囊肿（simple renal cysts）。随着研究的深入，人们对RCD的病理生理基础有了新的理解。RCD通常有遗传相关病因，大多数类型首先出现在儿童或青少年中，成人中最常观察到的RCD是ADPKD。某些疾病可以归类为发育异常（包括肾脏结构异常）或纤毛疾病（涉及影响肾小管纤毛的突变）。部分RCD相关病因如下。

一、遗传性RCD

ADPKD是由*PKD1*和*PKD2*突变引起的，两基因分别编码多囊肾蛋白-1和多囊肾蛋白-2。其中*PKD1*更常见，约占85%。常染色体隐性遗传多囊肾病（autosomal recessive polycystic kidney disease，ARPKD）是一种罕见的纤毛病，由*PKHD1*突变引起，导致肝肾纤维囊性异常。由于肺发育不全，围产期死亡率高，并与肝脏发育异常和高血压有关。肾小球囊性肾病（glomerulocystic kidney disease）主要见于有多囊肾病（polycystic kidney disease，PKD）家族史的婴幼儿，部分与*PKD1*或*PKD2*突变有关。另有约10%的病例与*HFN1β*突变有关，*HFN1β*可调控*PKD2*和*HDPK1*的转录，导致肾发育不全，存在肾盏和收集系统缺陷。

肾消耗病（nephronophthisis，NPHP）是一种罕见的常染色体隐性遗传病，可影响任何年龄个体，更常见于儿童和年轻人，30岁之前即可至终末期肾病，可由多种基因如*NPH1*和*NPH5*突变导致。最常见的亚型是青少年NPHP，发病率为9/830万。10%～20%的病例伴有肾外症状，包括Senior-Løken综合征（视网膜色素变性）和

Joubert综合征（小脑蚓部发育不全）。囊肿通常见于集合小管。

常染色体显性遗传性肾小管间质性肾病（autosomal dominant tubulointerstitial kidney disease，ADTKD），亦称髓质囊性肾病，是一组罕见的常染色体显性遗传病，由多个不同基因的突变导致，最常见的为*UMOD*基因。突变导致错误折叠的蛋白质引起细胞毒性，可导致肾间质和肾小管纤维化。该病多表现为慢性肾病，在40～70岁缓慢进展为终末期肾病。肾外表现取决于特定的基因突变，可包括糖尿病、痛风或神经发育迟缓。起初肾脏大小正常，随着疾病进展逐渐萎缩。

另外，与肿瘤综合征相关的囊肿如结节性硬化复合症（tuberous sclerosis complex，TSC）和von Hippel-Lindau综合征（VHL综合征），是常染色体显性基因突变导致，这些突变表现出不同外显率。

二、非遗传性RCD

非遗传性RCD可由肾发育不良、新发基因突变或系统性疾病导致。由于基因检测技术的进步，以往被认为非遗传性的部分病因，如多囊性肾发育不良，已被发现可能存在遗传因素。非遗传性RCD被认为多与肾脏发育畸形有关。

获得性肾囊肿（acquired cystic disease，ARCD）发生于透析患者，表现为具有多发微囊的萎缩性肾脏。该病发生与透析时间密切相关，接近100%透析超过10年的患者表现出ARCD。其被认为与尿毒症毒素、肾脏纤维化和草酸钙晶体沉积有关。通常无明显症状，但存在较高的出血和肾细胞癌风险。

单纯肾囊肿通常于20岁后出现，发生率随年龄增长而增加。该病是最常见的RCD，尸检研究曾显示50岁以上者有50%至少存在一个肾囊肿。单纯囊肿大小不一，平均大小约为1cm。单纯肾囊肿最常见的病因是高血压，通常认为是局部缺血或梗阻造成。除非囊肿较大，一般单纯肾囊肿通常没有症状且不影响肾功能。

多囊性肾发育不良（multicystic dysplastic kidney，MCDK）是由于在胎儿发育期间单侧或双侧肾脏的肾单位和集合管未正常发育导致。受累肾脏有许多非交通性的囊肿，周围包以无功能的肾实质。约70%的病例是单侧的，双侧疾病需要密切观察患儿少尿情况。约30%的病例存在对侧尿路并发症，通常表现为尿液反流。该病通常是良性的，并且在中位年龄10岁左右时可自行缓解。在部分患者中有遗传病因成分，约10%的病例与*HFN1β*基因突变有关。

髓质海绵肾以乳头部集合管囊性扩张、髓质囊肿、肾钙质沉着症和肾结石为主要表现。传统观念认为该病为自发性畸形；然而，考虑到临床上与其他发育障碍相关，目前认为其也可能有遗传相关因素，并呈现家族聚集性。约10%的患者会进展为慢性肾病。

其他少见的非遗传性RCD包括肾盂憩室、多房性囊性肾瘤等。

第三节　肾囊肿的病理学

肾囊肿主要的组织学异常是肾单位各部分内的囊性扩张，包括肾小球、肾小管和集合管。在显微镜下可见这些结构中比正常大2～3倍的囊性扩张。镜下可见单纯肾囊肿通常充满浆液，可被覆有单层立方上皮或单层扁平上皮。多房性肾囊肿一般病变体积较大，周围有被膜覆盖，压迫邻近的肾实质；囊肿大小从数毫米至数厘米，之间互不相通，囊壁内覆立方上皮或矮柱状上皮；部分病变可见嗜酸性立方上皮细胞伸入到囊腔内，成为“鞋钉”样外观。

ADPKD通常表现为无法计数的、大小不等的圆形囊肿，大小从0.1cm至数厘米，均匀分布于肾皮质和髓质，肾外形得以保留。

ARPKD的典型病理表现则为双肾对称性、非梗阻性增大，伴肾脏被膜增厚，皮髓质结构消失，肾脏实质出现大量囊性结构，体积一般可达正常肾脏的12～16倍。镜下可见集合管囊性扩张，囊肿的长轴垂直于结缔组织囊。

NPHP肾脏大小通常正常或略缩小，囊肿起源于肾脏的皮质和髓质交界区域，囊肿通常体积较小并且发生于双侧肾脏。组织学表现包括肾小管基底膜的崩解和不规则增厚，肾间质炎性细胞浸润和间质纤维化，肾小管萎缩和囊肿在皮质与髓质的交界处形成。

髓质海绵肾（medullary spongy kidney，MSK）肾脏大小多正常或轻度增大，标本切面多见囊腔位于肾锥体乳头部，大小为1.0～7.5mm，呈多孔状或海绵状，70%是双侧受累。镜下可见集合管囊状扩张，内衬立方或扁平上皮，囊内可见浓缩的胶样物质或小结石，扩张的集合管周围炎性细胞浸润。

许多类型的肾肿瘤可以形成囊肿病变，这些肿瘤与真性囊肿病变的性质有着明显的不同，部分是恶性的。常见类型主要包括肾上皮间质肿瘤、管囊性肾癌、滑膜肉瘤、获得性囊性疾病相关的肾细胞癌、伴有明显囊肿形成的肾透明细胞癌、多房囊性肾细胞癌。曾有统计显示，囊性肾癌最常见的病理亚型为透明细胞癌伴假囊性改变（44%～84%），其次为Ⅰ型乳头状肾细胞癌（5.6%～21.3%）和低度恶性潜能多房性囊性肾肿瘤（3.2%～10.3%）。

第四节　肾囊肿的基因遗传学

一、概述

遗传因素是肾囊肿的重要病因之一。不同类型遗传性肾囊肿的遗传模式、致病基因、突变类型各不相同。随着基因测序技术的快速发展，人们对肾囊肿的遗传学认识不断深入。阐明肾囊肿的分子遗传学基础，对指导遗传咨询、产前诊断、疾病预防和精准治疗具有重要意义。本节将系统阐述几种主要遗传性肾囊肿的基因遗传学特点（表1-1）及遗传咨询和产前诊断策略。

表1-1 遗传性肾囊肿的致病基因和遗传模式

疾病	致病基因	遗传模式
常染色体显性遗传多囊肾病	常见：*PKD1*、*PKD2* 罕见：*GANAB*、*DNAJB11*、*ALG9*、*IFT140*、*ALG5*	AD
常染色体隐性遗传多囊肾病	常见：*PKHD1* 罕见：*DZIP1L*	AR
肾消耗瘤	*NPHP1-20*	AR
常染色体显性遗传肾小管间质肾病	*UMOD*、*MUC1*、*REN*、*HNF1B*、*SEC61A1*、*DNAJB11*	AD
先天性肾病	*NPHS1*、*PLCE1*、*NPHS2*、*WT1*、*LAMB2*、*SGPL1*、*CRB2*	AR
家族性肾小球囊肿性肾病	*HNF1B*	AD
结节性硬化复合症	*TSC1*、*TSC2*	AD
von Hippel-Lindau综合征	*VHL*	AD
Birt-Hogg-Dubé综合征	*FLCN*	AD

注：AD，常染色体显性遗传；AR，常染色体隐性遗传。

二、常染色体显性遗传多囊肾病

常染色体显性遗传多囊肾病（ADPKD）是最常见的遗传性肾囊肿，人群发病率为1/2500～1/1000，呈常染色体显性遗传。到70岁时，高达75%的ADPKD患者发生终末期肾病。患者常有明确家族史。

1. *PKD1*和*PKD2*基因

ADPKD主要由*PKD1*（polycystic kidney disease 1）和*PKD2*（polycystic kidney disease 2）基因突变引起。*PKD1*基因定位于16号染色体（16p13.3），其突变约占ADPKD患者的78%。*PKD2*基因定位于4号染色体（4q21），其突变约占ADPKD患者的15%。

*PKD1*编码PC1，*PKD2*编码PC2。PC1和PC2都位于初级纤毛上，可将外部环境的信息传递给细胞。大量证据表明当PC1或PC2的浓度低于某一阈值时就会导致囊肿形成。PC1或PC2的缺失导致细胞内钙浓度降低，使得腺苷酸环化酶5型和6型活性增加，磷酸二酯酶1活性降低，cAMP浓度过高，并通过激活增殖和分泌通路导致囊肿形成。

*PKD1*和*PKD2*基因突变类型多样。PKDB（polycystic kidney disease database）数据库中目前已发现2000多种*PKD1*突变和300多种*PKD2*突变（https://pkd.mayo.edu）。多项研究已经证实了突变类型与肾脏疾病严重程度之间存在强相关性：PKD1蛋白截短突变（即移码突变、无义突变、剪接位点突变和大片段缺失）与最严重的疾病相关（终末期肾病的平均发病年龄为50～55岁），其次是*PKD1*非截短突变（即错义突变和保留读码框的插入/缺失突变，终末期肾病的平均发病年龄为67～74岁）和*PKD2*突变（终末期肾病的平均发病年龄为75～80岁）。然而，在携带相同致病突变的家系中，疾病的轻重程度也有很大差异，这提示存在环境因素或其他遗传因素的作用。

2．未检测到*PKD1/2*基因突变的ADPKD

目前仍存在10%～15%的疑似ADPKD患者未检测到*PKD1*或*PKD2*突变。其原因可能与其他致病基因和体细胞嵌合有关。

*GANAB*基因编码葡萄糖苷酶Ⅱ异二聚体酶的α亚基，这是内质网中的一种驻留酶，调控膜蛋白和分泌蛋白折叠、成熟和运输的关键质量控制过程。*GANAB*缺失会影响PC1和PC2，导致囊肿形成；*DNAJB11*基因编码的产物BiP是内质网中分泌蛋白和膜蛋白正确折叠和组装所需的热休克蛋白伴侣。*DNAJB11*基因突变会导致膜蛋白和分泌蛋白功能异常，从而导致肾脏及肝脏囊肿形成；其他可能与ADPKD相关的基因包括*ALG9*、*IFT140*、*ALG5*等。

体细胞嵌合也是未检测到突变的ADPKD患者的一个重要病因。嵌合是指由于胚胎发育过程中的体细胞突变导致一个个体内存在两个遗传信息不同的细胞群。新发PKD伴有非典型肾脏影像学模式（即不对称、单侧、偏侧模式）可能伴有体细胞嵌合。通过第二代基因测序发现大约1%的ADPKD患者（约占遗传模式不确定病例的10%）存在体细胞嵌合。

三、常染色体隐性遗传多囊肾病

常染色体隐性遗传多囊肾病（ARPKD）发病率约为1/20 000，多发于新生儿期和婴儿期。ARPKD绝大多数由*PKHD1*（polycystic kidney and hepatic disease 1）基因突变引起。

*PKHD1*是位于6p12染色体上的一个基因，总共由86个外显子组成。*PKHD1*最长的开放阅读框有67个外显子，编码Fibrocystin蛋白。*PKHD1*的表达在肾脏（集合管）、肝脏（胆管）和胰腺（胰岛）的导管细胞中最常见。目前尚不清楚该蛋白的确切功能。根据其形状和定位，推测它可能发挥受体蛋白的作用，并可能参与控制导管细胞的形成、增殖、凋亡、黏附和信号传导。

由*PKHD1*突变引起的ARPKD表现有高度异质性，但通常与肾脏和肝脏疾病有关。肾脏疾病的严重程度通常与诊断年龄有关，围产期死亡是最严重的疾病表现。个体携带的基因突变类型与疾病严重程度相关。两个截短突变通常表现出最严重的表型（围产期死亡），两个错义突变或错义突变与截短突变并存通常表现出较轻的表型。

除*PKHD1*外，少数（约0.27%）ARPKD个体中检测到*DZIP1L*（DAZ interacting zinc finger protein 1）基因突变。*DZIP1L*定位于纤毛过渡区，在将基因产物运输到纤毛轴丝过程中发挥作用。

四、肾消耗病

肾消耗病（nephronophthisis，NPHP）是一组常染色体隐性遗传的囊性肾脏疾病，是儿童期终末期肾病常见的遗传病因。

该病目前已鉴定出超过26个致病基因，然而这些基因仅覆盖约30%的疾病谱，而近2/3的NPHP致病基因仍未被鉴定出来。其中，*NPHP1*（nephrocystin1）是最常见的致病基因，占基因检测的27%～62%，而*NPHP2-20*（nephrocystin 2-20）的突变占总病例不到1%。除了定位于线粒体的NPHP1L和NPHP2L，几乎所有NPHP蛋白都位于初级纤毛。初级纤毛对于肾脏、眼睛、大脑和其他几个器官的功能也至关重要。引起纤毛功能障碍的致病性*NPHP*突变是导致上述疾病表现多样性的一个潜在因素。NPHP的病理生理学特征通常包括肾脏囊肿形成和间质纤维化。大多数NPHP蛋白以分子网络形式作用，目前已鉴定出四个不同的NPHP模块，包括NPHP 14-8模块、NPHP 2-3-9-16模块、NPHP 5-6模块和MKS模块。

*NPHP*基因的表型具有多样性，其中10%～20%的病例表现为多器官受累。很多*NPHP*基因突变表现出临床综合征，如Senior-Løken综合征、Alström综合征、Arima综合征、Cogan综合征、Joubert综合征、Meckel-Gruber综合征、Bardet-Biedl综合征等。在某些情况下，特定*NPHP*基因内的突变可能导致多种表型。

五、常染色体显性遗传肾小管间质肾病

常染色体显性遗传肾小管间质肾病（ADTKD）是一种罕见的遗传性肾脏疾病，其特征是尿检无明显异常和肾小管间质纤维化，无明显的肾小球损伤，常导致成年后终末期肾病。目前已知ADTKD可能由以下6个基因突变引起：*UMOD*、*MUC1*、*HNF1B*、*REN*、*SEC61A1*和*DNAJB11*。

ADTKD-UMOD是最常见的ADTKD类型，约占所有ADTKD的37%。通过基因检测显示*UMOD*基因中存在杂合致病突变即可明确诊断。*UMOD*编码尿调节素（uromodulin），是正常人尿液中最丰富的蛋白质。尿调节素是一种肾脏特异性蛋白，仅由排列在Henle袢升支粗段和远曲小管初始部分的上皮细胞产生。肾单位的这些小管段主要负责钠、钾和氯离子的主动重吸收。*UMOD*致病突变导致突变蛋白在内质网中的滞留，从而引发病变。

ADTKD-MUC1是ADTKD的第二大常见形式，占*UMOD*阴性家族的35%，估计总体患病率为21%。最常见的致病突变是在一个由7个胞嘧啶组成的序列中的一个可变串联重复单位内发生胞嘧啶重复，导致移码突变。当前的*MUC1*检测技术只能鉴定涉及胞嘧啶的最常见致病突变，而不能鉴定其他突变。*MUC1*基因编码黏蛋白1（mucin1）。在肾脏中，黏蛋白1在Henle袢升支粗段、远曲小管和集合管中表达。突变蛋白在肾小管上皮细胞的细胞质中累积，加速细胞死亡，导致小管间质纤维化和肾功能不全。

HNF1B（位于17q12染色体）编码肝细胞核因子-1β（HNF1β），该蛋白是许多器官（包括肾脏、胰腺、肝脏和泌尿生殖道）上皮细胞组织特异性基因表达所必需的。*HNF1B*突变肾脏表型包括先天性肾和尿道异常、肾小管转运异常、囊性肾脏疾病和ADTKD，肾外表型包括青少年起病的成人型糖尿病5型（maturity-onset diabetes of the young type 5，MODY5）、胰腺发育不全、波动性肝功能异常、早发性痛风和生殖道畸形。肾外表现对早期诊断起重要作用。

ADTKD-REN是一种非常罕见的疾病。致病性*REN*突变主要是单核苷酸突变，可使用标准的基因检测方法检测。*REN*编码前肾素原（preprorenin），是原肾素和肾素的前体。*REN*突变导致原肾素和肾素的生物合成和分泌减少，导致肾小管间质纤维化。

ADTKD-SEC61A1也非常罕见。*SEC61A1*基

因（3q21.3号染色体）编码SEC61异三聚体蛋白传导通道的α1亚基，是哺乳动物转位酶的主要组成部分，致病突变影响转位酶通道孔的选择性和通透性，导致SEC61-通道病。

ADTKD-DNAJB11是一种非典型和非常罕见的小管间质性肾脏疾病的类型。DNAJB11也与ADPKD有关，因此其临床表型与ADPKD重叠，诊断只能通过基因检测确定。通过测序证实*DNAJB11*基因中存在致病性杂合突变可以明确诊断。

六、其他遗传性肾囊肿

1．先天性肾病综合征

先天性肾病综合征（congenital nephrotic syndrome，CNS）是指在出生前或出生后3个月发生的肾病综合征，大多数患者在几年内进展为终末期肾病。在绝大多数情况下，CNS是由于基因突变引起的原发性肾小球疾病，多数为常染色体隐性遗传；少数情况下也可能由先天性感染或母体免疫性疾病引起。在CNS中对*NPHS1*、*NPHS2*、*WT1*和*LAMB2*基因进行检测，可发现80%以上病例的致病突变。

*NPHS1*基因编码nephrin蛋白，与芬兰型先天性肾病综合征相关，是常染色体隐性遗传病。在出生1周内就出现CNS的患者中大多数检测到*NPHS1*致病突变。在芬兰，该疾病的发病率明显更高，大多数病例有*NPHS1*突变。*PLCE1*致病变异大多与弥漫性系膜硬化症表型相关，表现为常染色体隐性遗传。*NPHS2*编码podocin蛋白，其双等位致病突变是出生1个月后CNS的主要遗传因素。

2．家族性肾小球囊肿性肾病

家族性肾小球囊肿性肾病（familial hypoplastic glomerulocystic kidney disease，FHGCKD）是一种常染色体显性遗传的肾小球囊肿疾病。FHGCKD最常见于有ADPKD家族史的新生儿和婴儿，然而一些受影响的个体没有检测到*PKD1*或*PKD2*突变。研究者在一些FHGCKD家系中发现了*HNF1B*的生殖系突变，提示FHGCKD可能与*HNF1B*突变有关。具有*HNF1B*突变相关FHGCKD的个体表现为肾发育不全伴肾小球囊肿、肾乳头和集合系统畸形及早发糖尿病。

3．多发畸形综合征伴肾囊肿

结节性硬化复合症（TSC）为常染色体显性遗传病，致病基因为*TSC1*和*TSC2*，肾脏受累表现为血管平滑肌脂肪瘤、肾囊肿、肾癌等。VHL综合征为常染色体显性遗传，致病基因为*VHL*，肾脏病变包括肾囊肿、肾透明细胞癌等。Birt-Hogg-Dubé（BHD）综合征为常染色体显性遗传，致病基因为*FLCN*，可有多发、双侧肾囊肿、肾癌等表现。

七、遗传咨询和产前诊断

当产前超声检查发现肾脏异常时，应当提供遗传咨询并制订妊娠管理计划。还应向患者提供各种产前和产后基因检测的选择。目前由多个肾脏、儿科和产科学会认可的遗传咨询和产前诊断建议如下所述。

当考虑产前对胎儿囊性肾病进行基因检测时，应提供非指导性咨询。

如果有肾外表现，建议对具有单发或多发单侧囊肿的胎儿进行产前基因检测。

建议对双侧囊性肾病和/或双侧高回声或肾脏肿大的胎儿进行产前基因检测（即使存在羊水过少或肾外畸形）。

如有羊水过少，应由胎儿医学专家和新生儿科医生对父母进行遗传咨询。

应向双侧肾囊肿胎儿的父母提供遗传咨询。

当地可以终止妊娠时，应向父母提供非指导性咨询，并告知可能的预后。

双侧胎儿肾脏受累并伴有显著的羊水过少，经常与胎儿肺发育不良相关。在无羊水和严重肺发育不良的情况下，产后存活是不可能的，因此可以终止妊娠并进行适当的咨询。在不太严重的病例中，有必要在整个妊娠过程中密切监测胎儿肾脏、输尿管、膀胱和胎儿生长情况。对父母的咨询至关重要，应当告知孩子在出生时可能需要重症监护，需要进行广泛的评估和管理，可能需要透析治疗等。

每当怀疑ADPKD或ARPKD，或两者兼有时，都应完成适当的检测，包括基因检测，以告知父母预后、任何相关的肾外器官受累情况及后续妊娠的复发风险。

第五节　肾囊肿的动物模型构建

一、概述

为了深入理解肾囊肿尤其是遗传性肾囊肿的发病机制，寻找新的治疗策略，研究者建立了多种肾囊肿动物模型。这些动物模型能较好地模拟人类肾囊肿的临床病理过程，是肾囊肿基础研究和转化医学的重要平台。

动物模型在肾囊肿研究中的主要应用包括阐明发病机制、筛选治疗药物、验证治疗靶点等。通过动物模型研究，人们对肾囊肿的发生发展有了更深入的认识。研究者在动物模型中验证许多分子信号通路如mTOR通路、Wnt/β-catenin通路、cAMP通路等在囊肿形成中发挥关键作用。一些治疗药物如血管升压素V_2受体拮抗剂托伐普坦在ADPKD动物模型中显示出良好疗效，目前已应用于临床。此外，通过基因修饰构建特定基因型动物模型，可以模拟不同类型的遗传性肾囊肿，有助于实现疾病的精准分型和个性化治疗。

目前在肾囊肿中最常应用的动物模型是啮齿动物模型。小鼠（*Mus musculus*）和大鼠（*Rattus norvegicus*）作为小型哺乳动物，在生物医学研究中的优势在于：它们的生理结构和遗传方式更接近人类，生命周期相对较短，饲养成本也更低。随着CRISPR/Cas9基因编辑技术的普及，特定转基因小鼠品系的构建流程已经显著简化。在大鼠中进行转基因比在小鼠中更复杂，但由于技术进展，人类疾病的转基因大鼠模型数量也将显著增加。

目前肾囊肿动物模型构建途径主要包括自发性模型和人工构建模型两大类。自发性模型依赖于自然界中罕见的突变个体，人工构建模型则主要通过基因修饰技术实现。本节将对两类模型的代表性品系及其特点分别进行阐述。此外，药物诱导肾囊肿动物模型及其他肾囊肿动物模型的构建也有一定应用价值，本节也将进行简单介绍。

二、自发性啮齿动物模型

自发性肾囊肿动物模型是指在自然界中偶然发现的、表型与人类肾囊肿相似的突变个体及其后代。这类模型与人类疾病的遗传方式和临床病程较为接近，是较理想的疾病模拟系统，在发病机制研究中发挥着重要作用。然而自发性动物模型的种类和数量相对有限，而且部分品系如cpk小鼠存活时间非常短，给深入研究带来不便。此外，自发性模型多数为单基因突变所致，对多基因遗传的肾囊肿综合征，仍缺乏理想的自发性模型。目前常用的品系有以下几种（表1-2）。

1. Han：SPRD-cy大鼠

该大鼠自发性携带5号染色体上的*Anks6*（又称*Pkdr1*）基因错义突变，表现为常染色体显性遗传的进行性肾囊肿，雄性大鼠的囊肿发展速度快于雌性。该表型为不完全显性，纯合子会迅速发展为肾囊肿并在大约3周龄时死亡；杂合子疾病进展较慢，雄性平均寿命约为1年，雌性为18个月。该模型具有患病后代存活时间长、病程进展稳定、雌雄差异明显等特点，是研究常染色体显性遗传性肾囊肿及性别差异的理想工具。研究发现Han：SPRD-cy大鼠对mTOR抑制剂有较好反应，其被广泛应用于治疗评估。

2. PCK大鼠

PCK大鼠携带*Pkhd1*基因外显子36的缺失突变，该基因与导致ARPKD的人类基因同源。PCK大鼠表现为Caroli病，其特征是肝内胆管扩张和肝纤维化，以及遍布整个肾单位的肾囊肿。雄性平均寿命为18个月，雌性的寿命比雄性寿命长6个月以上。研究表明托伐普坦能抑制PCK大鼠的病情进展。

3. cpk小鼠

该小鼠自发性携带*Cys1*基因突变，表现为常染色体隐性遗传的肾囊肿，主要累及集合管。cpk纯合子小鼠出生时即有明显的肾脏体积增大和肾功能损害，一般存活不到3周。研究发现，该模型小鼠肾脏内M2型巨噬细胞浸润增多，这些巨噬细胞通过分泌细胞因子促进囊性上皮细胞增殖，提示免疫反应参与了肾囊肿进展。

4. pcy小鼠

该小鼠自发性携带9号染色体*Nphp3*基因错义突变，表现为常染色体隐性遗传的进行性肾囊肿。pcy小鼠的肾囊肿起源于远端小管，疾病进

表1-2　常用自发性啮齿动物模型

动物模型	突变基因	人类同源基因	遗传模式	对应人类疾病
Han：SPRD-cy大鼠	*Anks6/Pkdr1*	*ANKS6*	常染色体显性	肾消耗病
PCK大鼠	*Pkhd1*	*PKHD1*	常染色体隐性	ARPKD
cpk小鼠	*Cys1*	—	常染色体隐性	—
pcy小鼠	*Nphp3*	*NPHP3*	常染色体隐性	肾消耗病、Meckel-Gruber综合征
jck小鼠	*Nek8*	*NEK8/NPHP9*	常染色体隐性	肾消耗病
bpk小鼠	*Bicc1*	*BICC1*	常染色体隐性	肾囊性发育不良

展较cpk小鼠缓慢，一般在30周左右肾脏才被囊肿几乎完全占据。近期研究发现对pcy小鼠进行Klotho蛋白补充可延缓其肾脏病变进程。

5．jck小鼠

jck（juvenile cystic kidney）基因，也称为*Nek8*或*Nphp9*，位于小鼠11号染色体上。突变基因产物存在于初级纤毛中，影响*PKD1*和*PKD2*基因产物PC1和PC2的正常表达。jck小鼠的寿命为20～25周，在4周龄时可观察到肾囊肿，10周龄时肾囊肿明显。

6．bpk小鼠

bpk（BALB/c polycystic kidney）小鼠的囊肿源于肾脏的集合管和肝脏的胆管，这是由位于小鼠10号染色体上的*Bicc1*基因突变引起的。*Bicc1*基因产物也位于初级纤毛中。

三、基因修饰啮齿动物模型

随着现代生物技术的飞速发展，利用基因工程手段在动物体内构建与人类疾病相似的表型已成为疾病动物模型构建的主流策略。通过转基因、基因敲除、基因敲入等方法，科研人员可以在啮齿类动物中模拟人类单基因遗传性肾囊肿的各种类型。相比自发性模型，基因修饰模型的基因型明确，表型更稳定，且可以根据研究需求灵活设计，因而得到了越来越广泛的应用。

1．*PKD1*和*PKD2*基因修饰小鼠

*PKD1*和*PKD2*是ADPKD的两个主要致病基因，分别编码跨膜蛋白polycystin-1（PC1）和polycystin-2（PC2）。研究发现，*PKD1*和*PKD2*纯合敲除小鼠均表现胚胎致死，出生前即出现肾脏等多器官囊性病变和畸形，提示*PKD1/2*基因对胚胎发育至关重要。杂合敲除小鼠可以存活，表现为成年后逐渐出现进行性肾囊肿，最终发展为肾功能衰竭，与人类ADPKD表型相似。

为进一步明确基因剂量效应与表型的关系，Kurbegovic等构建了一系列*PKD1*过表达转基因小鼠。研究发现，*PKD1*转基因拷贝数与囊肿严重程度呈正相关，提示*PKD*基因表达水平的异常升高与降低均可导致肾囊肿的发生。Hopp等通过敲入技术在小鼠体内构建一种温和的*PKD1*等位基因突变（p.R3277C），纯合突变小鼠可以存活，出生后逐渐发展为肾囊肿，病情较杂合突变小鼠更重。该研究为理解ADPKD表型异质性提供了新的视角。

2．组织/时间特异性基因敲除模型

传统的基因敲除模型虽然证实了*PKD*基因功能缺失可以导致肾囊肿，但普遍存在胚胎致死而无法获得成年表型，且无法区分基因缺失对不同器官组织的影响，临床意义有限。利用Cre/Loxp系统等条件性基因打靶技术，可以实现在特定组织或特定发育阶段敲除目的基因，克服上述缺陷。例如，Shibazaki等构建的Ksp-Cre：$PKD1^{flox/flox}$小鼠，通过肾脏特异性启动子控制Cre表达，使*PKD1*基因敲除仅在肾脏发生。出生后小鼠肾脏迅速出现严重囊肿，证实了*PKD1*在肾脏的独特作用。进一步研究发现，不同时期敲除*PKD1*导致出生后囊肿进展差异巨大，胚胎早期敲除可致出生后迅速肾衰，而成年后敲除仅出现轻度缓慢进展的囊肿。这些研究阐明了*PKD1*基因的时间依赖性作用，对理解疾病的发病机制和探索早期

干预策略有重要意义。

3．其他基因修饰模型

除了对*PKD1/2*基因进行直接改造，科学家还针对与ADPKD发病相关的其他基因构建了各种动物模型。例如，研究者对小鼠*Pkhd1*基因进行修饰，使其表达带标记的纤维囊蛋白（fibrocystin），有助于在内源性水平研究该蛋白的特性，如表达部位、剪接加工、糖基化修饰等，同时又不影响其生理学功能。这为深入研究纤维囊蛋白的功能提供了新的工具。例如，*HNF-1β*基因编码的蛋白参与调控*PKD1/2*基因的表达。将人*HNF-1β*突变基因导入小鼠，可诱发肾脏发育不良和囊肿，为研究多基因相互作用对ADPKD表型的影响提供了工具。

总之，基因修饰动物模型种类日益丰富，不仅可以模拟人类不同遗传方式和临床表现的肾囊肿；还能通过精准的时空调控，研究同一基因在不同发育阶段、不同细胞/组织的特异性作用。从基因型出发，构建表型明确、重复性好的疾病模型，是阐明肾囊肿发病机制、揭示新的治疗靶点的利器。随着基因编辑等新技术的发展，更多新型动物模型必将被研发出来，促进我们对肾囊肿的深入理解。

四、药物诱导啮齿动物模型

除基于遗传改变构建的动物模型外，药物也可诱导动物形成类似肾囊肿的病变。二苯胺类物质如Phenol Ⅱ可通过鼻饲诱导大鼠产生类似人体获得性肾囊肿的病变，肾囊肿在外髓质和内皮质最为显著。给药1天后，外髓质12%的小管出现囊性变，且这一比例每天都在增加，到第4天时，外髓质30%的小管出现囊性变。停药后囊肿可逐渐消退。该类模型病程可控，各时间点病理变化一致性好，适合作为研究肾囊肿发病机制的工具。也有研究者应用2-氨基-4,5-苯基噻唑（DPT）和N-亚硝基吗啉（NNM）构建获得性肾囊肿伴肾癌的大鼠模型，该模型能产生与人体相似的病理改变。

五、其他肾囊肿动物模型

无脊椎动物（如秀丽隐杆线虫和果蝇）及低等脊椎动物（如非洲爪蟾和斑马鱼）也是有价值的动物模型。它们的饲养成本相对较低，且其胚胎和幼虫通常是透明的，可以直接观察肾脏发育过程，并有助于开发高通量技术来进行药物筛选。目前用于操纵这些生物的遗传学方法逐渐增多，研究者已经将这些生物的基因组测序，可以更便利地研究蛋白质的表达和功能，从而在这些物种中创建人类疾病模型。

哺乳动物在遗传和生理上与人类更为相似，因此在哺乳动物中进行的研究能更好地反映人类肾囊肿发病机制，尤其在确定疗效和不良反应方面结果相对更可靠。然而，与无脊椎动物和低等脊椎动物模型相比，哺乳动物较高的维护成本、较少的后代和较慢的繁殖时间使其不宜用于大规模药物筛选。它们更适用于对已确定的候选药物的疗效和不良反应进行深入分析，以及在临床试验之前进行临床前验证。

1．无脊椎动物模型

研究者通过构建秀丽隐杆线虫（*Caenorhabditis*

elegans）和果蝇（*Drosophila melanogaster*）动物模型研究ADPKD的发病机制。研究者在1999年发现人类*PKD1*和*PKD2*在秀丽隐杆线虫中的同源基因*lov-1*和*pkd-2*，它们在线虫纤毛神经元中表达并定位于纤毛上。*lov-1*和*pkd-2*突变均会导致秀丽隐杆线虫雄性交配行为异常，提示*lov-1*和*pkd-2*可能在共同的感觉信号通路中发挥作用。秀丽隐杆线虫因而成为研究与纤毛功能障碍相关的发病机制的工具，并对肾囊肿的发病机制研究起到重要作用。

果蝇的相关研究主要集中在*PKD2*同源基因*Amo*上。研究者发现，与秀丽隐杆线虫类似，果蝇*PKD2*同源基因的缺陷同样会损害雄性生育能力。在果蝇中，*Amo*定位于精子鞭毛（一种运动性纤毛结构）的顶端，它在转移到雌性生殖道后可能在信号转导中发挥作用。基于以上结果，研究者构建了一种*PKD2*错义突变的果蝇模型TRPP2（D511V），结果提示氯喹能改善突变型果蝇的表型，为ADPKD治疗措施的研究提供依据。

2．低等脊椎动物模型

非洲爪蟾（Xenopus laevis）是两栖动物，这个模型有像斑马鱼一样快速发育的优势，但在进化上更接近哺乳动物。非洲爪蟾在研究肾囊肿方面有许多优势：其胚胎在体外发育，易于通过微量注射进行操作；大约2天内就能形成有功能的肾脏；已鉴定的人类疾病基因中有79%在非洲爪蟾中有同源基因，这有助于对致病基因进行高通量筛选。非洲爪蟾动物模型已被用于构建ADPKD、肾消耗病等疾病。非洲爪蟾动物模型的主要局限性在于肾脏结构与哺乳动物不同：非洲爪蟾没有哺乳动物的后肾结构，没有形成真正集合管系统的输尿管芽，且其肾小球没有鲍曼囊腔，血液滤过物直接进入体腔。

斑马鱼（*Danio rerio*）幼体的前肾在结构和功能上与人类的肾单位相似，且最近斑马鱼基因组操作技术逐渐进展，因而许多研究人员使用斑马鱼模拟人类肾脏疾病。最新版的斑马鱼基因组（*GRCz11*）由基因组参考联盟（Genome Reference Consortium，http://genomereference.org）于2017年发布。在26 000个斑马鱼蛋白编码基因中，超过18 000个基因（69%）在人类基因组中有一个直系同源基因。其中有2600多个基因在人类的直系同源基因是致病基因，达到人类疾病相关的基因总数的80%以上。在斑马鱼中进行正向遗传学筛选证实了控制纤毛的基因致病突变与囊性肾脏疾病发展之间的联系。学者已构建了常见遗传性肾囊肿的斑马鱼模型，包括ADPKD、ARPKD、常染色体显性遗传肾小管间质肾病等。

斑马鱼模型也存在一些局限，如重复基因较多导致模型构建困难。许多哺乳动物蛋白编码基因在斑马鱼中有两个或更多的对应基因，此时单个基因的双等位基因突变可能不足以产生所需的表型；斑马鱼的生理学、给药方式和血流动力学与哺乳动物不同，因此难以将斑马鱼与哺乳动物的用药剂量相关联；此外，斑马鱼幼体摄入药物的确切剂量通常很难确定。

3．其他哺乳动物模型

猪和人类肾脏之间的结构和功能相似性使得猪成为人类研究肾脏疾病的理想动物模型之一。2011年，中国农业大学农业生物技术国家重点实验室的研究团队对猪的*PKD1*和*PKD2*基因进行了鉴定。他们发现猪和人类的*PKD*基因表达模式有很强的相似性。2015年同一研究团队报告，通过单等位基因敲除猪*PKD1*基因开发出了一种ADPKD的小型猪模型。在这个模型中，*PKD1*的表达在转录和翻译水平上都有所降低，从6个月大开始就可以检测到肉眼可见的肾囊肿，到24个月大时，这些囊肿开始使正常的肾脏形状变形。此外，据报道所有ADPKD动物模型都合并肝囊肿。Lian等应用该模型在2019年发表了一项研究，该研究评估了单独及联合应用2-脱氧-D-葡萄糖（2DG）和二甲双胍对ADPKD的作用。研究中所有药物治疗都显著抑制了ADPKD小型猪模型的囊肿生长，且联合治疗最有效。

研究者在波斯猫中发现了一种自发突变，以常染色体显性方式遗传，并导致成年发病的ADPKD表型。后续研究发现波斯猫ADPKD的致病基因是猫*PKD1*基因。尽管这个模型在ADPKD研究中很少使用，但它与人类ADPKD在基因型和表型上的相似性，以及比啮齿动物模型更长的寿命，使其成为研究ADPKD疾病进展和测试治疗方法的有效工具。2019年，研究者在啮齿动物和猫科动物ADPKD模型中评估生酮饮食的效果，结果表明，高脂肪、极低碳水化合物的饮食可能在没有任何药物干预的情况下显著减缓疾病进展。

六、小结

肾囊肿动物模型是囊性肾脏疾病的基础和转化研究的核心工具。自发性动物模型来源于自然界的偶然突变；基因修饰模型可以模拟特定基因型，种类丰富，可控性强，是当前肾囊肿动物模型的主流；小型动物模型的饲养成本低，繁殖快；大型动物模型则与人的生理功能更相近。然而目前尚无模型能够完美地重现人类疾病，因此在制订研究方案时需要了解各个动物模型的特点并选择合适的动物模型。

参考文献

[1] WEIN A. J. Campell-Walsh Urology (11th ed) [M]. Philadelphia: Elsevier, 2016.

[2] 吴阶平. 吴阶平泌尿外科学 [M]. 北京：人民卫生出版社, 2019.

[3] 郭震华, 那彦群. 实用泌尿外科学 [M]. 2版. 北京：人民卫生出版社, 2013.

[4] 徐恩多. 局部解剖学 [M]. 4版. 北京：人民卫生出版社, 2000.

[5] 李和, 李继承. 组织与胚胎学 [M]. 3版. 北京：人民卫生出版社, 2015.

[6] 王庭槐. 生理学 [M]. 3版. 北京：人民卫生出版社, 2015.

[7] GOKSU SY, LESLIE SW, KHATTAR D. Renal Cystic Disease. StatPearls [Internet]. Treasure Island (FL): StatPearls Publishing, 2024.

[8] 许克新. 肾囊性疾病 [J]. 中华医学信息导报, 2010, 25 (5): 16-18.

[9] GARFIELD K, LESLIE SW. Simple Renal Cyst. StatPearls [Internet]. Treasure Island (FL): StatPearls Publishing, 2024.

[10] 黄健, 张旭. 肾脏囊性疾病诊断治疗指南. 中国泌尿外科和男科疾病诊断治疗指南 (2022版)

[M]. 北京：科学出版社. 2022.

[11] 王哲. 肾囊性病变 [J]. 诊断病理学杂志, 2014, 21 (6): 5. DOI: 10. 3969/j. issn. 1007-8096. 2014. 06. 007.

[12] CORNEC-LE GALL E, ALAM A, PERRONE RD. Autosomal dominant polycystic kidney disease [J]. Lancet, 2019, 393 (10174): 919-935.

[13] BERGMANN C, GUAY-WOODFORD LM, HARRIS PC, et al. Polycystic kidney disease [J]. Nat Rev Dis Primers, 2018, 4 (1): 50.

[14] HOPP K, WARD CJ, HOMMERDING CJ, et al. Functional polycystin-1 dosage governs autosomal dominant polycystic kidney disease severity [J]. J Clin Invest, 2012, 122 (11): 4257-4273.

[15] ROSSETTI S, HOPP K, SIKKINK RA, et al. Identification of gene mutations in autosomal dominant polycystic kidney disease through targeted resequencing [J]. J Am Soc Nephrol, 2012, 23 (5): 915-933.

[16] DE MASI R, ORLANDO S. GANAB and N-Glycans Substrates Are Relevant in Human Physiology, Polycystic Pathology and Multiple Sclerosis: A Review [J]. Int J Mol Sci, 2022, 23 (13).

[17] BESSE W, CHANG AR, LUO JZ, et al. ALG9 Mutation Carriers Develop Kidney and Liver Cysts [J]. J Am Soc Nephrol, 2019, 30 (11): 2091-2102.

[18] SENUM SR, LI YSM, BENSON KA, et al. Monoallelic IFT140 pathogenic variants are an important cause of the autosomal dominant polycystic kidney-spectrum phenotype [J]. Am J Hum Genet, 2022, 109 (1): 136-156.

[19] LEMOINE H, RAUD L, FOULQUIER F, et al. Monoallelic pathogenic ALG5 variants cause atypical polycystic kidney disease and interstitial fibrosis [J]. Am J Hum Genet, 2022, 109 (8): 1484-1499.

[20] HOPP K, CORNEC-LE GALL E, SENUM SR, et al. Detection and characterization of mosaicism in autosomal dominant polycystic kidney disease [J]. Kidney Int, 2020, 97 (2): 370-382.

[21] WARD CJ, HOGAN MC, ROSSETTI S, et al. The gene mutated in autosomal recessive polycystic kidney disease encodes a large, receptor-like protein [J]. Nat Genet, 2002, 30 (3): 259-369.

[22] ONUCHIC LF, FURU L, NAGASAWA Y, et al. PKHD1, the polycystic kidney and hepatic disease 1 gene, encodes a novel large protein containing multiple immunoglobulin-like plexin-transcription-factor domains and parallel beta-helix 1 repeats [J]. Am J Hum Genet, 2002, 70 (5): 1305-1317.

[23] GOGGOLIDOU P, RICHARDS T. The genetics of Autosomal Recessive Polycystic Kidney Disease (ARPKD) [J]. Biochim Biophys Acta Mol Basis Dis, 2022, 1868 (4):

166348.

[24] RICHARDS T, MODARAGE K, DEAN C, et al. Atmin modulates Pkhd1 expression and may mediate Autosomal Recessive Polycystic Kidney Disease (ARPKD) through altered non-canonical Wnt/Planar Cell Polarity (PCP) signalling [J]. Biochim Biophys Acta Mol Basis Dis, 2019, 1865 (2): 378-390.

[25] DAFINGER C, MANDEL AM, BRAUN A, et al. The carboxy-terminus of the human ARPKD protein fibrocystin can control STAT3 signalling by regulating SRC-activation [J]. J Cell Mol Med, 2020, 24 (24): 14633-14638.

[26] HARTUNG EA, GUAY-WOODFORD LM. Polycystic kidney disease: DZIP1L defines a new functional zip code for autosomal recessive PKD [J]. Nat Rev Nephrol, 2017, 13 (9): 519-520.

[27] GUPTA S, OZIMEK-KULIK JE, PHILLIPS JK. Nephronophthisis-Pathobiology and Molecular Pathogenesis of a Rare Kidney Genetic Disease [J]. Genes (Basel), 2021, 12 (11).

[28] LUO F, TAO YH. Nephronophthisis: A review of genotype-phenotype correlation [J]. Nephrology (Carlton), 2018, 23 (10): 904-911.

[29] OLINGER E, HOFMANN P, KIDD K, et al. Clinical and genetic spectra of autosomal dominant tubulointerstitial kidney disease due to mutations in UMOD and MUC1 [J]. Kidney Int, 2020, 98 (3): 717-731.

[30] ECONIMO L, SCHAEFFER C, ZENI L, et al. Autosomal Dominant Tubulointerstitial Kidney Disease: An Emerging Cause of Genetic CKD [J]. Kidney Int Rep, 2022, 7 (11): 2332-2344.

[31] IZZI C, DORDONI C, ECONIMO L, et al. Variable Expressivity of HNF1B Nephropathy, From Renal Cysts and Diabetes to Medullary Sponge Kidney Through Tubulo-interstitial Kidney Disease [J]. Kidney Int Rep, 2020, 5 (12): 2341-2350.

[32] SCHAEFFER C, IZZI C, VETTORI A, et al. Autosomal Dominant Tubulointerstitial Kidney Disease with Adult Onset due to a Novel Renin Mutation Mapping in the Mature Protein [J]. Sci Rep, 2019, 9 (1): 11601.

[33] LIPSKA-ZIETKIEWICZ BS, OZALTIN F, HOLTTA T, et al. Genetic aspects of congenital nephrotic syndrome: a consensus statement from the ERKNet-ESPN inherited glomerulopathy working group [J]. Eur J Hum Genet, 2020, 28 (10): 1368-1378.

[34] SHARIEF SN, HEFNI NA, ALZAHRANI WA, et al. Genetics of congenital and infantile nephrotic syndrome [J]. World J Pediatr, 2019, 15 (2): 198-203.

[35] SHAO A, CHAN SC, IGARASHI P. Role of transcription factor hepatocyte nuclear factor-1beta in polycystic kidney disease [J].

Cell Signal, 2020, 71: 109568.

[36] 1. SONG X, DI GIOVANNI V, HE N, et al. Systems biology of autosomal dominant polycystic kidney disease (ADPKD): computational identification of gene expression pathways and integrated regulatory networks [J]. Hum Mol Genet, 2009, 18 (13): 2328-2343.

[37] TORRES VE, CHAPMAN AB, DEVUYST O, et al. Tolvaptan in patients with autosomal dominant polycystic kidney disease [J]. N Engl J Med, 2012, 367 (25): 2407-2418.

[38] BRYDA EC. The Mighty Mouse: the impact of rodents on advances in biomedical research [J]. Mo Med, 2013, 110 (3): 207-211.

[39] PRADHAN BS, MAJUMDAR SS. An Efficient Method for Generation of Transgenic Rats Avoiding Embryo Manipulation [J]. Mol Ther Nucleic Acids, 2016, 5 (3): e293.

[40] HAPPE H, PETERS DJ. Translational research in ADPKD: lessons from animal models [J]. Nat Rev Nephrol, 2014, 10 (10): 587-601.

[41] KOFOTOLIOS I, BONIOS MJ, ADAMOPOULOS M, et al. The Han: SPRD Rat: A Preclinical Model of Polycystic Kidney Disease [J]. Biomedicines, 2024, 12 (2).

[42] 赵静, 连晓英, 张英杰, 等. 多囊肾病动物模型的研究进展 [J]. 现代生物医学进展, 2017, 17 (2): 381-384, 388.

[43] TAKENAKA T, KOBORI H, INOUE T, et al. Klotho supplementation ameliorates blood pressure and renal function in DBA/2-pcy mice, a model of polycystic kidney disease [J]. Am J Physiol Renal Physiol, 2020, 318 (3): F557-564.

[44] BOULTER C, MULROY S, WEBB S, et al. Cardiovascular, skeletal, and renal defects in mice with a targeted disruption of the Pkd1 gene [J]. Proc Natl Acad Sci U S A, 2001, 98 (21), 12174-12179.

[45] HOPP K, WARD CJ, HOMMERDING CJ, et al. Functional polycystin-1 dosage governs autosomal dominant polycystic kidney disease severity [J]. J Clin Invest, 2012, 122 (11): 4257-4273.

[46] BAKEBERG JL, TAMMACHOTE R, WOOLLARD JR, et al. Epitope-tagged Pkhd1 tracks the processing, secretion, and localization of fibrocystin [J]. J Am Soc Nephrol, 2011, 22 (12): 2266-2277.

[47] CHAN SC, HAJARNIS SS, VRBA SM, et al. Hepatocyte nuclear factor 1beta suppresses canonical Wnt signaling through transcriptional repression of lymphoid enhancer-binding factor 1 [J]. J Biol Chem, 2020, 295 (51): 17560-17572.

[48] CHAN SC, ZHANG Y, PONTOGLIO M, et al. Hepatocyte nuclear factor-1beta regulates Wnt signaling through genome-wide competition with beta-catenin/lymphoid enhancer binding factor [J]. Proc Natl Acad Sci U S A, 2019, 116 (48): 24133-24142.

[49] 黄晓波，王晓峰，朱积川. 化学诱导大鼠多发肾囊肿伴肾肿瘤及肾组织DNA损伤的表达 [J]. 中华外科杂志，2000，38 (3): 226-228.

[50] WARD CJ, SHARMA M. Polycystic Kidney Disease: Lessons Learned from Caenorhabditis elegans Mating Behavior [J]. Curr Biol, 2015, 25 (24): R1168-1170.

[51] HOFHERR A, WAGNER CJ, WATNICK T, et al. Targeted rescue of a polycystic kidney disease mutation by lysosomal inhibition [J]. Kidney Int, 2016, 89 (4): 949-955.

[52] HOWE K, CLARK MD, TORROJA CF, et al. The zebrafish reference genome sequence and its relationship to the human genome [J]. Nature, 2013, 496 (7446): 498-503.

[53] LU H, GALEANO MCR, OTT E, et al. Mutations in DZIP1L, which encodes a ciliary-transition-zone protein, cause autosomal recessive polycystic kidney disease [J]. Nat Genet, 2017, 49 (7): 1025-1034.

[54] TORRES JA, KRUGER SL, BRODERICK C, et al. Ketosis Ameliorates Renal Cyst Growth in Polycystic Kidney Disease [J]. Cell Metab, 2019, 30 (6): 1007-1023 e5.

第二章

肾囊肿的临床诊断

2

第一节　临床表现

肾囊肿常无特有的临床症状，大部分患者症状不明显，是在健康体检或者是因其他疾病检查时发现。其临床表现与囊肿数目、大小、部位及是否伴有出血、感染、钙化、恶变、高血压肾功能损害等因素有关。囊肿较大时可引起压迫症状，有时有腰背痛，常为间歇性钝痛，如有出血，可引起急性疼痛。如囊肿发生感染，可以有发热、疼痛和全身虚弱症状，较为罕见。肾囊肿一般在体检时不易触及，巨大囊肿在体型较瘦患者可以触及腹部肿块，合并急性出血或者有感染时可有压痛。

一、单纯肾囊肿

单纯肾囊肿是指Bosniak分级为Ⅰ级的肾囊肿，常见于正常肾脏，占全部病例的65%～70%，最为常见。这类囊肿可能为单发性，或呈多发和双侧性。它们通常没有症状和体征，因此常是在做影像学检查时被偶然发现。单纯肾囊肿偶可引起破裂、感染或高血压，出现相应的症状体征。破裂时可引起血尿、腰痛，继发感染时可出现腹痛、腰痛及发热。囊肿压迫周围肾实质偶可引起血管紧张素依赖性高血压。囊肿巨大时可出现腹部包块。

二、复杂肾囊肿

复杂肾囊肿（complex renal cysts）不满足单纯肾囊肿的影像学标准，即指Bosniak Ⅱ级、ⅡF级、Ⅲ级和Ⅳ级囊肿。临床表现与单纯肾囊肿相似，多数情况下没有症状和体征，在囊肿破裂、出血、感染或者恶变的情况下，会出现疼痛、血尿、发热等相应的症状。囊肿巨大时可出现腹部包块。

三、常染色体显性遗传多囊肾病

ADPKD是最常见的遗传性肾囊肿，ADPKD患者中85%具有常染色体显性遗传病的特征。早期症状不明显，多在成年后（35～40岁）出现症状，部分患者在体检时发现，常伴有家族史。ADPKD可累及全身多个脏器，肾脏表现最为多见且严重。主要表现为双侧肾脏出现多发囊肿并数量呈指数级快速增长，可出现腰腹痛、血尿、蛋白尿、泌尿系感染、肾结石及高血压等症状。增大后的囊肿压迫、破坏周围正常组织，进一步发展可能出现慢性肾功能不全。约50%ADPKD患者在60岁时不可逆转地进展至终末期肾脏疾病，需接受肾脏替代治疗。肾外表现以多囊肝最常见。查体可触及巨大的肝脏及肾脏，肾脏和肝脏肿大可引起疼痛和压迫症状，如反酸、恶心和食欲缺乏等。其他肾外病变包括颅内动脉瘤、心脏瓣膜病、胰腺囊肿、精囊囊肿、憩室病、不孕不育、腹壁疝和支气管扩张等。

四、常染色体隐性遗传多囊肾病

ARPKD是一种较罕见的遗传性疾病，多发生于新生儿期和婴儿期，因此又称为婴儿型多囊肾，约50%ARPKD病例于产前被诊断，其中50%患儿因疾病导致羊水过少、肺发育不良而死于围生期。ARPKD因发病时期不同临床表现也不同。胎儿期常出现羊水少、双肾肿大，出现“Potter综合征”。新生儿期典型临床表现是与肾脏或肺发育不全相关的症状，主要包括侧腹部的显著包块和不同程度的呼吸窘迫。儿童期通常会表现为以先天性肝纤维化为主的肝脏病变而不是肾脏病变。

五、其他遗传性肾囊肿

其他遗传性肾囊肿如VHL病、结节性硬化复合症等，因基因缺陷出现其他肾脏、肾外临床表现。

第二节　实验室检查

肾囊肿主要通过影像学诊断，常规实验室检查缺乏特异性，诊断意义较为有限。血常规、肾功能、尿常规等化验对评估肾囊肿患者的贫血情况、肾功能状态，以及是否存在泌尿系感染、蛋白尿等有指导意义。

单纯肾囊肿内容物不是尿，而是清亮浆液性液体，氨阴性（氨阳性可能是尿），比重1.002～1.010，含少量白蛋白、氯、胆固醇、上皮细胞等。少数情况下可通过检测囊肿内容物是否含有肿瘤细胞来判断肾囊性肿物的良恶性。

遗传性肾囊肿因为基因缺陷所致，通过基因检测可指导诊断。如常染色体显性遗传多囊肾病（ADPKD）可检测*PKD1*基因和*PKD2*基因，常染色体隐性遗传多囊肾病（ARPKD）可检测*PKHD1*基因，VHL病可检测*VHL*基因，结节性硬化复合症可检测*TSC1*基因和*TSC2*基因来协助诊断。

第三节　影像学特点

一、超声检查

超声因为经济、便捷、无创及诊断准确性较高等优点，临床上作为肾囊肿的首选检查方法。超声不仅能显示囊壁的厚薄，囊壁表面和内壁的光滑程度，观察囊内有无乳头突起或实质部分，还可用彩色血流图显示肿瘤内部的血流，以与囊肿相鉴别。超声可发现直径0.5cm或更小的囊肿。

单纯肾囊肿的典型表现为肿物轮廓清晰，通常是圆形、椭圆形，囊壁平滑。囊内无回声，囊壁后回声增强，表明声波能很好地穿过囊肿且传播到囊肿后方的回声增强。

复杂肾囊肿因囊壁增厚、囊内分隔增多，合并钙化、出血、感染等因素不同而表现各不相同。继发感染时囊壁增厚，病变区有低回声可移动碎片，有时可见分隔，局部加压有疼痛；囊内有出血时回声增强，囊肿透声性差，后方增强不太明显；当囊壁显示不规则回声，有局限性回声增强时，应警惕恶性变。在不能与肾肿瘤鉴别时，必要时还可在超声引导下做穿刺抽液检查或做穿刺活检。

肾盂旁囊肿起源于肾实质并与肾盂毗邻。典型影像学表现为肾门区轮廓鲜明的圆形或类圆形液性无回声暗区，囊壁较薄，部分患者可因肾盂受压形成肾盂压迹。超声可根据囊肿出现的部位和肾盏、肾盂被压迫的表现而得到诊断，但应与肾积水相区别，尤其是因肾盂旁囊肿压迫肾盂而并发肾积水者，鉴别有一定困难，必要时可结合静脉尿路造影（intravenous urography，IVU）、CT尿路成像（computed tomography urography，CTU）等鉴别。

常染色体显性遗传多囊肾病（ADPKD）超声检查通常显示双侧肾脏增大。各病例的肾脏增大程度不同，轻者仅略有增大，严重者上下径可超过20cm。肾内囊肿的多少和大小也不相同。囊大而少者，常可显示肾内结构，可分辨肾窦回声，往往症状轻微。囊小而极多者，全肾尽是大小不等囊肿，分不清肾窦回声，往往症状严重。声像图有一定的层厚，一个断层中会有几个囊肿重叠，由于容积效应常使多囊肾声像图中的囊不如单纯肾囊肿清晰，一幅声像图中只有几个大囊肿显示比较清楚，其余的囊肿显示为点状、斑块状、条状或不整齐的囊状回声。该病超声诊断标准依据患者年龄而定：15～39岁，双肾囊肿数≥3个；40～59岁，每侧肾囊肿数≥2个；≥60岁时每侧肾囊肿数≥4个。40岁以上无肾囊肿，即可排除该病。在没有家族史人群中，ADPKD的诊断主要依据有：双肾明显增大，伴有多发性囊肿，同时有多发性肝囊肿，以及不存在诊断其他肾囊肿的证据。

常染色体隐性遗传多囊肾病（ARPKD）由于囊多而小，超声检查常不显示肾囊肿，仅显示为肾测值增大，肾内结构失常，出现众多点状增强回声，但此表现为非特异性，需要与其他先天性肾囊肿相鉴别。儿童期发病患者，偶尔也能见到患肾有数个小囊肿。

二、计算机体层成像（computed tomography，CT）

肾囊肿CT上表现出轮廓清晰的肿块，与肾实质对比有锐利的边缘，这是由于两者的衰减值有明显的差别。单纯肾囊肿表现为边缘清楚锐利的圆形低密度影，均匀一致，囊内容物CT值与水相似（CT值-9～20HU），静脉注射对比剂后无增强效应。肾囊肿直径小于2～3cm者，有高于10HU增强为假象，必要时应用1.5～2.5mm薄层扫描。如囊肿较大，压迫周围肾实质变薄，可呈“鸟嘴”征改变；囊肿可压迫肾盂肾盏发生变形，出现肾盂肾盏拉长、变形，甚至继发扩张积水。如合并出血时，CT值增高，可达50～90HU，密度均匀，增强后没有强改变。随时间延长囊内CT值渐低，变为与肾实质相同。CT对肾囊性和实质性占位病变的诊断准确率达90%以上，一些非典型肾囊肿如感染性囊肿、出血性囊肿、钙化性囊肿等不能单纯通过CT明确其性质。

常染色体显性遗传多囊肾病（ADPKD）CT可显示两肾弥漫性大小不等的囊肿，两侧肾脏的表现可不对称。囊肿的密度接近水。早期双肾体积无明显增大，随着囊肿的增大增多，肾体积增大，外缘有弧形隆起。增强扫描后可分辨受压变薄的残余肾皮质和肾盂肾盏受压变形情况。肾囊肿合并出血时，CT平扫囊内密度增高，增强后没有强化。合并出血的肾囊肿，偶而也可破裂，形成肾包膜下血肿或肾周血肿。合并结石时CT平扫可见集合系统内高密度结节。

常染色体隐性遗传多囊肾病（ARPKD）CT检查较超声敏感，对于肾脏及肝脏病变的诊断率高。但患儿年龄较小，常不能配合，因此CT不作为首选影像学检查方法。

复杂肾囊肿部分为恶性病变，需根据Bosniak分级进行处理。复杂肾囊肿的Bosniak分级于1986年首次提出，该分级系统基于CT表现，排除了囊内感染、炎症和出血等病因，将复杂肾囊肿分为4级，即Bosniak Ⅰ级、Ⅱ级、Ⅲ级和Ⅳ级。1997年Bosniak分级进行了更新，增加了一个ⅡF级。此后Bosniak分级被广泛应用于复杂肾囊肿的恶性风险分层。2019年Bosniak分级系统再次进行了更新，包括纳入了MRI的应用，对以前模糊的成像术语重新进行了定义，使良恶性区分更加清晰。这次的更新扩大了Bosniak分级系统的应用范围，使肾囊性肿物良恶性鉴别的精准度进一步得到提高。复杂肾囊肿的Bosniak分级基于平扫和增强CT的特定形态学和增强特征。它只能用于≥1cm的囊性病变，因为更小的囊肿可能因邻近正常肾实质造成的“容积平均”效应而表现出增强。对于＜1cm的囊肿，推荐采用超声或MRI进行评估。

1．Bosniak Ⅰ级

Bosniak Ⅰ级为单纯肾囊肿，无恶性风险。CT表现为单发或多发性肾囊肿，每个囊肿均壁薄（≤2mm），无分隔、钙化和实性成分。囊液呈水样密度（CT值−9～20HU），无增强，囊壁可有强化。

2．Bosniak Ⅱ级

在Bosniak Ⅱ级肾囊性肿块中，恶性肿瘤的比例几乎为零。需要特殊注意的是，虽然遗传性肾癌综合征的影像学可以表现为Bosniak Ⅱ级囊性肿块，但恶性比例却比较高。根据CT表现，Bosniak Ⅱ级肾囊性肿块被分为6种类型，它们的共同特点是壁薄（≤2mm）、光滑。①囊肿具有少量分隔（1～3个），隔膜与囊壁可有强化，可伴有任何类型的钙化。然而，当囊肿伴有较多分隔或分隔较厚，或伴结节钙化时，可能对囊肿良恶性的判断造成干扰，这种情况下在分级前需要完善MRI检查。②CT平扫表现为均匀高密度肿块（CT值≥70HU）。凡肾囊性肿块表现为均匀高密度（CT值≥70HU）且直径>3cm时，在分级前需要完善MRI检查。③CT扫描显示不均匀非强化肿物（CT值＞20HU），可伴有任何类型的钙化。这种情况下在分级前也需要完善MRI检查。④CT平扫显示均匀的肿物（CT值−9～20HU）。与Bosniak Ⅰ级不同的是，该类型肾囊性肿块的评估是基于平扫而非增强的CT扫描。在这里需要强调的是囊性肿块必须是均匀的，对于非均匀肿块（CT值−9～20HU）则有恶性的可能，需要完善增强CT或MRI检查。⑤增强CT静脉期表现为均匀的囊性肿物（CT值21～30HU）。多项研究表明，这些囊性肿块很有可能是良性的，多为蛋白样囊肿或受假增强影响的单纯囊肿。⑥无法表征的均匀低衰减小肿物。

3．Bosniak ⅡF级

Bosniak ⅡF级肾囊肿介于良性与恶性之间，无法归为Ⅱ级或Ⅲ级。这类囊肿通常边界清晰，其可能有多个薄分隔，可有囊壁或分隔轻度平滑增厚，可能分隔较厚或有结节状钙化。没有可检测到的对比增强。根据CT表现，Bosniak ⅡF级肿块分为3种类型：伴有光滑且最小厚度为3mm的强化囊壁，或伴有一个或多个光滑且最小厚度为3mm的强化分隔，或较多（≥4个）光滑薄壁（≤2mm）强化分隔。

4．Bosniak Ⅲ级

Bosniak Ⅲ级包括多种囊性病变，有40%～60%为恶性（囊性肾细胞癌和多房囊性肾细胞癌），且肿块越大，其恶性可能性越高。增厚的不规则或平滑囊壁或分隔，以及存在可测量到的增强是Bosniak Ⅲ级肾囊性肿块的特征。在CT上表现为一个或多个强化壁厚（宽度≥4mm）肿块或强化不规则的囊壁或分隔（≤3mm的钝边凸起）。

5．Bosniak Ⅳ级

Bosniak Ⅳ级病变有Ⅲ级囊肿的所有特征，并有邻近且独立于囊壁或分隔的增强软组织成分，恶性概率为85%～100%。CT上表现具有一个或多个强化结节的肾囊性肿块（≥4mm的钝边凸起，或任意大小的伴有锐利边缘的凸起）。

可检测到对比增强是Ⅲ级和Ⅳ级囊肿与Ⅰ级、Ⅱ级和ⅡF级囊肿最重要的差异。增强应比平扫图像CT值高至少10～15HU。

三、磁共振成像（magnetic resonance imaging，MRI）

MRI对确定肾肿物囊性或实性有高分辨率和高敏感性，具有独特的优势，MRI增强更有利于囊肿性质的判断。由于增强MRI不使用含碘对比剂，因此肾功能不全或终末期肾病患者常选用MRI检查肾脏病变。在过去，eGFR＜30ml/(min · 1.73m^2）的患者禁用增强MRI，以防发生肾源性系统性纤维化。但在开始应用下一代含钆MRI对比剂后，肾源性系统性纤维化已极少发生，此类对比剂可防止螯合剂释放钆。

单纯肾囊肿在MRI上表现为发生在肾实质内或边缘的圆形长T1长T2组织信号特点，即T1WI上为低信号强度，使用对比剂后无增强改变。T2WI上呈均匀的高信号强度改变，信号强度与脑脊液类似。弥散加权成像中信号增加，且弥散不受限。囊壁清晰、无囊壁不规则、信号强度均匀是其特点。如合并囊肿内出血，出血的急性期由于红细胞还保持完整性，去氧血红蛋白的短T2作用使囊肿在T1WI和T2WI上信号强度仅轻度增高。随着病程的延长，一般3天以后，去氧血红蛋白转化为正铁血红蛋白，其明显的顺磁作用使囊肿信号强度在T1WI和T2WI均明显增强。但不管是急性还是慢性的出血囊肿，静脉注射对比剂后均无强化改变。

2019年Bosniak分级系统纳入了MRI的应用。根据MRI表现，Bosniak Ⅱ级肾囊性肿块被分为3种类型，它们都具有光滑、薄壁（≤2mm）的特点：①薄壁（≤2mm）和/或少量（1～3个）分隔。隔膜可能有增强，并可能有任何类型的钙化。②在非增强MRI的T2加权成像（即与脑脊液类似）中显示为均匀高信号。③在非增强脂肪饱和T1加权成像下显示为均匀且明显高信号，其信号强度是相邻肾实质的2.5倍。它们通常是良性出血性或蛋白性囊肿。

根据MRI表现，Bosniak ⅡF级肿块分为两种类型：①与CT的三种类型相似，伴有光滑且最小厚度为3mm的强化囊壁，或伴有1个或多个光滑且最小厚度为3mm的强化分隔，或较多（≥4个）光滑薄壁（≤2mm）强化分隔；②在非增强T1加权成像中表现为非强化不均匀高信号。需要注意的是，一些乳头状肾细胞癌囊内伴有出血时，也表现为很少或没有强化的不均匀高信号特征。

Bosniak Ⅲ级和Bosniak Ⅳ级MRI表现上均与CT类似。Bosniak Ⅲ级表现为一个或多个强化壁厚（宽度≥4mm）肿块或强化不规则的囊壁或分隔（≤3mm的钝边凸起）。Bosniak Ⅳ级表现为具有一个或多个强化结节的肾囊性肿块（≥4mm的钝边凸起，或任意大小的伴有锐利边缘的凸起）。

常染色体显性遗传多囊肾病（ADPKD）MRI可表现为两肾弥漫性大小不等的囊肿，两侧肾脏的表现可不对称。囊肿的信号接近水，即T1WI上为低信号强度，T2WI上呈均匀的高信号强度改变，对比剂增强后没有强化改变。与CT类似，早期双肾体积无明显增大，随着囊肿的增大增多，肾体积增大，外缘有弧形隆起。增强后可分辨受压变薄的残余肾皮质和肾盂肾盏受压变形情况。当肾囊肿合并出血时，在MRI图像上随着出血时间不同，其信号强度亦发生规律性的变化。出血的早期，病灶的T1WI和T2WI的信号强度轻度增高；随着血肿时间的延长，T1WI和T2WI的信号强度明显增高。值得指出的是，血性囊肿无论什么时候，静脉注射对比剂后都是没有强化的。此外MRI的影像组学分析可用于ADPKD患者肾功能的初步评估和预测。研究显示，影像组学列线图模型在肾功能评估中预测效果较好，可作为无创肾功能预测工具，辅助临床决策。

四、静脉尿路造影（IVU）

IVU可显示肾盂、肾盏及输尿管形态。因CTU普遍使用且基本可替代IVU显影，IVU在临床上使用价值已较小。IVU在肾囊肿上可显示肾盂、肾盏受压的征象，表现为肾盂或一个及多个肾盏移位、拉长、变形等。在与肾积水、肾盏憩室等鉴别诊断上有意义。IVU在肾功能严重损害时可能不显影或显影不清晰。

五、正电子发射计算机体层显像仪（positron emission tomography and computed tomography，PET/CT）

PET/CT因价格昂贵，不常规用于肾囊肿的检查。但对部分肾囊肿的良恶性鉴别诊断有一定意义。

第四节　肾囊肿的鉴别诊断

一、肾积水

由于泌尿系统梗阻导致肾盂与肾盏扩张，称为肾积水。因为肾内尿液积聚，压力升高，使肾盂与肾盏扩大和肾实质萎缩。如潴留的尿液发生感染，则称为感染性肾积水。造成肾积水的最主要的病因是肾盂输尿管交界处梗阻。

1．病因

(1) 肾积水的原因分先天性与后天性两种。

1) 先天性的梗阻：节段性的无功能、内在性输尿管狭窄、输尿管扭曲、粘连、束带或瓣膜橛结构形成、异位血管压迫、输尿管高位开口，其他如先天性输尿管异位、囊肿、双输尿管、异位肾等。

2) 后天获得性梗阻：炎症后或缺血性瘢痕导致局部固定、肾盂与输尿管的肿瘤或息肉、结石和外伤及外伤后的瘢痕狭窄、膀胱输尿管回流等。

(2) 按照病变部位又可分为泌尿系外与下尿路两种。

1) 泌尿系外原因导致肾积水：外来病因造成的梗阻，包括动脉、静脉的病灶，女性生殖系统病变，盆腔的肿瘤、炎症胃肠道病变，腹膜后病变（包括腹膜后纤维化、脓肿、出血、肿瘤等）。

2) 下尿路的各种疾病造成的梗阻：如前列腺增生、膀胱颈部挛缩、尿道狭窄、肿瘤、结石甚至包茎等，也都会导致上尿路排空困难而形成肾积水。

2．临床表现

患者起始大多无症状，直至出现腹部包块和腰部胀感才发现。可以触及腹部包块，起始为隐痛或胀痛，甚至无痛。但异位血管压迫或肾下垂引起的间歇性肾积水患者可出现肾绞痛，可伴有恶心、呕吐、腹胀、尿少等，且多在短时间或数小时内缓解，随之排出大量尿液。肾积水并发感染，则有脓尿和全身中毒症状，如寒战、发热、头痛及胃肠功能紊乱。

3．辅助检查

(1) 超声检查：超声检查方法简单有效，可以早期明确诊断。还可以显示积水肾剩余肾脏组织的形态。

(2) CT和MRI检查：对肾积水的诊断具有确诊价值，对于积水肾功能状况评估、是否需要手术及术后肾脏功能恢复的机会等，均有极重要的意义。

(3) 利尿性肾图：利尿性肾图对于评估分肾功能具有重要价值，对于明确早期病变（有无肾积水），判定肾积水是否需要手术治疗及肾功能损害状态均有帮助。也可作为手术后功能恢复的监测手段。

(4) 肾盂流动压力测定：也是近年来临床上认为有价值的检查方法之一，其意义与利尿性肾图相似。

(5) 静脉肾盂造影和逆行造影：对于明确肾积水严重情况和寻找积水原因具有重要价值。

4．诊断

根据临床表现与梗阻部位、时间、发生快慢、有无继发感染及原发病变的性质及检查可作出诊断。

二、肾细胞癌

肾癌，亦称肾细胞癌或肾腺癌，约80%为肾透明细胞癌。肾癌发病率有逐年增长趋势。

1．病因

病因尚不清楚，据统计，与吸烟、肥胖、高血压及高血压药物具有一定相关性。从事与镉接触者的职业发病率亦较高。小部分患者具有遗传倾向。

2．病理

肾癌大多数为发生在单侧肾的单个肿块，左、右肾发生率大致相等。1%～2%病例双肾同时或先后发生，或多个发生。肿瘤以发生于肾上极者较多，占44%，下极占41%。肿瘤一般为圆形或椭圆形，因周围组织受挤压致纤维化而形成假性包膜。

3．临床表现

肾癌临床表现多样化。早期患者多无临床表现，仅在行健康检查或诊查其他疾病时，由B超或CT扫描检查发现，称为“偶发瘤”。晚期肾癌患者，具有典型的肾癌“三联征”：血尿，腰痛和腹部包块。血尿常为无痛性、间歇性肉眼全程血尿或镜下血尿；腰痛多为钝痛，偶呈剧痛或绞痛；肿块为肿大的肾脏或癌块，多无压痛，可活动或固定；偶见精索静脉曲张，多为左侧。小部分患者可以出现肾癌的副瘤综合征，如真性红细胞增多症、贫血、发热、高血压、红细胞沉降率增快、肝功能异常、淀粉样变性等。约1/3肾癌患者就诊时已有远处转移，肾癌常见的转移部位有肺、骨、腹膜后淋巴结，少数病例还可转移到肝、脑、锁骨上淋巴结、皮肤等部位。转移的相应症状为：咳嗽、咯血、病理性骨折、头痛、颈部或皮下肿块。

4．影像学检查

（1）超声检查：超声提示低回声或等回声肿物，血流频谱可见血流信号。当肿瘤压迫肾盂时，可见肾盂变形、移位甚至中断。

（2）CT检查：可清晰显示肿瘤的大小、性状，是否外凸或外侵，肾的轮郭、外形、破坏等情况。增强后通过肾实质时期肿瘤密度均低于肾实质者呈低密度肿块，密度较增强前更加不均匀，为“快进快出”典型表现。

（3）磁共振成像（MRI）：因肾脏的中低信号与周围高信号程度的肾周脂肪形成鲜明对比，T1W1能很好地显示肾脏的解剖结构与周围组织器官的关系。肾癌的MRI信号变化多种多样，甚至与肾皮质的信号相似，当CT或其他检查难以确定肾脏肿瘤的性质时，MRI对确定肿瘤的来源和性质有一定的帮助。

（4）静脉尿路造影：先静脉注射对比剂如泛影葡胺等，5分钟后即可见肾实质、肾盂、输尿管陆续显影，如有肿瘤，该处对比剂显示充盈缺损和狭窄改变。此法对观察肾功能，诊断肾盂、输尿管、膀胱肿瘤都有帮助。对肾实质的肿瘤显影较差。

（5）核素骨扫描及显像检查：核素全身扫描发现骨转移病变可较X射线摄影早3～6个月。骨转移常见部位为躯干骨、四肢骨、颅骨等，但陈旧性骨折、退行性骨关节病亦可出现类似改变而显示假阳性。

5．临床诊断

临床分期依据术前超声检查、CT、静脉尿路造影、血管造影、胸片和骨扫描等检查，可以明确诊断。

三、肾错构瘤

肾错构瘤又称为肾血管平滑肌脂肪瘤，是由异常增生的血管、平滑肌及脂肪组织按照不同比例构成的，绝大多数为良性肿瘤，仅少数上皮样错构瘤具有恶性倾向。错构瘤不仅可以发生在肾脏，还可以出现在脑、眼、心、肺、骨等部位。随着医学影像学的发展和人们对健康体检的重视，其检出率逐渐升高。

1．病因

病因尚不清楚，多发于中年女性，是由成熟的脂肪组织、平滑肌及畸形血管构成。肾错构瘤分为两种类型：①不伴有结节性硬化复合症者，约80%患者属于该类型，肿瘤多单侧单发，瘤体不大；②结节性硬化复合症伴发肾错构瘤者，约占20%，肿瘤多为双侧，且多发，瘤体大小不等。

2．临床表现

绝大多数错构瘤患者没有明显的症状。一些比较大的错构瘤因为压迫十二指肠、胃等器官而出现消化道不适症状。当较大体积错构瘤突然破裂时，患者会出现腰腹疼痛和血尿等症状，严重的大出血患者可以在腹部触及包块，甚至有休克症状。肾外表现：结节性硬化复合症患者可合并面部蝶形分布的皮脂腺瘤、癫痫、智力减退等。

3．实验室检查

尿液检查可有潜血。双肾错构瘤可有高血压、肾功能不全表现，实验室检查出现血肌酐、尿素氮的异常。

4．影像学检查

（1）超声检查：超声可见肿瘤内的脂肪及血管部分呈现分布均匀的密集高回声区，表现为高回声特点。

（2）CT检查：诊断肾错构瘤的主要方法。呈密度不均的肿块，含脂肪量较多，CT值为−40～−90HU。

（3）MRI：对脂肪密度的检测可明确诊断，对于乏脂肪错构瘤更具有诊断价值。

5．临床诊断

依据症状和体征，结合影像学检查可明确诊断。

四、肾脓肿

肾脓肿是指身体某一部位化脓性感染灶或细菌经血运到达肾皮质引起局部或全部肾组织感染。肾脓肿系肾皮质化脓性感染，为葡萄球菌经血运进入肾脏皮质引起的严重感染，早期阶段为水肿，伴有为数不等的小脓肿，小脓肿可联合形成感染性肿块，重者坏死液化明显时即形成典型的肾脓肿。

1．病因

多由血源性感染所致，也可由尿路逆行性感染引起。

2．临床表现

突然起病，发热、肾区叩痛和肌紧张，尿中白细胞增多，尿培养可有致病菌生长。

3．影像学检查

（1）超声检查：早期肾脓肿一侧肾实质内出现低回声或无回声区，呈圆形或不规则形，轮廓欠清晰，可单发或多发。脓肿回声区内可有光点或光团，有些呈蜂窝状结构，壁厚多不规则。

（2）CT检查：肾脓肿CT表现因病期不同而有所差异。在早期炎症期，脓肿尚未局限化，表现为肾实质内略低密度肿块，增强检查可有轻度不规则强化；在脓肿成熟期，表现为类圆形均一低密度灶，边缘清晰或模糊，周边有厚度不一的略高密度环围绕，增强检查呈明显环状强化，代表脓肿壁，而中心低密度区无强化，为脓腔，部分脓腔内还可见低密度气体影。肾脓肿感染蔓延至肾周间隙时可见肾周脂肪密度增高。当合并有肾周和肾旁脓肿时，表现为肾周和肾旁脂肪间隙消失，代之以混杂密度肿块，增强检查呈规则或不规则单发或多发环状强化。

（3）MRI：MRI检查可观察到囊壁和肾实质的强化情况，如果存在脓肿，则可呈现出圆形或类圆形低密度区。但MRI对钙化灶、出血及肾囊肿等情况不能很好地显示，存在一定局限性。

4．临床诊断

依据病史、发热症状和阳性体征，结合影像学检查可明确诊断。

五、肾结核

肾结核多在成年人发生，我国综合统计75%的病例发生在20～40岁，但幼年和老年亦可发生。男性的发病数略高于女性。

1．临床表现

肾结核的临床表现因病变侵犯部位及组织损害程度有所不同。病变初期局限于肾脏的某一部分则临床症状甚少，仅在检验尿液时有异常发现。

（1）膀胱刺激症状：膀胱刺激症状是肾结核的最重要、最主要也是最早出现的症状。当结核分枝杆菌引起膀胱黏膜结核性炎症时，患者开始先有尿频，排尿次数在白天和晚上都逐渐增加，可以由每天数次增加到数十次，严重者每小时要排尿数次，直至出现类似尿失禁现象。75%～80%病例都有尿频症状。在尿频的同时，可出现尿急、尿痛、排尿不能等待，难以忍耐。排尿终末时在尿道或耻骨上膀胱区有灼痛感觉。

（2）血尿：血尿发生率为70%～80%。一般与尿频、尿急、尿痛等症状同时出现。血尿的来源大多来自膀胱病变，但也可来自肾脏本身。血尿的程度不等，多为轻度的肉眼血尿或为显微镜下血尿。血尿多为终末血尿，乃是膀胱的结核性炎症和溃疡在排尿时因膀胱收缩引起出血。

（3）脓尿：脓尿的发生率为20%左右。由于肾脏和膀胱的结核性炎症，造成组织破坏，尿液中可出现大量脓细胞，同时在尿液内亦可混有干酪样物质，使尿液混浊不清，严重者呈米汤样脓尿。

（4）腰痛：肾脏结核病变严重者可引起结核性脓肾，出现腰痛。发生率约为10%。若有对侧肾盂积水，则在对侧可出现腰部症状。在血块、脓块通过输尿管时可引起肾部绞痛。

（5）全身症状：一般结核病变的各种症状，如食欲缺乏、消瘦、乏力、盗汗、低热等，可在肾结核较严重时出现，或因其他器官结核而引起。

（6）其他症状：由于肾结核常继发于其他器官的结核或者并发其他器官结核，因此可以出现一些其他器官结核的症状，如骨结核的冷脓肿，淋巴结核的窦道，肠结核的腹泻、腹痛等。

2．实验室检查

（1）尿常规：呈酸性反应，含少量蛋白，大多数患者显微镜下可见到有少量或中等量的红细胞和白细胞。

（2）尿细菌培养：尿普通细菌培养应为阴性。但有相当部分的肾结核患者存在泌尿系混合性感染。

（3）尿液结核杆菌检查：如24小时尿液抗酸杆菌检查，24小时尿液浓缩直接涂片抗酸染色后做抗酸杆菌检查，方法简单，结果迅速，阳性率可达50%～70%。尿结核菌培养对肾结核的诊断有决定作用。尿液培养结核菌阳性，即可肯定肾结核的诊断。尿结核菌动物接种诊断肾结核的价值极高，可作为肾结核诊断的依据，其阳性率高达90%以上，但费时较长。尿TB-DNA-PCR特异性、敏感性高，可检出1～10个细菌，但假阳性率高，阴性意义较大。其他，如尿液结核IgG抗体测定，结核菌素试验等，对全身其他器官的结核病变亦同样有参考价值。

（4）红细胞沉降率：红细胞沉降率通常增快。但红细胞沉降率检查对肾结核疾病并无特异性，故可作为结核活动性的参考检查。

（5）肾功能检查：尿素氮、肌酐、尿酸测定，虽然不是肾结核的直接诊断指标，但对肾结核患者治疗选择有非常重要的参考价值。

3．影像学检查

（1）尿路平片：可见肾外形增大或呈分叶状。可显示肾结核的片状、云絮状或斑块状钙化灶。其分布不规则、不定型，常局限于一侧肾脏。若钙化遍及结核肾的全部甚至输尿管时，即形成所谓的“自截肾”。

（2）静脉肾盂造影：静脉肾盂造影又称排泄性或下行性尿路造影。对比剂经静脉注入后，由肾脏分泌排泄，当对比剂充盈肾盏、肾盂时摄取X线片。由于对比剂是从肾脏分泌后显示尿路系统，因此这种造影方法除可以明确肾脏病变外，还可以了解肾脏功能。

（3）逆行肾盂造影：通过膀胱镜检查插入输尿管导管到肾盂后，从导管内逆行注入对比剂至肾盂中摄取X线片，称为逆行肾盂造影。由于可根据需要调整注入对比剂的浓度和数量，使肾内病灶显示更为清楚，故可提高诊断率，对不能进行静脉肾盂造影或输尿管显影不满意的病例可以作为很好的补充检查手段。

（4）肾盂穿刺顺行造影：对不能进行静脉或逆行肾盂造影，难以明确的病变，又不能肯定病变性质，则可进行直接肾盂穿刺后注入对比剂，同样可显示肾脏结核或其他病变的典型X线表现，起到明确诊断的作用。肾盂穿刺后，还可将穿刺获得的肾脏内容物进行各种化验检查和结核菌检查。

（5）放射性核素肾图检查：肾结核导致对侧肾积水时，肾图可显示积水、梗阻曲线。对于肾功能评估具有重要价值。

（6）增强CT检查：对于肾结核的诊断具有重要价值，可以明确诊断，尤其是增强CTU，可以基本替代静脉肾盂造影。

（7）膀胱镜检查：膀胱镜检查是肾结核的重要诊断手段，可以直接看到膀胱内的典型结核变化而明确诊断。

4．临床诊断

肾结核的病变过程非常缓慢，临床表现以膀胱刺激症状为主。因此对肾结核的诊断是以膀胱炎的症状（尿频、尿急、尿痛）为线索，除有引起膀胱炎的明显原因外，都应考虑肾结核的可能，诊断必须做进一步的系统性检查，综合判断后进行诊断。

参考文献

[1] 吴阶平．吴阶平泌尿外科学 [M]. 济南：山东科学技术出版社，2005.

[2] 黄健，张旭．中国泌尿外科和男科疾病诊断治疗指南2022版 [M]. 北京：科学出版社，2022.

[3] SLYWOTZKY CM, BOSNIAK MA. Localized cystic disease of the kidney [J]. AJR Am J Roentgenol 2001; 176: 843.

[4] 李学朕，徐德超，马熠熠，等．常染色体显性遗传多囊肾病疾病进展的风险评估 [J]. 中华肾脏病杂志，2021, 37 (3): 244-249.

[5] MASYUK TV, MASYUK AI, LARUSSO NF. Polycystic liver disease: advances in understanding and treatment [J]. Annu Rev Pathol, 2022, 17: 251-269.

[6] BERGMANN C. Genetics of autosomal recessive polycystic kidney disease and its differential diagnoses [J]. Frontiers in Pediatrics, 2017, 5: 221.

[7] GUAY-WOODFORD L M, DESMOND R A. Autosomal recessive polycystic kidney disease: the clinical experience in north-america [J]. Pediatrics, 2003, 111 (5 Pt1): 1072-1080.

[8] TAY SY, TIU CM, HU B, et al. Characterization and management of various renal cystic lesions by sonographic features [J]. J Chin Med Assoc, 2018, 81 (12): 1017-1026.

[9] PEIY, OBAJI J, DUPUIS A, et al. Unified criteria for ultrasonographic diagnosis of ADPKD [J]. J Am Soc Nephrol, 2009, 20 (1): 205-212.

[10] SILVERMAN SG, PEDROSA I, ELLIS JH, et al. Bosniak classification of cystic renal masses, version 2019: an update proposal and needs assessment [J]. Radiology, 2019, 292 (2): 475-488.

[11] HINES JJ JR, EACOBACCI K, GOYAL R. The incidental renal mass-update on characterization and management [J]. Radiol Clin North Am, 2021, 59 (4): 631-646.

[12] BOSNIAK MA. The current radiological approach to renal cysts [J]. Radiology, 1986, 158 (1): 1-10.

[13] MARUMO K, HORIGUCHI Y, NAKAGAWA K, et al. Incidence and growth pattern of simple cysts of the kidney in patients with asymptomatic microscopic hematuria [J]. Int J Urol, 2003, 10 (2): 63-67.

[14] BOSNIAK MA. Diagnosis and management of patients with complicated cystic lesions of the kidney [J]. AJR Am J Roentgenol,

1997, 169 (3): 819-821.

[15] HARISINGHANI MG, MAHER MM, GERVAIS DA, et al. Incidence of malignancy in complex cystic renal masses (Bosniak category Ⅲ): should imaging-guided biopsy precede surgery [J] ? AJR Am J Roentgenol 2003; 180: 755.

[16] WOOLEN SA, SHANKAR PR, GAGNIER JJ, et al. Risk of Nephrogenic Systemic Fibrosis in Patients With Stage 4 or 5 Chronic Kidney Disease Receiving a Group Ⅱ Gadolinium-Based Contrast Agent: A Systematic Review and Meta-analysis [J]. JAMA Intern Med 2020; 180: 223.

[17] MCKEE TC, DAVE J, KANIA L, et al. Are hemorrhagic cysts hyperintense enough on T1-weighted MRI to be distinguished from renal cell carcinomas? A retrospective analysis of 204 patients [J]. AJR Am J Roentgenol, 2019, 213 (6): 1267-1273.

[18] SUN MR, NGO L, GENEGA EM, et al. Renal cell carcinoma: dynamic contrast-enhanced MR imaging for differentiation of tumor subtypes--correlation with pathologic findings [J]. Radiology, 2009, 250 (3): 793-802.

[19] LIX, LIU Q, XU J, et al. A MRI-based radiomics nomogram for evaluation of renal function in ADPKD [J]. Abdom Radiol (NY), 2022, 47 (4): 1385-1395.

[20] GOKSU SY, LESLIE SW, KHATTAR D. Renal Cystic Disease. StatPearls [Internet]. Treasure Island (FL): StatPearls Publishing. 2024.

[21] 王哲. 肾囊性病变 [J]. 诊断病理学杂志, 2014, 21 (6): 5. DOI: 10. 3969/j. issn. 1007-8096. 2014. 06. 007.

[22] 郭震华, 那彦群. 实用泌尿外科学 [M]. 2版. 北京: 人民卫生出版社, 2013.

第三章

肾囊肿的治疗

3

第一节 一般治疗

根据Bosniak分级的不同，肾囊肿的一般治疗原则也有所不同。Bosniak Ⅰ级和Bosniak Ⅱ级肾囊肿被认为是良性病变，该类囊肿的自然病程为逐渐缓慢增大，但并不是恶性表现。有报道提示Bosniak Ⅰ级和Bosniak Ⅱ级肾囊肿可能转化为复杂囊肿或恶性病变，但这些情况较罕见，且部分研究高估了Bosniak Ⅰ级和Bosniak Ⅱ级肾囊肿的恶变风险，或将本应更复杂的囊肿归为Bosniak Ⅱ级。因此，目前欧洲泌尿系协会指南推荐Bosniak Ⅰ级和Bosniak Ⅱ级肾囊肿不需要定期随访。对于Bosniak ⅡF级囊肿，大约15%病例会进展为复杂囊肿。该类囊肿通常在发现后的前2年内进展，5年后再进展较罕见。所以，目前建议在诊断后的半年和1年做增强CT扫描或MRI检查；如果没有进展，那么今后每年都要进行一次回访，至少要有5年以上的观察时间；若仍无进展，则可视此后的情况选择每年随访一次，或者适当延长随访时间。对于Bosniak Ⅲ级和Bosniak Ⅳ级囊肿，其恶变率均在50%以上。因此，Bosniak Ⅲ级和Bosniak Ⅳ级囊肿的传统治疗方式为手术切除。但最近研究提示，Bosniak Ⅲ级和Bosniak Ⅳ级囊肿的术后病理有相当一部分为良性病变。此外，即使最终病理为恶性病变（多为多房囊性肾癌），这部分患者自然病程进展缓慢，肿瘤负荷低，总体生存状况也明显好于实性肾癌。一些回顾性研究也提示，主动监测对Bosniak Ⅲ级和Bosniak Ⅳ级囊肿是安全的。因此，加拿大泌尿系协会指南对于≤2cm的Bosniak Ⅲ级和Bosniak Ⅳ级囊肿，推荐主动监测；对于2～4cm的Bosniak Ⅲ级和Bosniak Ⅳ级囊肿，主动监测和手术切除均为推荐的治疗手段。主动监测尤其适用于充分告知接受进展风险、恶性风险较低、合并症致手术风险较高或预期寿命较短的Bosniak Ⅲ级和Bosniak Ⅳ级囊肿患者。推荐的主动监测方案为，在确诊后的第1年每3～6个月开展一次腹部影像学检查，此后每6～12个月进行一次腹部影像学检查。在主动监测期间，如发现病灶增大至4cm以上、每年连续增长超过0.5cm、发现病灶转移或患者放弃主动监测，则应停止主动监测，并根据病灶情况选择进一步治疗方案。除定期进行影像学检查外，应同时关注患者有无血尿、腰痛及尿频、尿急、尿痛、发热等泌尿系感染表现。如肾囊肿继发感染，需监测感染指标，必要时应用抗生素，如盐酸左氧氟沙星、阿莫西林等。如症状仍未缓解，炎症未得到有效控制，则需要行肾囊肿脓液穿刺引流。如果穿刺引流后感染控制效果不佳，必要时需行肾囊肿去顶术或肾部分切除术。

第二节 药物治疗

对于单发肾囊肿，目前临床上尚无明确推荐的药物可以完全抑制囊肿生长。肾囊肿的药物治疗一般指针对常染色体显性多囊肾病的药物治疗。常染色体显性多囊肾病患者的肾囊肿多发、持续生长，伴随肾脏结构和功能的损害，易发生出血、感染等多种并发症，是成人终末期肾病的第四大致病原因。动物模型研究表明，抗利尿激素精氨酸加压素可以促进肾囊肿细胞增殖和管腔液体的分泌。通过增加饮水量抑制精氨酸加压素释放及阻断精氨酸加压素V2受体，均可减轻囊肿负荷并保护肾功能。TEMPO 3：4研究是一项多中心、双盲、安慰剂对照、为期3年的III期临床研究。该研究纳入了1445名18～50岁的常染色体显性多囊肾病患者，患者总肾脏体积为750ml及以上，肌酐清除率估计为60ml/min及以上。将所有患者以2：1的比例随机分为托伐普坦组（一种精氨酸加压素V2受体阻滞剂）和安慰剂组。结果提示，托伐普坦能延缓常染色体显性多囊肾病患者的肾脏总体积增加和肾功能下降。进一步在晚期常染色体显性多囊肾病患者中的研究发现，托伐普坦可有效延缓晚期常染色体显性多囊肾病患者的肾小球滤过率下降。Meta分析表明，常染色体显性多囊肾病患者使用托伐普坦治疗，可延缓患者肾脏总体积增长及肾小球滤过率的恶化程度，减轻肾区疼痛和降低恶性高血压的发生率，提高尿渗透压等。托伐普坦的不良反应主要表现为口渴、尿频、夜尿增多等。2018年美国肾脏病学会指南推荐使用托伐普坦治疗快速进展型常染色体显性多囊肾病患者。基于托伐普坦的治疗原理，托伐普坦亦可能对迅速增长的单纯肾囊肿有治疗效果，但目前尚需临床试验予以证实。

第三节　穿刺抽吸联合硬化剂注射治疗

无症状的单纯肾囊肿通常不需要干预，但2%～4%的患者可能会出现腰痛、血尿等症状，或出现并发症如感染或囊肿破裂等，在这种情况下需要进行干预治疗。治疗手段包括手术或经皮微创治疗。手术治疗将在后续章节进行介绍。早在20世纪70年代，超声或CT引导下经皮穿刺治疗已成为有症状单纯肾囊肿的公认治疗手段。单纯穿刺抽吸治疗单纯肾囊肿疗效欠佳，复发率在75%～100%。经皮穿刺抽吸之后注射硬化剂对预防囊肿复发有很好的效果。该操作可在局部麻醉下完成，避免了全身麻醉带来的额外风险；因此，穿刺抽吸联合硬化剂注射治疗是肾囊肿的一线治疗手段之一。既往文献提示，穿刺抽吸联合硬化剂治疗成功（定义为囊肿缩小超过50%且症状好转）率可达87.7%，并发症发生率小于10%。主要并发症种类包括疼痛、血尿、恶心及发热等，多为轻微或暂时的并发症。影响穿刺抽吸联合硬化剂注射治疗效果的几个关键因素如下。

（一）囊肿大小

影响治疗效果的重要指标是初始囊肿的大小。Zerem等报道了巨大囊肿（容量超过500ml）患者需要大量、多次的硬化剂治疗，且复发率较高。Shao等发现不同大小的囊肿接受穿刺抽吸联合硬化剂注射治疗的复发率有显著差异。囊肿直径每增加1个级别（4～7cm、7～10cm、

＞10cm），复发率提高3.5倍。因此，囊肿大小是在制订治疗计划和向患者解释复发风险时需要参考的重要因素。

（二）硬化剂种类

目前，用于治疗单纯肾囊肿的硬化剂种类较多，其中最常见的是乙醇，浓度为95%～99.9%。在这种高浓度下，乙醇可在数分钟内破坏囊壁的分泌细胞。在如此短的时间内，肾实质通常不会受到损伤，因为乙醇需要4～12小时才能穿透囊肿纤维囊。聚多卡醇是一种局部麻醉剂，通常用于治疗食管静脉曲张和睾丸积液，其作为硬化剂治疗单纯肾囊肿的成功率可达90%，明显优于无水乙醇。此外，链球菌衍生物OK-432通常用于淋巴管瘤的硬化治疗。将其用于治疗单纯肾囊肿，96%～98.4%的患者囊肿缩小超70%且囊肿相关症状得到缓解。考虑到目前发表的对比研究较少，哪种硬化剂是治疗单纯肾囊肿的最佳选择仍然没有定论。

（三）硬化剂用量

在单纯肾囊肿的穿刺抽吸联合硬化注射治疗方案中，硬化剂用量是一个重要的考量因素。乙醇作为广泛应用的硬化剂，大多数研究使用与初始囊肿20%～25%体积相似的乙醇用量，通常最多不超过100ml。如前所述，为了达到预期效果，较大的囊肿可能需要更大量的硬化剂。到目前为止，关于某种硬化剂的最佳应用剂量仍无定论，需在临床实践中通过不断衡量治疗效果及副作用来确定最佳用量。

（四）硬化剂停留时间

硬化剂在囊腔中的停留时间通常大于5分钟，但具体时间没有统一标准。在驻留过程中，为了保证囊肿的各个壁与硬化剂充分接触，患者的体位需要从仰卧位、侧卧位到俯卧位依次变换。硬化剂的停留时间与硬化剂种类密切相关。氰基丙烯酸正丁酯等试剂治疗肾囊肿所需的剂量较小（约0.5ml），可能适于停留更长时间。高浓度乙醇可引起肾实质坏死损伤，因此高浓度乙醇在囊腔内的停留时间通常不超过4小时。但Falci-Júnior等应用99.5%乙醇治疗肾囊肿，将乙醇留在囊肿腔内没有吸出，结果显示患者并没有乙醇中毒表现，且长期随访无严重并发症。

第四节　外科手术

一、腹腔镜肾囊肿去顶术

1．概述

经皮穿刺抽吸联合硬化剂注射治疗是单纯肾囊肿的初始治疗手段，对于肾盂旁囊肿，囊肿紧邻肾门，穿刺风险较大。对肾腹侧及肾上极的囊肿，穿刺操作也有一定难度。硬化剂渗出可造成周围组织炎症、狭窄形成，且不慎注入肾盂可导致脓肿形成。另外，虽然肾囊肿的经皮穿刺抽吸治疗通过注射硬化剂的方式降低了复发率，但其复发率仍有30%～54%。1992年，Morgan和他的团队首次报道了腹腔镜下肾囊肿去顶术。目前腹腔镜下肾囊肿去顶术已得到广泛应用，其创伤小、安全，且疗效显著，已被认定为治疗肾囊肿的首选方法。腹腔镜治疗肾囊肿手术入路有两种，经腹腔途径及经后腹膜腔途径。采用经腹腔入路的好处是手术范围广，解剖标志明确，双侧病变可同时处理，但此法对腹腔的干扰较大，患者术后胃肠功能恢复较慢。经后腹腔入路途径直接穿刺安全，不会对腹腔造成干扰，而且泌尿外科医生对腹膜后入路比较熟悉，可以借鉴以往开放式手术的经验，特别适合有过腹腔手术史的患者。

2．手术适应证

（1）单个肾囊肿较大（直径大于5cm），压迫肾集合系统及肾实质引起肾积水或伴有腰部不适症状者。

（2）经皮肾囊肿穿刺抽液并行硬化剂治疗无效或反复发作的患者。

3．手术禁忌证与手术相对禁忌证

（1）严重心肺功能不全者，出血性疾病患者，麻醉及手术不能耐受者。

（2）肾囊肿继发恶变或伴发肾肿瘤患者。

（3）局部有手术史的患者为手术相对禁忌证。

4．手术过程及注意事项

（1）手术过程：全身麻醉，健侧卧位，腰部垫高并抬高腰桥。常规消毒、铺巾。在腋中线髂前上棘上2cm做2cm切口，依次切开皮肤、皮下组织后，用止血钳钝性分开腰背筋膜，进入腹膜后间隙，置入气囊扩张器，充气扩张腹膜后间隙。伸入示指，在手指引导下分别于腋后线12肋下、腋前线肋缘下穿刺，置入10mm及5mm Trocar。在初始切口置入10mm Trocar用作镜头孔，双7号丝线缝合腰背肌肉，打结固定至密闭切口。充入CO_2，初始气压设置为15mmHg。其余两孔分别置入超声刀和无损伤血管钳或吸引器。先从背侧由上向下游离腹膜外脂肪，再从腹侧由上向下游离。最终交汇于下端，将脂肪由上及下钝性推至骼窝，游离腹膜外脂肪过程中如遇滋养血管需用超声刀止血并离断。清理脂肪后，以腰大肌为标志，在腰大肌前缘约1cm处沿纵轴方向切开肾周筋膜，游离肾周脂肪直至到达肾表面。根据术前检查所提示的囊肿位置找到肾囊肿。囊肿与正常肾实质分界清楚，往往呈蓝色半透明状。锐性及钝性结合游离显露囊肿，将囊肿表面的脂肪完全去除，分离范围要超过囊肿与正常肾实质的交界处。用超声刀在囊壁上切开一个小洞，伸入吸引器，吸净囊液。囊液一般为淡黄色透明状，如为血性囊液，要引起重视，必要时将囊壁送冰冻检查。用超声刀距肾实质约0.5cm切除囊肿壁，建议用凝血档充分凝血后再做切割，避免切除边缘渗血，必要时可用双极电凝处理切除边缘。切除位置不应太接近肾实质。将切除的囊肿壁经Trocar管腔内取出体外后送病理。

（2）注意事项：①若术前影像学提示囊液为血性、囊肿壁厚、囊壁附着结节时，必要时术中应做冰冻检查；②如果囊肿大部分位于肾实质内，仅仅行去顶术容易复发，可以游离一块带蒂的肾周脂肪填充囊腔，可预防囊肿复发；③经腹膜后途径适用于单侧单发或多发肾囊肿，而对双侧单发或多发肾囊肿或单侧肾囊肿合并对侧病变需同时处理时，可选择经腹途径；④避免在切除时将囊肿底部灼伤，以免对肾实质血管造成损害；⑤若术中发现集合系统损伤，需及时缝合修补；⑥分离去除囊肿表面脂肪时，需尽量用超声刀提起脂肪组织、远离囊肿后再行离断，以防刀头刺破囊肿壁引起囊肿破裂，导致囊液渗出、影响术野。当囊肿较大、影响分离操作时，亦可主动打开囊肿。

5．并发症

（1）出血：常因摘除囊壁时过于靠近肾脏实质而导致出血，术中发现出血时应采用电凝或缝扎等方法及时处理。术后出血量较少时，可先保守治疗，少数情况下需再次手术探查止血。

（2）集合系统损伤：常发生于对基底部囊肿壁过度电凝过程中，或肾盂旁囊肿切除中，也可见于部分与集合系统相通的肾囊肿，以及一些未能诊断清楚的肾盏憩室。术中应注意囊肿基底部的操作，辨认清楚集合系统位置。若术中发现集合系统损伤，需及时缝合修补；若术后出现，需留置患侧双J管及尿管，保持膀胱低压、引流通畅，一般1～2周可自行愈合。

（3）周围脏器损伤：主要指十二指肠、胸膜、胰尾、结肠、肝及脾等肾周围器官组织损伤，常因解剖结构认识不清或腹腔镜操作不熟练引起。术中应注意正确寻找显露层次、轻柔操作。

（4）气腹并发症：皮下气肿最常见，多见于胸腹壁、颈部、面部等处，一般不需处理即可自行吸收。如因皮下气肿导致疼痛，可对症镇痛治疗。

（5）囊肿复发：多由于切除囊壁不够引起，也可能是多发囊肿或多房囊肿未完全处理的结果。囊肿复发较大时可再次手术治疗。

6．预后

Sarika等总结了1990—2017年间关于腹腔镜肾囊肿去顶术治疗单纯肾囊肿的研究。最终纳入15项研究，696例患者。结果提示，96.3%的患者在随访过程中影像学完全缓解，95.1%的患者在随访过程中相关症状完全缓解。696例患者中，只有17例（2.4%）出现围术期并发症，包括出血、集合系统损伤及伤口感染等。影响肾囊肿症状复发和影像学复发的因素有很多，如囊肿壁切除不完整、囊肿位置等。笔者经验提示，囊肿壁偏向腹侧的肾囊肿，由于去顶后腹膜对创面仍有覆盖、遮挡作用，复发可能性较高。

7．最新进展

腹腔镜肾囊肿去顶术是一种比较经典和基础的泌尿外科腹腔镜手术，传统手术采用“三孔法”完成手术。为了美容需求，国内部分学者探索了“两孔法”或“改良微创腹腔镜法”完成肾囊肿去顶术。这些方法采用更细的腹腔镜及Trocar，辅以针带缝线提吊囊肿壁，从而达到减少切口数量、缩短切口长度的目的。研究提示，与传统三孔法相比，这些改良术式的手术时间、疗效和并发症相似，且更符合美容学要求。

二、输尿管软镜激光肾囊肿内切开术

1．概述

肾盂旁囊肿是一种少见的肾囊肿类型，起源于肾窦外，多在肾实质内，发病率占肾囊肿的1%～2%，男女发病率相近。较大的肾盂旁囊肿可挤压肾盂、肾血管及淋巴管，严重时会引起肾积水、肾血管性高血压以及肾衰竭。一些常见的临床表现包括疼痛（98%）、泌尿系感染（9.5%）和血尿（4.8%）。由于肾盂旁囊肿邻近肾门及集合系统，传统经皮穿刺抽吸联合硬化剂注射治疗、腹腔镜肾囊肿去顶术等操作难度较大、风险较高。且腹腔镜手术对腹腔或者后腹腔干扰损伤较大，患者恢复慢，住院天数增加。1991年，Kavoussi等首次报道了应用输尿管镜治疗肾盂旁囊肿的成功案例。随着技术的进步，输尿管软镜治疗肾盂旁囊肿的优势越来越明显。腔内手术可一定程度上避免对肾门重要结构的损伤，且不需要腹腔镜手术的复杂手术技巧。经自然腔道的切开内引流，减少了对腹腔和后腹腔的干扰和损伤，对患者创伤更小。

2．手术适应证

（1）有明确临床症状，压迫集合系统形成局限性肾积水。

（2）邻近集合系统（与肾盂、漏斗部或肾盏壁邻近）。

（3）囊肿位于肾窦内或呈内生性生长，其他手术方式不易接近。

3．手术禁忌证

（1）有严重心肺功能不全、出血性疾患、不能耐受麻醉与手术的患者。

（2）肾囊肿继发恶变或伴发肾肿瘤患者。

（3）未控制的严重泌尿系感染。

（4）严重的尿道狭窄。

（5）双侧髋关节畸形、无法摆截石位。

4．手术过程及注意事项

（1）手术过程：全身麻醉，截石位，头低20°～30°。输尿管硬镜的顺利插入是输尿管镜手术最关键的步骤，根据是否需要导丝引导将输尿管硬镜插入术分为直接进镜和导丝引导下进镜法。①直接进镜法：操作时选用直径较细的7.0～8.5F的输尿管硬镜，充分润滑镜体，顺尿道进入膀胱，沿输尿管间嵴找到患侧输尿管口，将镜体靠近输尿管口，在液压灌注泵持续灌注下，正常情况下，可冲开输尿管口，输尿管镜前端紧贴管口下缘，挑起输尿管上唇，镜体平行于输尿管壁内段，借助间断水流冲击，使管腔间断张合，见到管腔直接入镜，由于输尿管壁内段内径较细，长约1.5cm，输尿管口多有紧束感，需适度用力，镜体经过输尿管膀胱壁内段时，手上常有“突破感”，然后可见清晰的输尿管管腔，继续向外上方送镜，出膀胱后缓慢上行2～3cm开始爬坡，镜尾下压，前端抬高，沿输尿管管腔前行，在接近髂血管处，可见输尿管后壁随髂血管搏动，进入输尿管上段时，可观察到输尿管随呼吸移动。②导丝引导下进镜法：根据导丝与输尿管镜的位置，又可分为输尿管镜体内引导插入术和输尿管镜体外引导插入术。先将导丝经输尿管镜桥上的操作孔，通过输尿管口送入输尿管腔，视输尿管口位置选用导丝或输尿管导管，导丝插入深度无须太深。输尿管镜体内导丝引导较方便，可直视输尿管腔内导丝，经过输尿管口，向上推送输尿管镜即可，但如果输尿管镜前端难以插入输尿管口，导丝可以送的稍微深一些，再退出输尿管镜，注意不要随镜体带出导丝，改为输尿管镜体外引导。留置导丝在肾盂，退出输尿管硬镜。沿导丝置入软镜输送鞘，深度以输尿管硬镜测量的输尿管长度为标准，将软镜鞘置入肾盂和输尿管连接部或稍下方，拔除软镜鞘内芯。沿导丝经输送鞘插入输尿管软镜至肾盂，撤出导丝。检查患侧肾盂及肾盏情况，排除有无结石、肿瘤等。

肾盂旁囊肿位置较深，寻找困难，可采用以下方法定位：①内镜下直接观察（囊肿呈蓝色或黑色）；②直接观察寻找困难时，行超声引导软镜（强回声光团）到达囊肿位置（切割时呈烟雾状）；③先行经皮穿刺，囊腔内注射亚甲蓝，然后在软镜下观察；④带光源穿刺针穿刺，软镜下观察光源的位置即可定位囊肿。定位囊肿后，予钬激光切开囊肿壁，使囊肿与肾盂相通。进一步通过输尿管软镜探查囊内情况，排除肿瘤。将双J管沿导丝置入囊肿腔，充分引流，一般术后2～4周即可取出。

（2）注意事项：①肾盂黏膜和囊肿壁两层中间有纤维组织，要保证一刀切开两层。初学者往往不敢切深，以致仅仅打开肾盂黏膜壁，囊肿壁未打开，造成两层分离，误以为进入囊肿。切开后进镜观察，确保进入囊肿内。②要尽可能扩大切口，最大限度降低复发率。③切开后留置支架管，支架管上端确保放在囊腔内以最大限度引流囊液。④切开后，要调低进水压力和流量，以防止囊肿破裂出血、液体外渗。⑤激光烧灼囊肿壁范围要尽量贴近囊肿的边缘，使囊肿与肾盂完全相通，烧灼囊肿壁要轻柔准确，避免肾实质的烧伤。⑥置入软镜输送鞘时应采用加硬的超滑导丝，置入过程轻柔，保持鞘与导丝的同轴移动，避免使用暴力。如遇输尿管狭窄，输尿管硬镜或软镜输送鞘无法通过时，可采用以下几种办法：使用带有超滑涂层的输送鞘内芯预扩张、球囊扩张、预留双J管2周后手术。

5．并发症

（1）输尿管黏膜下穿孔及假道形成：为最常见的并发症，输尿管壁间段肌层较薄且以纵行纤维为主，在插入导丝、扩张和输尿管进镜时易形成假道和穿孔，亦可发生于输尿管镜经过输尿管狭窄和转角处。发现穿孔及假道后，调整导丝位置，直视下进入正确的输尿管腔，待操作结束后，仅留置双J管，多数不需特殊处理。

（2）输尿管断裂或撕脱：为输尿管镜手术最严重的并发症，多发生在进出镜阻力较大、操作过程中输尿管已经有损伤者，一旦出现了“抱镜”现象，向上推送或向外撤出输尿管镜时，突然有了落空感，常提示有输尿管断裂或撕脱。一旦发生，应减少进一步损伤，尽快恢复输尿管的连续性，视输尿管断裂严重程度及位置，可采取留置双J管、输尿管膀胱再植术、输尿管膀胱瓣成形术、肾造瘘术等。

（3）血尿：多为输尿管黏膜损伤引起的轻微血尿，嘱患者多饮水可自愈。如出血量较多，需要应用利尿药、止血药，多补充液体，必要时行膀胱冲洗，防止形成血凝块堵管。

（4）感染、发热：多由于术前存在泌尿系感染、手术时间过长、术中含菌尿液反流、细菌或毒素释放等引起，必要时术前可行尿常规及清洁中段尿培养，根据药物敏感试验结果用药能很好地预防术后感染。术后放置支架管引流并确保引流通畅，加强抗感染治疗。

（5）输尿管狭窄或闭锁：与术中输尿管损伤、尿液外渗、内支架管压迫等原因有关。输尿管狭窄或闭锁段较短的治疗方法有内镜下治疗和开放手术。开放手术有狭窄段切除端端吻合术、自体肾移植术。下段输尿管狭窄行输尿管膀胱再植术或膀胱瓣成形术，中、上段长段输尿管狭窄行回肠代输尿管术或自体肾移植术。

（6）囊肿复发：多由于术中囊肿位置判断存在偏差、切除囊壁不够引起，也可能是多发囊肿或多房囊肿未完全处理的结果。囊肿复发较大时可再次手术治疗。

6．预后及进展

Shen等回顾性对比了输尿管软镜肾囊肿内切开术与腹腔镜肾囊肿去顶术治疗肾囊肿的疗效及并发症。该研究共纳入了116例患者，其中64例行输尿管软镜肾囊肿内切开术，52例行腹腔镜肾囊肿去顶术。结果提示，输尿管软镜肾囊肿内切开术的出血更少、手术时间更短，两者的术后囊肿复发率及并发症发生率没有显著差异。最近，有研究对比了不同激光行肾囊肿内切开术的疗效。结果表明，相较于传统钬激光，1470nm的半导体激光具有更好的止血效果和更大的切开半径，在厚壁肾盂旁囊肿（囊肿壁与肾盂黏膜之间存在间隙或输尿管镜下蓝色半透明范围小于1cm）中展现出更低的术后复发率及更好的远期术后效果。

三、腹腔镜肾切除术

1．概述

既往研究报道，Bosniak Ⅱ、Bosniak ⅡF、Bosniak Ⅲ、Bosniak Ⅳ级肾囊肿的恶变率分别为9%、18%、51%、86%。对于Ⅲ级囊肿，可根据患者的肿瘤特点及合并症选择手术切除或主动监测；由于Ⅳ级囊肿恶变率较高，手术切除是标准治疗方式。根据囊肿的范围，可选择腹腔镜肾部分切除术或肾全切术。此外，当囊肿合并严重感染时，肾功能严重损害，感染控制不佳，肾切除联合抗感染治疗是标准治疗方式。

2．手术适应证

（1）Bosniak Ⅲ级或Bosniak Ⅳ级肾囊肿。

（2）肾囊肿合并感染，经穿刺引流、抗感染治疗无效，肾功能严重损害或丧失，对侧肾功能正常。

3．手术禁忌证

（1）有严重心肺功能不全、不能耐受麻醉与手术的患者。

（2）没有纠正的凝血功能异常患者。

（3）反复手术史及其他引起肾周围严重粘连的疾病。

4．手术过程

（1）腹腔镜肾切除术（经腹膜后途径）：打孔方法同腹腔镜肾囊肿去顶术类似。镜下修整腹膜后脂肪组织，将脂肪组织尽量向下方游离置于髂窝处，向内侧推移腹膜。分离腹膜时避免损伤，否则CO_2经腹膜破孔进入腹腔，将腹膜往外侧压迫，缩小腹膜后腔的空间，增加操作困难。若这种问题出现，可先将腹膜破口缝合，再继续手术。经上述操作步骤后，腹膜后腔空间基本已能满足手术操作需要。辨认腹膜反折、Gerota筋膜、腰大肌等解剖结构。于腰大肌前缘剪开侧锥筋膜及Gerota筋膜。Gerota筋膜打开的范围应超过肾长轴，下方需超过肾下极水平。肾背侧与腰方肌、腰大肌相邻，游离比较安全。一般先从背侧开始游离，向上至膈肌脚，向下至肾下极以下水平。

然后将肾尽量向腹侧推移，继续在肾和腰大肌之间向深部游离，即可在肾背侧中部位置看到动脉的搏动或半丘样隆起。肾动脉寻找困难时，将肾下极向上前方提拉有助于寻找和暴露肾蒂。亦可寻找腰大肌表面的内侧弓状韧带，该韧带通常与肾动脉形成“V”形映像，可作为寻找肾动脉的参考标志。确定肾动脉位置后，用超声刀顺肾动脉方向纵行切开肾动脉表面组织，肾动脉周围常有较多淋巴管，应用超声刀慢档小心凝断，以免术后出现淋巴漏。打开肾动脉鞘，充分游离肾动脉。游离左侧肾动脉时常会遇到腰静脉跨过肾动脉，避免损伤，如影响显露肾动脉，可先将其切断。动脉游离要充分，尽量不留多余的结缔组织。然后上3枚Hem-O-lok夹，剪刀切断肾动脉，近端保留2枚Hem-O-lok夹。在分离肾动脉时，应避免损伤位于肾动脉前下方的肾静脉或其属支，以免造成出血。左侧肾静脉下方的主要属支包括腰静脉、生殖静脉，上方主要有肾上腺中央静脉。右侧肾静脉直接汇入下腔静脉，常较短，属支少。肾静脉可用Hem-O-lok夹结扎或以Endo-GIA结扎切断。处理右侧肾静脉时应避免损伤十二指肠降部。游离肾顺序一般为外侧、腹侧、下极、上极。在上极游离时保留肾上腺组织。游离下极时可遇到输尿管，位于生殖静脉外侧，可用超声刀慢档切断或上Hem-O-lok夹后切断。游离肾腹侧时，左侧应避免损伤胰尾，右侧应避免损伤十二指肠。将切除的肾标本装入标本回收袋。撤除腹腔镜器械，根据肾大小沿腰部肌纤维方向扩大切口至5～7cm，取出标本。经背部原Trocar孔放入腹膜后引流管1根。然后常规缝合各处伤口。

（2）腹腔镜肾部分切除术（经腹膜后途径）：打孔、建腹膜后腔、寻找肾动脉方法基本同肾全切术。因并不需要离断肾动脉，故分离程度可满足阻断要求即可。打开肾周脂肪囊，分离肾周脂肪和肾被膜之间的间隙。沿肾表面钝性与锐性相结合游离肾周脂肪，根据影像学检查所提示的囊肿位置找到肾囊肿。充分游离囊肿及周围正常的肾实质，初步确定切除范围及后续缝合范围。囊肿表面脂肪可予以保留，以便后续切除时利于牵拉，对肿瘤控制也有一定的帮助。囊肿游离完毕后，用哈巴狗钳阻断肾动脉。切除囊肿过程中，推荐采用剪刀进行锐性分离，辅以推拉钝性分离，另一只手操纵吸引器协助暴露创面，以帮助寻找囊肿边界。在这一步中关键在于确定囊肿边界，包括囊肿在肾表面的边界和囊肿的深度两部分，必要时需辅以术中超声进行判断。在切除不同位置时，剪刀的方向应进行调整，保证完整切除囊肿。最初剪开肾皮质边缘时，可反向使用剪刀，以免剪破囊肿包膜。在锐性切除囊肿过程中，反向使用剪刀可将创面切得更深，保证囊肿完整切除；在将囊肿最深处游离后，可正向使用剪刀，最大限度地保留正常肾实质。良好的囊肿切除后肾创面会呈现“陨石坑”状，内里光滑圆润，基底结构清晰可见，为后续的缝合奠定良好的基础。腹腔镜肾部分切除术中，我们常采用1/2弧、0号倒刺线，根据创面大小剪成合适的长度，线尾打结后以Hem-O-lok或者可吸收生物夹钳夹。对于囊肿深度较小的肾创面，可用倒刺线直接进行单层连续缝合即可。线头线尾分别以Hem-O-lok或者可吸收生物夹进行加固防脱线。对于较深的创面推荐双层缝合，即基底连续缝合一层，浅表肾实质单独再连续缝合一层。基底缝合时需注意若有肾盂破损，务必严密缝合肾盂，以防术后出现尿漏。缝合过程中需要注意进出针方向应顺应针的弧度，切勿切割肾实质，降低不必要的出血风险。缝合完毕后，整体观察缝合创面满意后，松开阻断。再次检查手术创面渗出，若渗血严重，则需要补针缝合。将肿瘤置入标本袋，取出标本。此处需要注意取出肿瘤标本过程中切勿剐蹭手术缝合创面首尾针固定线结的结扎夹，以免引起线结松脱。

（3）腹腔镜肾切除术（经腹腔途径）：麻醉同前。垫起腰枕，抬起腰桥，常采用患侧抬高45°～70°的斜卧位。于脐缘上方或平脐外侧预置Trocar处插入Veress气腹针建立气腹。气腹针置入过程中有2个突破感，即穿过筋膜层和腹膜层。充入CO_2气体保持气腹压为15～20mmHg，置入第一个10mm Trocar，建立观察通道，观察腹腔有无脏器损伤，亦可采用开放法（Hasson法）建立气腹、置入Trocar。然后分别于平脐腋前线处置入第2个10mm Trocar，第3个10mm Trocar放置于脐和剑突连线的中点。若患者肥胖，可将以上3个Trocar同步向外适当移动。若患者身高较高，也可将以上3个Trocar同步向头侧适当移动。右侧可在锁骨中线上肋缘下或剑突下中线上放置第4个5mm Trocar，用于抬起肝。Trocar置入后气腹压降至13～15mmHg。

1）右侧肾切除术方法：先用超声刀沿升结肠旁沟Toldt线打开后腹膜，向下至髂血管水平，向上至结肠肝曲，可切开部分肝三角韧带，有时右肾的前外侧无结肠，仅被腹膜覆盖，此时在切开Toldt线头侧时，覆盖外侧及上极的腹膜应保留在原位，仅游离结肠。逐步将结肠及十二指肠沿Gerota筋膜外推向内侧，充分暴露下腔静脉，于肾下极水平下腔静脉外侧找到输尿管，左手用血管钳挑起输尿管，右手沿下腔静脉向上分离，在肝下方深面可以找到肾静脉，在肾静脉的后上方游离，即可暴露肾动脉，偶见肾动脉位于肾静脉前方。用Hem-O-lok夹闭并切断肾动脉，近心端保留2枚，远心端1枚，同样用大号Hem-O-lok夹闭并切断肾静脉，亦可用血管切割闭合器。

2）左侧肾切除术方法：沿Toldt线切开侧腹膜，向下至髂血管，向上至结肠脾曲，向内侧沿脾曲切开，分离脾结肠韧带及脾肾韧带，将降结肠及结肠脾曲推向内侧，充分显露肾门，然后从肾下方先找到生殖静脉，沿生殖静脉向上游离直至其汇入左肾静脉处，充分游离并暴露肾静脉及其后方的肾动脉，与右侧相同方法夹闭并切断肾动、静脉。在肾下极腰大肌前面找到输尿管，将输尿管连同肾下极向上外侧抬高，分离其下和后侧壁，输尿管向下游离至腹主动脉分叉髂血管处，用Hem-O-lok夹闭输尿管并剪断。若输尿管寻找困难，可在跨越髂血管处寻找输尿管。沿肾内侧继续向上游离肾上腺，保留或切除肾上腺。完整切除肾及肾周脂肪或肾上腺。留置引流，取出标本，通过Trocar放入标本袋。将标本放入标本袋中，收紧袋口线，取镜头孔及脐和剑突连线的中点两Trocar连线切口，将标本取出。有美观要求者，也可采用下腹部横切口将肾标本取出，关闭切口。

（4）腹腔镜肾部分切除术（经腹腔途径）：麻醉方法、摆体位方法、打孔、寻找肾动脉方法基本同经腹腔途径腹腔镜肾全切术。切除肿瘤方法基本同经腹膜后腹腔镜肾部分切除术。

5．注意事项

（1）肾的游离应在肾周筋膜与肾周脂肪囊之间或肾被膜与脂肪囊间的平面内进行，这两个平面为相对无血管区，较易游离。

（2）肾血管变异多，特别是异位动脉，术前应仔细阅片了解肾动脉分支情况。用超声刀打开动脉鞘时，刀头紧贴动脉壁易致肾动脉损伤，如果损伤出血，及时用Hem-O-lok夹闭。上血管夹时，要注意血管夹的前端一定要超过血管，确保尖端的锁扣没有其他组织，以防夹闭不紧或术后弹开。如果肾动脉较细，应注意有无异位动脉。如果夹闭切断肾动脉后，肾静脉仍然充盈饱满，往往提示还有副肾动脉，此时不要急于处理肾静脉，继续向上下游离肾内侧面，寻找可能存在的副肾动脉。行肾部分切除术时，充分了解肾动脉分支情况同样十分重要。动脉分支阻断不全可导致囊肿切除过程中持续出血、渗血，影响创面辨认。切除囊肿前，可尝试用血管钳轻轻夹闭已游离出的肾动脉，如无其余分支动脉，肾脏颜色会变浅，肾静脉变瘪，B超探查提示肿瘤血运消失。游离肾静脉时，如果出现肾静脉或下腔静脉损伤，可适当提高气腹压力至18～20mmHg，此时静脉基本不出血，然后用4-0血管线缝合，注意气腹压不宜过高，时间不宜太长，以防气体栓塞形成，若缝合困难，及时改开放手术。游离右侧肾静脉时，一般首先显露的是下腔静脉，沿下腔静脉向肾方向游离，至看到肾静脉与下腔静脉的夹角才能完全确认是肾静脉，防止把下腔静脉当成肾静脉误扎，造成严重后果。右肾静脉较短，处理时应特别注意勿损伤下腔静脉。发现腰静脉，及时处理，一般情况左侧腰静脉较常见。肾动、静脉都尽可能游离1cm以上，以便上夹。若肾蒂周围粘连严重，可中转开放手术。初学者一定要掌握中转手术时机，避免出现严重并发症。

（3）经腹膜后途径行腹腔镜肾全切术或肾部分切除术时，如操作不慎，可导致腹膜损伤，气体进入腹腔，使腹腔内压力增高，压迫腹膜后空间，影响手术操作。腹膜损伤多见于以下两种情况。①置入腋前线Trocar时，易损伤腹膜。气囊扩张后腹腔时，确保腹膜前推越过腋前线2～3cm，Trocar垂直旋转，均匀用力穿透腹壁肌肉，即将穿透腹壁时应适当朝向背侧，防止Trocar损伤腹膜。②打开侧锥筋膜，分离肾腹侧面时，操作不当易致腹膜损伤。如果裂口较小，直接用Hem-O-lok夹闭裂口。如果腹膜裂口张力较大或裂口过大时，经腹腔置入Trocar排出腹腔内气体，我们采用平脐腹直肌外侧缘放置5mm Trocar排气。裂口张力变小后，用Hem-O-lok夹闭裂口，亦可用丝线缝合法，该方法对初学者易造成腹膜撕裂，加大裂口。腹膜损伤部位不明显时，为了改善手术视野暴露可增加辅助Trocar。

（4）肾脏毗邻器官较多，术中应仔细辨认解剖结构，尽量避免损伤。在游离右肾内侧时要防止损伤十二指肠，腹腔镜下十二指肠损伤一般较轻，可以一期缝合；术后需置入鼻胃管行十二指肠减压和腹膜外引流，同时行全胃肠外营养支持，使用生长抑素和抑酸药，有利于损伤的愈合。在游离左肾上极内侧时，胰腺组织与肾周脂肪组织有时不易区分，可造成胰腺损伤，引起胰漏。若合并胰管损伤，用血管夹或血管切割闭合器夹闭损伤的胰导管或胰尾部，持续引流直至引流液每天少于10ml，然后拔出引流管。脾损伤较轻时，可用双极电凝、生物止血胶或可吸收止血材料控制其出血，但对于较大的脾破裂口或脾门附近的损伤，建议行脾切除术，这样可以大大减少再次手术的概率，增加围手术期的安全性。发生膈肌损伤，应及时缝合修补，让麻醉师协助鼓肺排出胸腔内气体，然后打结闭合裂口。放置Trocar时应注意避免损伤肠，术中发现肠管损伤应及时缝合，损伤严重者，应开腹手术。

（5）肾部分切除术中，对肾蒂血管的阻断应在30分钟内，肾蒂血管阻断时间延长，可能会对术后肾功能恢复产生不良影响。

（6）高级别囊肿虽含实性成分，但主体仍呈囊性，分离过程中需小心，避免切破瘤体、造成肿瘤播散。

（7）腹腔镜肾全切术或肾部分切除术可选择经腹腔途径及经腹膜后途径。经腹膜后途径减少了对胃肠道的干扰和对腹腔内器官损伤的风险，寻找肾门结构较直接，但其手术空间较小，器械的操作受到一定的限制。经腹腔途径的优势在于操作空间大，可以更好地避免器械之间相互影响，解剖标志更加清楚。但有经腹腔手术史的患者腹腔内可能存在粘连，增加了术中损伤肠管等风险。对于体型肥胖、囊肿体积大、囊肿位于肾脏腹侧或肾下极的患者，选择经腹腔途径可能更有优势。在临床实践中，应结合患者的实际情况做出选择。

6．并发症

（1）术中和术后出血：为最常见并发症，腹腔镜下盲目切割、电凝、钳夹均可造成血管、脏器损伤引起术中出血，易损伤的血管包括下腔静脉、肾静脉、生殖静脉、肾上腺中央静脉、肾动脉及分支。静脉出血或小的动脉出血多可在腔镜下处理。对于较汹涌的大出血特别是动脉出血应尽量先压迫出血点，果断中转开放手术。术后出血多为术中止血不彻底造成，偶见术后剧烈咳嗽、活动后止血夹脱落引起。出血速度慢、生命体征平稳者可保守治疗；短期内出血较多，生命体征不稳定特别是考虑动脉出血时果断行介入止血或二次手术止血。

（2）脏器损伤：包括肝、脾、胰腺、十二指肠等损伤。术中发现时应根据损伤程度决定立即修补、充分引流或脏器切除等处理。术后发现的脏器损伤特别是十二指肠损伤，处理困难，死亡率高，应联合普通外科积极诊治。

（3）腹膜损伤：多为开展手术早期，解剖结构辨识不清或腹膜粘连引起，可予以缝合或夹闭，如造成腹膜后空间明显减小影响手术，可考虑加用第4个Trocar辅助，一般不需转开放手术。

（4）皮下气肿：多见于伤口周围皮下、阴囊皮下等部位，少数范围可及胸部甚至颈部皮下，多不需特殊处理，可待其吸收。

（5）感染：包括手术区域、皮肤伤口感染等。合并感染的肾切除，分离时损伤肾实质造成脓液外渗易引起感染，术中应小心操作。

（6）尿漏：多因肾部分切除术中损伤集合系统、未妥善缝合所致。术后密切观察腹膜后引流情况及尿管颜色，适当延长拔管时间，必要时留置患侧双J管，充分引流，促进漏口愈合。

（7）肾功能不全：如行肾全切术，术后存在近期或远期肾功能不全风险，必要时需透析治疗。因此，术前应完善分肾功能评估，充分交待相关风险。

7．预后及进展

对于因感染控制不佳行肾切除的肾囊肿患者，肾切除可清除病灶，术后联合抗感染治疗，疾病多可痊愈。对于因怀疑恶变可能行肾切除或肾部分切除的肾囊肿患者，Boissier等回顾性总结了该类患者的预后。结果提示152例术后病理提示肾细胞癌的Bosniak Ⅱ～Ⅳ级肾囊肿患者中，病理结果提示肾癌分级较低、分期较早，主要的病理分型为透明细胞癌及乳头状癌。Bosniak Ⅲ级和Bosniak Ⅳ级患者的5年及10年无复发生存率相似，且Bosniak分级不是疾病复发的独立预测因素。Perri等也总结了行肾切除的42例Bosniak Ⅳ级肾囊肿患者，结果提示，这些患者的病理分型较好，且中位随访两年均没有复发。因此，这些患者的自然病程进展较慢、肿瘤负荷较低，加拿大泌尿系协会指南对于≤2cm的Bosniak Ⅲ级和Bosniak Ⅳ级囊肿，推荐主动监测；对于2～4cm的Bosniak Ⅲ级和Bosniak Ⅳ级囊肿，主动监测和手术切除均为推荐的治疗手段。主动监测尤其适用于充分告知接受进展风险、恶性风险较低、合并症致手术风险较高或预期寿命较短的Bosniak Ⅲ级和Bosniak Ⅳ级囊肿患者。

四、经皮肾镜肾囊肿去顶术

1．概述

如前所述，手术是肾囊肿的主要治疗手段，包括腹腔镜肾囊肿去顶术、经皮肾囊肿穿刺抽吸联合硬化剂注射治疗及输尿管软镜内切开引流术等。其中，腹腔镜肾囊肿去顶术创伤小、恢复快、疗效好，是目前肾囊肿的一线治疗手段。但该手术方式需要全身麻醉，一般至少需要3个手术切口，且腹膜后空间局限、没有固定解剖标志，需要术者充分熟悉腹膜后解剖。因此，关于腹腔镜肾囊肿去顶术是否为治疗肾囊肿最理想的微创治疗手段，仍有待商榷。近年来，随着技术的进步，经皮肾镜肾囊肿去顶术综合了穿刺抽吸的微创最大化的优点及腹腔镜肾囊肿去顶术的疗效最大化的优点，逐渐被应用于临床实践，取得了显著的治疗效果。

2．手术适应证

（1）单个肾囊肿较大（直径大于5cm），压迫肾集合系统及肾实质引起肾积水或伴有腰部不适症状者。

（2）经皮肾囊肿穿刺抽液并行硬化剂注射治疗无效或反复发作的患者。

（3）位于肾外侧、背侧或上下极的Bosniak Ⅰ或Bosniak Ⅱ级囊肿。

3．手术禁忌证

（1）有严重心肺功能不全、出血性疾患、不能耐受麻醉与手术的患者。

（2）肾囊肿继发恶变或伴发肾肿瘤患者。

（3）局部有手术史的患者为手术相对禁忌证。

（4）盆腔异位肾，无法穿刺定位者。

4．手术过程及注意事项

（1）手术过程：常规消毒，以第12肋间为中心进行铺巾，形成方形手术区域，铺防水贴膜，贴膜下方接污水桶引流。超声探头与肾长轴平行方向观察肾整体轮廓、肾与周围邻近脏器关系，观察肾囊肿的位置及其与集合系统的关系。确定肾囊肿穿刺位置后检查拟定穿刺通道上组织结构，避免损伤邻近脏器。彩色超声可以观察拟定的通道有无大的血管通过，以减少血管损伤，减少术中、术后出血的概率，有效保护相应区域肾单位。皮肤穿刺点通常选择腋后线与肩胛线之间的区域，从第12肋下或第11肋间入针。一般选择从超声探头的头端入针，亦可以从探头侧方或尾端入针。对于囊肿位置偏高的患者可以首选侧方入针。穿刺方向选择沿肾囊肿的长轴方向，在穿刺过程中不断使用超声明确穿刺针走行的路径，防止针道偏移。入针点在囊肿中心点，当穿刺针成功进入囊肿后，拔出针芯可见囊液溢出。确定位置无误后，沿穿刺针鞘置入引导导丝。拔除针鞘，用尖刀沿导丝切透皮肤及皮下组织，长度0.6～0.8cm。顺导丝用筋膜扩张器逐步扩张，将通道直接扩张至标准通道，套入工作鞘。工作鞘建立后，置入肾镜或输尿管镜，持续生理盐水灌注冲洗视野，保持视野清晰。观察囊肿内有无结石、肿瘤或出血，并辨别肾囊肿和肾实质的边界。后撤工作鞘至囊肿外面，应用工作鞘将囊肿壁与肾周脂肪组织分离，将激光光纤或等离子电极插入工作鞘，异物钳钳夹牵拉囊肿壁，直视下用激光或等离子电极切除囊肿壁。术毕囊腔内放置引流管。

（2）注意事项：①通道的建立。同经皮肾镜碎石术一样，通道的建立需要能准确定位病灶位置，并且避免穿刺时损伤胸膜、脏器、肠管等，对临床医生的超声使用及其引导下穿刺要求较高，需要操作医生熟练掌握肾脏的影像学表现与解剖结构。②术中囊壁边界的寻找技巧。在此手术中，最重要的部分就是区分囊肿壁和肾实质。在光源的照射下，囊肿部分会呈现一种苍白色，而肾实质较厚、呈樱桃红色。在确认囊肿边界后，公认为从实质边缘0.5cm处切除囊壁是安全有效的。③确切止血。术中出血是最常见的并发症，术中我们需注意囊壁厚度的变化，较厚的位置出血风险更高，做到边切边止血，合理使用激光或等离子电极的切割及凝固功能。如果囊肿壁上有血管，在切除囊肿壁之前，先凝固血管末端。对于囊壁边缘的出血，一定要确保凝固，亦可以避免术后出血。若止血不彻底或其他活动等原因导致肾囊腔内积血和肾周血肿，大多可自行吸收，必要时可置引流管，注意观察血红蛋白变化，活动性大出血可及时行肾动脉造影栓塞术。④彻底清除囊肿壁。肾囊肿易复发，所以在操作中我们需检查囊肿的各个部位，彻底切除囊肿壁。在用异物钳取出囊肿壁时若有阻力切勿用力强行拔出，否则容易造成集合系统、血管等损伤。这可能是囊肿壁分离不完全所致，应再次进镜进行分离。

5．并发症

（1）出血：是经皮肾镜手术中最主要和最严重的并发症，可发生在肾脏穿刺、通道扩张、内镜或激光器械操作等任何一个环节及术后早期，亦可发生迟发性出血。对于囊壁边缘的出血，一定要确保凝固。若止血不彻底或活动等其他原因导致肾囊腔内积血和肾周血肿，大多可自行吸收，必要时可置引流管，注意观察血红蛋白变化，若有活动性大出血需及时行肾动脉造影栓塞术。

（2）低体温：直接原因是机体热损耗，冲洗液通过受损的静脉泄漏至肾周空间后，器官组织的吸收致机体热能不断被消耗。

（3）集合系统损伤：常发生于对基底部囊肿壁过度电凝，也可见于部分与集合系统相通的肾囊肿，以及一些未能诊断清楚的肾盏憩室。术中应注意囊肿基底部的操作，辨认清楚集合系统位置。若术中发现集合系统损伤，需及时缝合修补；若术后发现，需留置患侧双J管及尿管，保持膀胱低压引流通畅，一般1～2周可自行愈合。

（4）邻近器官损伤：可发生结肠、肝、脾、胰及十二指肠等脏器损伤，虽然出现概率较低，但若不能及时发现并处理，亦会导致严重后果。胸膜损伤相对较常见，高位穿刺、患者体型瘦长等可增加胸膜损伤风险。临床表现主要为手术侧胸痛，症状明显时应行胸腔闭式引流。结肠损伤的高危因素包括：左侧手术、马蹄肾、患者高龄、结肠生理性或病理性扩张等。严重者可因结肠穿孔致腹膜炎，如果术中发现损伤结肠，可先保守治疗，立即输尿管内置管引流，将肾造瘘管置于结肠内，并予以禁食及静脉抗炎治疗。7～10天后做结肠造影，如结肠内壁瘘口已愈合，可分步退出肾造瘘管。如感染不能控制、腹膜炎扩散，则需开放手术。

（5）囊肿复发：多由于切除囊壁不够引起，也可能是多发囊肿或多房囊肿未完全处理的结果。囊肿复发较大时可再次手术治疗。

6．预后及进展

Liu Mei等回顾性对比了经皮肾镜肾囊肿去顶术与传统腹腔镜肾囊肿去顶术的疗效和安全性。结果提示相较于传统腹腔镜肾囊肿去顶术，经皮肾镜肾囊肿激光去顶术的出血量更少，手术时间、引流管留置时间、术后住院天数更短。两组术后均未出现严重并发症，术后随访均未见疾病复发。Liu Weiguang等开展了一项前瞻性随机对照研究，共纳入了53例患者，对比了经皮肾镜等离子电切行肾囊肿去顶术与传统腹腔镜肾囊肿去顶术，结果提示前者手术时间更短、出血量更少。但经皮肾镜等离子电切组有1例患者出现了术中集合系统损伤，经双J管置入后痊愈。随访期间，两组患者均未出现复发情况。其他研究也证实了经皮肾镜治疗肾囊肿有效安全、且创伤更小。此外，与腹腔镜肾囊肿去顶术需要全身麻醉不同，随着麻醉技术的进步，经皮肾镜肾囊肿去顶术可以通过局部麻醉或椎旁阻滞麻醉等完成，麻醉剂用量更少、血流动力学更稳定，避免了全身麻醉的不良反应。

五、经皮消融治疗

1．概述

消融治疗是肾脏实性肿瘤的可选治疗手段，适用于因为严重合并症而不能耐受其他手术的患者。对于体积较小的肾脏肿瘤，成功率90%～100%。对于囊性肾脏肿瘤，消融治疗可能存在两个缺陷，一是治疗过程中肿瘤细胞可能随消融针播散，二是由于囊性肿瘤成分多样，不同成分导电性存在差异，可能会影响整体消融疗效。但基于既往消融在肝脏和甲状腺囊性肿瘤中的治疗经验，研究者回顾性探索了消融在Bosniak Ⅲ和Bosniak Ⅳ级肾囊肿中的治疗效果和安全性，结果提示经皮消融治疗Bosniak Ⅲ和Bosniak Ⅳ级肾囊肿有效、安全。

2．手术适应证

（1）单个Bosniak Ⅲ或Bosniak Ⅳ级肾囊肿（直径≤3cm），无肾静脉癌栓或肾外转移。

（2）凝血酶原时间小于25秒，凝血酶原活动度大于40%，血小板计数大于40×10^9/L。

（3）患者拒绝或不适合其他手术。

（4）有合适的经皮穿刺路径。

3．手术禁忌证

（1）有严重心肺功能不全、出血性疾患、不能耐受手术的患者。

（2）局部有手术史的患者为手术相对禁忌证。

（3）盆腔异位肾，无法穿刺定位者。

4．手术过程及注意事项

射频消融可在影像学方法引导下经皮穿刺进行治疗，常用的有超声、CT引导。

（1）经皮超声引导是目前文献报道最常用的引导方法，其操作简单、方便，手术过程所需时间少，可以在门诊进行，术后恢复快，痛苦小，治疗后住院时间短，因此，很容易被患者接受。但是超声引导也存在一些缺点：①存在超声盲区，如果囊肿周围肠气较多，超声可能难以观察到囊肿；②开机治疗后因产热导致局部微泡产生，对超声成像造成干扰，影响穿刺的准确性，如果欲行多次多针治疗常需先暂停治疗，待局部微泡消失后再行穿刺；③治疗观察到的超声影像与囊肿是否完全坏死并没有联系。

（2）经皮CT引导射频消融较超声引导更直观，无盲区，穿刺也更准确，不受肠气干扰，创伤与经皮超声引导相近，完全消融率高。但是穿刺时需反复多次扫描以确认射频针确实已经准确进入囊肿，治疗过程耗时较长，而且不能实时观察穿刺过程及囊肿消融情况，当囊肿靠近大血管时，有损伤重要大血管可能。

具体操作步骤如下：①麻醉师开始静脉麻醉或镇痛镇静处理（术中必须心电监护仪监测，以防心率减慢，甚至心搏骤停或心律异常），麻醉采取局部麻醉联合静脉麻醉，皮肤穿刺时采用局部麻醉（1%利多卡因），消融维持时采用静脉麻醉联合镇痛（异丙酚联合芬太尼）。②术前常规超声检查病灶所在部位、大小、数目，联合CT/MRI评估消融入路和周围重要组织情况，选择好穿刺活检路径和射频针穿刺路径。③完成麻醉诱导和影像学评估后，常规消毒铺巾，1%利多卡因局部麻醉穿刺点。④根据仪器说明选择消融针数、消融时间、消融功率，电极长度根据囊肿大小进行选择，如消融范围不够则需退针（每次约1cm），进行多次消融治疗，直至消融范围覆盖囊肿浅面的安全边界。⑤采用低功率起步，逐步升高功率并维持至有效功率的方法进行消融。术中保持超声动态监测，开始治疗后，电极前端先产生气化团，电极尾端随后产生气化团，此时可以初步评估消融作用范围，允许在0.1～0.3mm范围内微调消融针深度，随后可见整个电机均被气化团覆盖。消融时间及进针次数可参考辐射部位的回声强度变化，高回声区域须覆盖囊肿范围。⑥治疗结束后，在拔电极过程中，需进行针道消融以防止针道出血或针道种植。⑦拔针后不要马上结束手术，应该超声监测穿刺针道附近的肾脏及腹腔情况，历时约5分钟，这样可以及时发现是否有针道大量出血。如果见肾包膜周围有明显的液性暗区且呈扩大趋势，表明针道出血量较大，可即刻沿原入路大致方向进针，在保证周围结构安全情况下，重新对针道行较大功率较长时间消融。

5．并发症

（1）消融后综合征：以发热、疼痛等为主要表现，血尿、寒战等较少见，具体病因尚不清楚。治疗主要是加强监护，术后输液，缓解疼痛，对症处理，对肝肾功能进行定期的监测。

（2）感染：主要有肾脓肿、穿刺点感染等。严格无菌操作，术后常规应用抗生素预防感染。

（3）出血：主要表现为腰痛、血尿，严重时有冷汗、血压下降及休克症状。原因包括囊肿较为表浅，穿刺后囊肿破裂；或者患者凝血功能不佳，肾脏穿刺点出血；或者囊肿位置较靠近肾门，穿刺引起动静脉瘘。预防手段包括：严格掌握适应证，对于凝血功能差的患者，纠正后再治疗；经皮射频治疗时，尽量减少穿刺次数，针道消融，消融结束后应再次超声或者CT扫描，排除有无肿瘤破裂、出血等表现。治疗方式为监测生命体征，积极扩容、输液、止血、输血、升压等，必要时行介入动脉栓塞或手术探查止血。

（4）肿瘤种植：主要为反复多次穿刺造成。预防手段包括：穿刺应准确定位，避免反复多次穿刺；如果进针过深，不应直接将电极针退回，而是应该在原位消融后，再退针重新定位。

（5）周围组织器官损伤：囊肿邻近胸膜、胰腺、肾上腺、脾脏、下腔静脉、肝脏、肾门等部位时，进行射频消融治疗容易热损伤邻近脏器或脉管，导致气胸、血胸等。

6．预后及进展

Felker等回顾性总结了16例Bosniak Ⅲ或Bosniak Ⅳ级肾囊肿的患者，其中23个病灶病理活检提示恶性囊性肾肿瘤。经皮射频消融治疗后，这些病灶的原发治疗有效率为91%，再发治疗有效率为96%，且无患者发生出血或肿瘤种植等不良事件，提示射频消融治疗Bosniak Ⅲ或Bosniak Ⅳ级肾囊肿有效、安全。除了射频消融外，Carrafiello等研究提示微波消融治疗Bosniak Ⅲ或Bosniak Ⅳ级肾囊肿有效率可达100%，且无重大不良事件。微波消融与射频消融相比，优势在于热沉效应小，更有利于消融能量的有效均匀分布。但目前尚无研究直接对比射频消融、微波消融以及手术治疗Bosniak Ⅲ或Bosniak Ⅳ级肾囊肿的疗效和安全性。

第五节 治疗选择

对于Bosniak Ⅰ、Bosniak Ⅱ 和Bosniak ⅡF级肾囊肿，当囊肿体积较小或无明显临床症状时，可选择随访观察。当囊肿逐渐增大或伴发明显临床症状时，有手术治疗指征。治疗方式可选择腹腔镜肾囊肿去顶术、经皮穿刺抽吸联合硬化剂注射治疗术、经皮肾镜肾囊肿去顶术，对于特殊位置的肾盂旁囊肿，可选择输尿管软镜激光肾囊肿内切开术。对于Bosniak Ⅲ和Bosniak Ⅳ级肾囊肿，考虑到其恶变风险，推荐行主动监测、肾切除术或经皮消融治疗。部分肾囊肿继发严重感染时，亦可考虑行肾切除术。临床医师应综合考虑患者的肾囊肿类型、临床表现、一般状况、基础病情况、患者意愿等，做出最适合患者的个性化治疗选择。

参考文献

[1] TERADA N, ICHIOKA K, MATSUTA Y, et al. The natural history of simple renal cysts [J]. J Urol, 2002, 167: 21-23.

[2] PARK H, KIM CS. Natural 10-year history of simple renal cysts [J]. Korean J Urol, 2015, 56: 351-356.

[3] SAKAI N, KANDA F, KONDO K, et al. Sonographically detected malignant transformation of a simple renal cyst [J]. Int J Urol, 2001, 8: 23-25.

[4] WEIBL P, KLATTE T, KOLLARIK B, et al. Interpersonal variability and present diagnostic dilemmas in Bosniak classification system [J]. Scand J Urol Nephrol, 2011, 45: 239-244.

[5] LJUNGBERG B, ALBIGES L, ABU-GHANEM Y, et al. European Association of Urology Guidelines on Renal Cell Carcinoma: The 2022 Update [J]. Eur Urol, 2022, 82: 399-410.

[6] EL-MOKADEM I, BUDAK M, PILLAI S, et al. Progression, interobserver agreement, and malignancy rate in complex renal cysts (≥ Bosniak category IIF) [J]. Urol Oncol, 2014, 32: 24. e1-7.

[7] RICHARD PO, VIOLETTE PD, BHINDI B, et al. 2023 UPDATE-Canadian Urological Association guideline: Management of cystic renal lesions Prior to original publication (March 2017), this guideline underwent review by the CUA Guidelines Committee, CUA members at large, and the CUA Executive Board. The 2023 updates were app roved by the CUA Guidelines Committee and CUA Executive Board [J]. Can Urol Assoc J, 2023, 17: 162-174.

[8] AUDENET F, SAPETTI J, DELAVAUD C, et al. Using Contrast-Enhanced Ultrasound in Addition to Cross-Sectional Imaging for Indeterminate Renal Cysts May Lead to Overclassification in Bosniak Ⅲ Category: A Case-Control Study [J]. Eur Surg Res, 2022,

63: 19-24.

[9] OH TH, SEO IY. The role of Bosniak classification in malignant tumor diagnosis: A single institution experience [J]. Investig Clin Urol, 2016, 57: 100-105.

[10] PRUTHI DK, LIU Q, KIRKPATRICK IDC, et al. Long-Term Surveillance of Complex Cystic Renal Masses and Heterogeneity of Bosniak 3 Lesions [J]. J Urol, 2018, 200: 1192-1199.

[11] KASHAN M, GHANAAT M, HÖTKER AM, et al. Cystic Renal Cell Carcinoma: A Report on Outcomes of Surgery and Active Surveillance in Patients Retrospectively Identified on Pretreatment Imaging [J]. J Urol, 2018, 200: 275-282.

[12] RICHARD PO, VIOLETTE PD, BHINDI B, et al. Canadian Urological Association guideline: Management of small renal masses-Full-text [J]. Can Urol Assoc J, 2022, 16: e61-e75.

[13] TORRES VE, HARRIS PC. Strategies targeting cAMP signaling in the treatment of polycystic kidney disease [J]. J Am Soc Nephrol, 2014, 25: 18-32.

[14] WANG X, GATTONE V. 2nd, HARRIS PC, et al. Effectiveness of vasopressin V2 receptor antagonists OPC-31260 and OPC-41061 on polycystic kidney disease development in the PCK rat [J]. J Am Soc Nephrol, 2005, 16: 846-851.

[15] TORRES VE, CHAPMAN AB, DEVUYST O, et al. Tolvaptan in patients with autosomal dominant polycystic kidney disease [J]. N Engl J Med, 2012, 367: 2407-2418.

[16] TORRES VE, CHAPMAN AB, DEVUYST O, et al. Tolvaptan in Later-Stage Autosomal Dominant Polycystic Kidney Disease [J]. N Engl J Med, 2017, 377: 1930-1942.

[17] XIE X, CAI Q, GUO XY, et al. Effectiveness of Tolvaptan in the Treatment for Patients with Autosomal Dominant Polycystic Kidney Disease: A Meta-analysis [J]. Comb Chem High Throughput Screen, 2020, 23: 6-16.

[18] CHEBIB FT, PERRONE RD, CHAPMAN AB, et al. A Practical Guide for Treatment of Rapidly Progressive ADPKD with Tolvaptan [J]. J Am Soc Nephrol, 2018, 29: 2458-2470.

[19] BROWN D, NALAGATLA S, STONIER T, et al. Radiologically guided percutaneous aspiration and sclerotherapy of symptomatic simple renal cysts: a systematic review of outcomes [J]. Abdom Radiol (NY), 2021, 46: 2875-2890.

[20] ZEREM E, IMAMOVÍC G, OMEROVÍC S. Symptomatic simple renal cyst: comparison of continuous negative-pressure catheter drainage and single-session alcohol sclerotherapy [J]. AJR Am J Roentgenol, 2008, 190: 1193-1197.

[21] SHAO Q, XU J, ADAMS T, et al. Comparison of aspiration-sclerotherapy versus laparoscopic decortication in management of symptomatic

simple renal cysts [J]. J Xray Sci Technol, 2013, 21: 419-428.

[22] DELL'ATTI L. Comparison between the use of 99% ethanol and 3% polidocanol in percutaneous echoguided sclerotherapy treatment of simple renal cysts [J]. Urol Ann, 2015, 7: 310-314.

[23] ALI TA, ABDELAAL MA, ENITE A, et al. Ultrasound-guided percutaneous sclerotherapy of simple renal cysts with n-butyl cyanoacrylate and iodized oil mixture as an outpatient procedure [J]. Urol Ann, 2016, 8: 51-55.

[24] CHO YJ, SHIN JH. Comparison of acetic acid and ethanol sclerotherapy for simple renal cysts: clinical experience with 86 patients [J]. Springerplus, 2016, 5: 299.

[25] ZHU XH, ZHANG X, HAN XW, et al. A controlled clinical study of a two-trocar mini-laparoscopic technique versus the standard laparoscopic technique in treatment of adult renal cysts [J]. Wideochir Inne Tech Maloinwazyjne, 2021, 16: 728-735.

[26] CHEN W, XU ZB, XU L, et al. Modified Mini-laparoscopic Surgery Optimized the Laparoscopic Decortication of Renal Cyst [J]. Urol J, 2019, 16: 547-551.

[27] CAMARGO AH, COOPERBERG MR, ERSHOFF BD, et al. Laparoscopic management of peripelvic renal cysts: University of California, San Francisco, experience and review of literature [J]. Urology, 2005, 65: 882-887.

[28] TAGUCHI K, HARPER JD, STOLLER ML, et al. Identifying factors associated with need for flexible ureteroscope repair: a Western Endourology STone (WEST) research consortium prospective cohort study [J]. Urolithiasis, 2018, 46: 559-566.

[29] WANG R, WANG N, TANG J, et al. The safety and efficacy of MPR-CTU combined with precise intraoperative ultrasonography guided flexible ureteroscope in the treatment of renal cystic disease [J]. Exp Ther Med, 2018, 15: 283-287.

[30] SHEN J, CHEN Y, WANG R. Efficacy and Complication of Flexible Ureteroscopic Holmium Laser Incision for Simple Renal Cysts: A Retrospective Study [J]. J Endourol, 2019, 33: 881-816.

[31] CHEN Y, WANG R, SHEN X, et al. Ultrasonography-assisted flexible ureteroscope for the treatment of parapelvic renal cysts: A comparison between the 1470-nm diode laser and the holmium laser [J]. Exp Ther Med, 2021, 21: 172.

[32] SCHOOTS IG, ZACCAI K, HUNINK MG, et al. Bosniak Classification for Complex Renal Cysts Reevaluated: A Systematic Review [J]. J Urol, 2017, 198: 12-21.

[33] LJUNGBERG B, BENSALAH K, CANFIELD S, et al. EAU guidelines on renal cell carcinoma: 2014 update [J]. Eur Urol, 2015,

67: 913-924.

[34] KHAN T, SAJJAD T, QURESHI HM, et al. An Infected Simple Renal Cyst at Each Pole of the Left Kidney and Its Management: A Case Report [J]. Cureus, 2022, 14: e26044.

[35] PERRI D, MAZZOLENI F, PACCHETTI A, et al. Pathological report and prognostic meaning of Bosniak IV cysts: results from a contemporary cohort [J]. Cent European J Urol, 2023, 76: 186-189.

[36] MAUGERI A, FANCIULLI G, BARCHITTA M, et al. Comparison of aspiration with sclerotherapy and laparoscopic deroofing for the treatment of symptomatic simple renal cysts: a systematic review and meta-analysis [J]. Updates Surg, 2021, 73: 1691-1698.

[37] LIU M, XIAO R, PAN Q, et al. Ultrasound-guided percutaneous intracystic deroofing is effective in the treatment of simple renal cysts [J]. Am J Transl Res, 2023, 15: 5469-5476.

[38] LIU W, ZHANG C, WANG B, et al. Randomized study of percutaneous ureteroscopic plasma column electrode decortication and laparoscopic decortication in managing simple renal cyst [J]. Transl Androl Urol, 2018, 7: 260-265.

[39] HU J, DIRIE NI, YANG J, et al. Percutaneous ureteroscopy laser unroofing-a minimally invasive approach for renal cyst treatment. Sci Rep, 2017, 7: 14445.

[40] YANG WZ, SUN YF, CUI ZY, et al. Single-Port Percutaneous Nephroscopy combined with GreenLight Laser in Simple Renal Cyst [J]. Pak J Med Sci, 2020, 36: 1585-1589.

[41] HU J, ZHANG Y, LIU Y, et al. Ultrasound-guided paravertebral nerve block anesthesia for percutaneous endoscopic laser unroofing treatment of symptomatic simple renal cysts-An innovative ambulatory surgery mode [J]. Asian J Urol, 2024, 11: 65-71.

[42] KIM PN, LEE Y, WON HJ, et al. Radiofrequency ablation of hepatic cysts: evaluation of therapeutic efficacy [J]. J Vasc Interv Radiol, 2014, 25: 92-96.

[43] CARRAFIELLO G, DIONIGI G, IERARDI AM, et al. Efficacy, safety and effectiveness of image-guided percutaneous microwave ablation in cystic renal lesions Bosniak Ⅲ or Ⅳ after 24 months follow up [J]. Int J Surg, 2013, 11 Suppl 1: S30-5.

[44] FELKER ER, LEE-FELKER SA, ALPERN L, et al. Efficacy of imaging-guided percutaneous radiofrequency ablation for the treatment of biopsy-proven malignant cystic renal masses [J]. AJR Am J Roentgenol, 2013, 201: 1029-1035.

[45] PARK JJ, PARK BK, PARK SY, et al. Percutaneous radiofrequency ablation of sporadic Bosniak Ⅲ or Ⅳ lesions: treatment techniques and short-term outcomes [J]. J

Vasc Interv Radiol, 2015, 26: 46-54.

[46] MENEZES MR, VIANA PC, YAMANARI TR, et al. Safety and feasibility of radiofrequency ablation for treatment of Bosniak IV renal cysts [J]. Int Braz J Urol, 2016, 42: 456-463.

[47] LAESEKE PF, LEE FT, SAMPSON LA, et al. Microwave Ablation versus Radiofrequency Ablation in the Kidney: High-power Triaxial Antennas Create Larger Ablation Zones than Similarly Sized Internally Cooled Electrodes [J]. Journal of Vascular & Interventional Radiology, 2009, 20 (9): 1224-1229. DOI: 10. 1016/j. jvir. 2009. 05. 029.

第四章

肾囊肿的类型

4

第一节　肾囊肿分类

肾囊肿是指在肾脏出现单个或多个内含液体的囊肿的一组疾病。根据病因不同，将肾囊肿分为遗传性和非遗传性两大类。单纯肾囊肿和多囊肾最为常见，单纯肾囊肿大多为非遗传性，约占肾囊肿的70%；多囊肾为遗传性疾病，分为常染色体隐性遗传多囊肾病和常染色体显性遗传多囊肾病。（表4-1）

表4-1　肾囊肿分类

遗传/非遗传	肾囊肿
非遗传	单纯肾囊肿（少数具遗传倾向） 多囊性肾发育不良 囊性肾瘤 髓质海绵肾（少数具遗传倾向） 散发性肾小球囊肿性肾病 获得性肾囊肿 肾盂旁囊肿 肾窦囊肿 肾盏憩室
遗传性	多囊肾 　常染色体隐性遗传多囊肾病（幼儿型） 　常染色体显性遗传多囊肾病（成人型） 肾消耗病（常染色体隐性遗传） 常染色体显性遗传肾小管间质肾病 先天性肾病（常染色体隐性遗传） 家族性肾小球囊肿性肾病（常染色体显性遗传） 多发畸形综合征伴肾囊肿 VHL综合征伴肾囊肿 结节性硬化复合症伴肾囊肿 BHD综合征伴肾囊肿

第二节　单纯肾囊肿

一、定义

单纯肾囊肿是最常见的肾囊肿，是单侧或双侧肾有一个或数个大小不等的圆形与外界不相通的囊腔，多数是单侧，故称单纯肾囊肿，少有单侧多发或双侧发生。

二、流行病学

任何年龄均可发病，单纯肾囊肿总体发病率约14%。其中18岁以下发病率约为0.22%，18岁以上成人发病率随年龄增长而上升。国外有学者通过CT检查发现40岁以下成人单纯肾囊肿发病率为20%，国外也有学者通过尸检发现50岁以上单纯肾囊肿发病率为50%。

三、病因及发病机制

具体病因未完全明确，但属非遗传性先天性疾病。1994年Schnlzinger对单纯肾囊肿家族进行基因检测分析，未发现与常染色体显性多囊肾遗传相关的基因。

肾囊肿起源于肾小管，尤其以近端肾小管最多见，但部分囊肿起源不明。肾小管在发育过程中形成了某些小腔，肾脏产生的肾小球滤过液和上皮分泌液在小腔内潴留，形成逐步扩大的囊腔。由于囊壁内及邻近的细胞外基质重组，扩大的囊腔被封闭而不与肾小管相通，最终形成了单纯肾囊肿。

研究发现，单纯肾囊肿囊液中含有表皮生长因子、胰岛素样生长因子-1和促进囊肿形成的活性物质，这些物质促进肾小管细胞增殖，进而促进囊液分泌和囊肿成长。随着年龄增大，肾小管形成的小腔逐步增多，液体潴留在小腔内的概率也逐步增高，所以囊肿发病率也逐步增高。

四、病理

单纯肾囊肿可发生于肾脏各个部位，好发于肾脏表面，但也可位于肾实质内，多呈球形或卵圆形，轮廓清晰，囊壁光滑。

单纯肾囊肿的病理表现为肾小管局部扩张，形成囊状结构。大体观，囊壁较薄，囊肿常呈“蓝色圆顶”状。囊内通常充满淡黄色透明液体。随着囊肿的增大，会压迫周围肾组织，导致肾小球和肾小管萎缩。显微镜下观察，可看到囊壁是由纤维结缔组织构成，内衬上皮细胞，其中间充满着液体，邻近肾组织因受压可发生纤维变性。

五、临床表现

一般无临床症状，绝大多数患者在体检时偶然发现。

1．腰部胀痛

囊肿较大压迫包膜导致，疼痛的特点为隐痛或胀痛，固定于一侧或两侧，向下部及腰背部放射。囊肿内急速大量出血时，可有剧烈腰痛。

2．血尿

血尿罕见，当肾囊肿破入肾盂肾盏集合系统，可有肉眼血尿或镜下血尿。

3．腹部包块

肾囊肿巨大时，可以外突明显形成腹部包块。

4．肾积水

肾囊肿压迫肾盂和肾盏，导致梗阻和积水，甚至引起感染。

5．高血压

肾囊肿较大时可以导致高血压，肾囊肿术后高血压缓解或恢复正常。

六、诊断

1．临床表现

肾囊肿较大时可以引起症状，包括腰痛、血尿、腹部包块、肾积水和高血压的典型症状与体征。

2．实验室检查

（1）尿液检查：肾囊肿出血时，尿常规可有血尿或镜下血尿。肾囊肿合并感染者可有脓尿。有学者研究发现40岁以下肾囊肿患者的蛋白尿发生率高，二者具有显著相关性。

（2）血液常规：肾囊肿合并出血和感染时，血常规提示白细胞升高。肾囊肿大量出血可以出现血红蛋白下降。

（3）肾小球滤过率：在肾囊肿较大较多且长时间压迫导致肾积水后，可以出现血肌酐和尿素氮升高等肾功能受损表现。从而导致肾小球滤过率下降。

3．影像学检查

（1）超声检查：典型超声表现为肾囊肿囊壁

光滑，边界清楚，囊内为无回声，当囊壁显示不规则回声或有局限性回声增强时，应警惕恶性病变；继发感染时囊壁增厚，病变区内有细回声；伴血性液体时回声增强。超声诊断肾囊肿准确性为98%，可靠性为95%。（图4-1，图4-2）

（2）CT检查：典型CT表现为类圆形团块，边界清晰，囊壁较薄，囊肿光滑，囊内密度均匀，囊肿CT值接近于零，其范围在−10～+20HU，CT值明显低于正常肾实质的CT值。在给予增强扫描时肾囊肿无明显强化。当肾囊肿伴出血或感染时，呈现不均质性CT值增加，其密度增高的原因是囊内蛋白、褐色含铁物及钙盐含量增高。增强CT对肾囊肿的诊断准确性接近100%。（图4-3，图4-4）

（3）MRI检查：典型表现为肾囊肿边缘圆形呈水样信号强度，长T1低信号和长T2高信号，壁薄呈细线样，无分隔，无钙化。MRI能帮助确定囊液性质，优势在于能清晰显示囊肿包膜和肾组织的毗邻关系。

（4）静脉肾盂造影检查：静脉肾盂造影能显示囊肿压迫肾实质或输尿管的程度。目前临床很

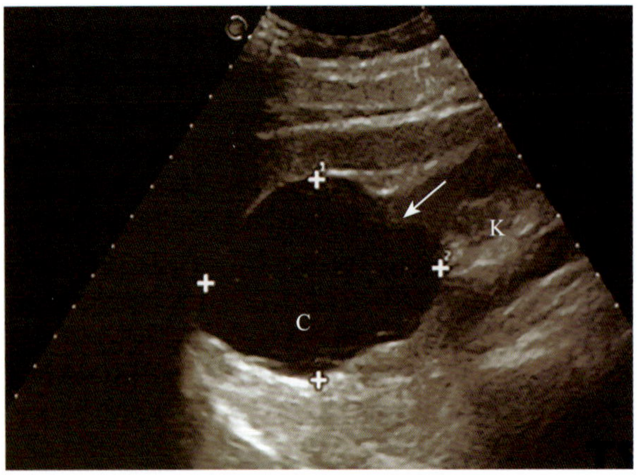

图4-1　超声提示肾囊肿为无回声

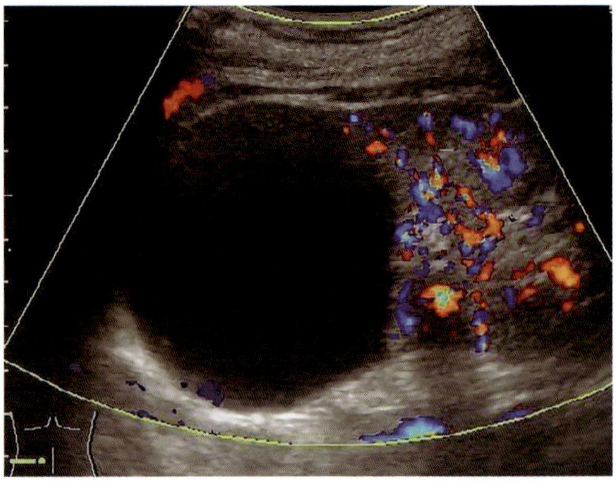

图4-2　超声血流频谱提示肾囊肿无血流信号

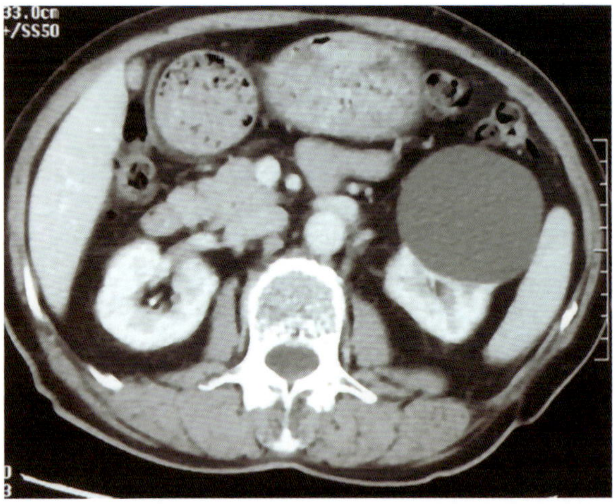

图4-3　增强CT提示左肾囊肿

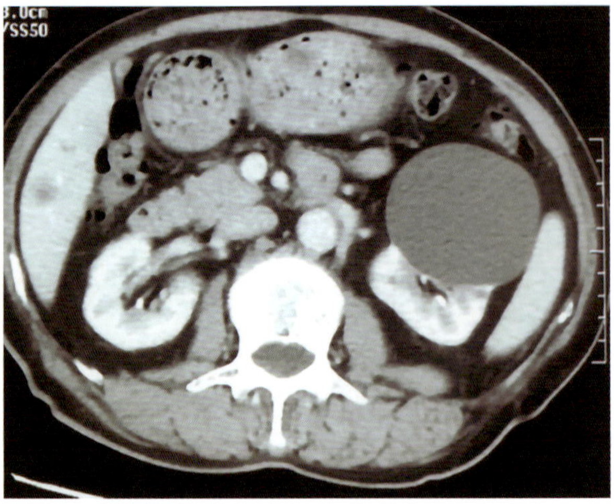

图4-4　增强CT提示左肾囊肿压迫集合系统

少进行此类检查，因为该检查耗时较长，已经逐步被增强CTU所替代。

（5）超声造影：单纯肾囊肿的超声造影提示肾囊肿为无回声区，其内未见强化结节和异常血流信号。对于鉴别困难的复杂肾囊肿，行超声造影可早期发现微小病灶，尤其是常规超声未能检查到的小结节和分隔。

（6）肾囊肿穿刺和囊液检查：当以上影像学检查不能确诊或高度怀疑恶性病变时，可在超声引导下行囊肿穿刺，抽取囊液化验。囊肿继发肿瘤时，囊液为血性或暗褐色，脂肪及其他成分明显增加，肿瘤细胞学检查阳性。合并感染时囊液呈暗色浑浊，脂肪及蛋白含量中度增加，淀粉酶和乳酸脱氢酶显著增高，细胞学检查有炎性细胞，囊液培养可确定病原菌。由于超声、CT和磁共振显像等影像学诊断技术发展，对于肾囊肿的诊断准确性大大提高，肾囊肿穿刺作为有创检查，且存在恶性囊液播散的风险，目前已经很少使用。

六、治疗

1．一般处理

单纯肾囊肿多无症状，如肾囊肿小于5cm，一般不需治疗，定期观察随诊。

2．抗生素治疗及穿刺引流

当肾囊肿继发出血和感染时，建议抗生素治疗。如肾囊肿感染控制不佳，则可以行超声引导下穿刺引流。

3．穿刺抽吸和硬化剂注射治疗

超声引导下肾囊肿穿刺抽吸术并囊内注射硬化剂。常用的硬化剂有无水酒精和氟聚硅醇等。但该操作存在肾囊肿复发率较高的缺点。

4．手术治疗

如肾囊肿大于5cm，且无手术禁忌，推荐行腹腔镜肾囊肿去顶术。对于部分肾盂旁囊肿，可以行输尿管软镜激光内切开引流术。若肾囊肿导致患肾严重感染，肾功能严重损害而对侧肾功能正常时，可行肾切除术。

七、预后及注意事项

（1）单纯肾囊肿为良性病变，预后较好。术后复发概率低，但具体预后因囊肿的位置和治疗方式不同而存在个体差异。

（2）肾囊肿合并高血压需要低盐饮食，少吃腌制食品。肾囊肿合并出血感染，忌辛辣刺激饮食。肾囊肿继发肾功能不全者，少吃豆制品，限制动物类高蛋白食品、油腻食品等。

第三节　多　囊　肾

一、常染色体隐性遗传多囊肾病

（一）定义

常染色体隐性遗传多囊肾病（ARPKD）是一种罕见的遗传性疾病，主要影响肾脏和肝脏。此病因*PKHD1*基因突变引起，该基因位于人类第6号染色体上，编码纤毛蛋白多囊肾蛋白（fibrocystin/polyductin，FPC）。ARPKD在新生儿和婴儿中最为常见，且其表现形式从轻微到极为严重不等。

（二）流行病学

常染色体隐性遗传多囊肾病（ARPKD）是一种较为罕见的遗传性疾病，其流行病学特征在全球范围内具有一定的差异。根据统计，ARPKD的发病率在1/40 000～1/20 000新生儿。尽管这一数字在不同地区和种族间存在波动，但普遍认为ARPKD占所有多囊肾病例的比例相对较小。

由于ARPKD是遵循常染色体隐性遗传方式传递，每个受影响的个体从父母那里各继承了一个有缺陷的*PKHD1*基因。只有当个体同时继承了两个突变基因时，病症才会表现出来，这导致了ARPKD的发病率低于其他遗传性肾脏疾病，如常染色体显性多囊肾病。

在临床实践中，ARPKD多在婴儿期或儿童早期被诊断，极少数病例在成年后被发现。据报道，ARPKD患者中约30%在新生儿期即表现出严重的症状，可能因肾功能严重受损而导致早期死亡。此外，随着医疗技术的进步，一些原本可能在新生儿期死亡的患者得以存活，但这也可能增加患此病的成年人数量。

在全球范围内，ARPKD的确切患者数难以精确统计，这主要是由于诊断技术的差异及对该病理解的限制。然而，随着遗传学研究和诊断技术的发展，更多的ARPKD病例得以诊断和报告，增加了我们对这一疾病流行病学的理解。根据不同地区和种族的研究，ARPKD的临床表现和生存率差异显著，这可能与遗传背景、环境因素及医疗资源的不同有关。因此，全球范围内对ARPKD的研究和数据收集仍需加强，以更好地理解其流行病学特征并改善患者的治疗和管理策略。

（三）病因及发病机制

常染色体隐性遗传多囊肾病（ARPKD）的发病机制涉及复杂的分子和细胞过程，主要由*PKHD1*基因的突变引起。该基因位于人类第6号染色体上，编码一种名为纤毛蛋白多囊肾蛋白（fibrocystin/polyductin，FPC）的蛋白质。FPC蛋白是位于细胞纤毛的一个重要组成部分，纤毛是从细胞表面突出的微细结构，对于许多细胞信号途径的正常功能行使至关重要。

FPC蛋白与细胞的极性维持、细胞增殖控制及细胞间信号传递等多个方面相关。特别是在肾脏和肝脏这样的器官中，FPC的功能对于维持组织结构和功能的稳定性极为重要。*PKHD1*基因的突变导致FPC蛋白功能受损，从而干扰细胞的正常功能和通讯，最终促使囊性结构形成和组织纤维化。

在肾脏中，纤毛的功能障碍影响了细胞生长和分化的精细调控，导致肾小管上皮细胞异常增生和扩张，形成多囊性改变。这些囊性改变随着时间的推移逐渐增大，干扰正常肾脏结构，导致肾功能逐渐衰竭。在肝脏中，同样的过程影响胆管细胞，导致胆管扩张和肝纤维化的发生。

ARPKD的分子机制研究还揭示了多种细胞信号通路的异常，如Wnt/β-catenin信号通路和cAMP依赖的信号通路，这些通路在维持细胞分化和防止过度增殖中起着关键作用。*PKHD1*基因突变的影响可能通过这些通路的异常激活，进一步加剧病理过程。

总的来说，ARPKD的发病机制复杂，涉及遗传因素、细胞信号失调和器官特异性的病理改变。通过深入研究这些机制，未来可能开发出更有效的治疗策略，从而改善患者的预后和生活质量。

（四）临床表现

常染色体隐性遗传多囊肾病（ARPKD）的临床表现因个体而异，可在不同年龄阶段呈现多样性。在新生儿和婴儿期，ARPKD通常表现为严重的症状，包括显著的肾脏增大和功能不全。肾脏的囊性变化导致肾单位的结构和功能受损，从而影响肾功能，表现为少尿、高血压及肾功能衰竭。

从生理机制上看，肾小管的发育异常是ARPKD临床表现的关键因素。肾小管的扩张和囊性扩展导致肾脏体积增大，进而压迫邻近组织，可能导致血液循环障碍和代谢异常。此外，囊液的积聚改变了肾脏内的压力状态，影响了肾脏的过滤和排泄功能。

在肝脏方面，ARPKD常常引起先天性肝纤维化，此病变以胆管增生和门静脉高压为特征。随着病程进展，患者可能出现脾脏增大和食管静脉曲张等并发症，这些症状往往与肝硬化相关的病变类似。这种肝脏病变从婴儿期起就可能开始发展，而且其进展速度与肾脏病变相似，可在儿童早期或青春期表现出临床症状。

对于存活至成年的ARPKD患者，虽然肾脏和肝脏的囊性病变持续存在，但症状的严重程度可能因个体差异而有所不同。这类患者可能需要面对慢性肾病和慢性肝病的长期管理问题，包括电解质紊乱、蛋白尿、尿毒症症状及其他代谢并发症。

（五）诊断

ARPKD的诊断通常依赖于临床表现、家族史和影像学检查的综合评估。

1．影像学检查

影像学检查在常染色体隐性遗传多囊肾病（ARPKD）的诊断中发挥关键作用。最常用的影像学方法包括超声、计算机体层成像（CT）和磁共振成像（MRI）。

（1）超声检查：超声是诊断ARPKD的首选方法，因为它无创、成本低且对儿童患者友好。超声可显示肾脏和肝脏的大小，以及典型的囊性改变。在肾脏中，可以观察到增大的回声囊泡，分布在整个肾脏；肝脏检查可能显示肝内胆管扩张和纤维化的迹象（图4-5）。

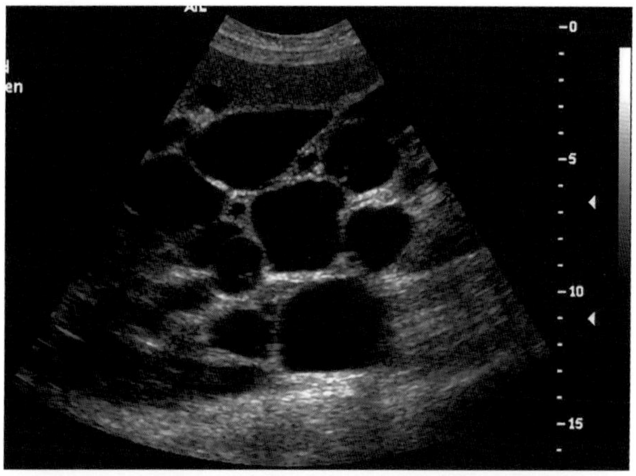

图4-5　超声见多囊肾改变，正常肾脏结构已消失

（2）CT检查：CT能提供更详细的肾脏和肝脏结构图像。囊肿通常呈现为低密度的液体充满的结构，CT值接近水。CT有助于区分囊肿内容物的性质，尤其是当囊肿出血或感染时，其内部密度会明显增加（图4-6）。

（3）MRI检查：MRI是评估囊肿性疾病的另一重要工具，特别是在判定囊肿与周围组织界限以及囊肿内容物性质方面具有优势。MRI对软组织的分辨率高，有助于观察囊肿的大小、数量及其对周围组织的影响，尤其在评估肝脏受累情况时尤为重要（图4-7）。

2．血生化检查

血生化检查为ARPKD的诊断提供了重要的辅助信息。常见的检查包括以下几项。

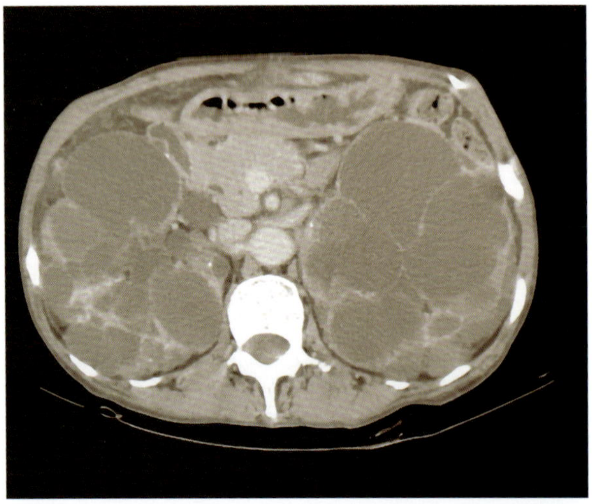

图4-6　CT见多囊肾，肾脏正常结构已被多发囊肿替代

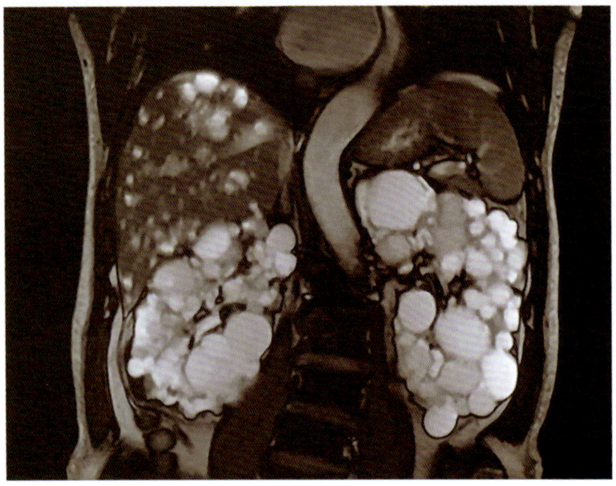

图4-7　MRI见多囊肾合并多囊肝

（1）肾功能测试：血尿素氮（BUN）和血肌酐（creatinine）水平的升高可能提示肾功能受损。

（2）电解质检查：包括钠、钾、氯和碳酸氢盐等，这些测试帮助评估肾脏的排泄和调节功能。

（3）肝功能测试：包括丙氨酸氨基转氨酶（ALT）、天冬氨酸氨基转氨酶（AST）、碱性磷酸酶（ALP）和胆红素等，异常结果可能提示肝脏受累。

3．核医学检查

核医学检查在ARPKD的诊断中较少使用，但在某些情况下可以提供额外的信息。例如，肾血流功能显像能够评估双肾的分肾功能情况。

4．遗传学检测

针对*PKHD1*基因的突变分析可以确认诊断，特别是在临床和影像学检查不典型的情况下。

（六）治疗

1．对症处理

目前，ARPKD的治疗主要是对症处理。对于肾脏功能不全，治疗方法包括控制高血压、纠正电解质失衡、透析和肾脏移植。肝脏疾病的治疗则包括管理门静脉高压和进行肝脏移植。

2．肾移植

对于终末期肾病（end-stage renal disease，ESRD）的ARPKD患者，肾移植是一种有效的治疗方式，可以显著改善生活质量和延长生存期。

（1）肾移植的指征：ARPKD患者进行肾移植的主要指征是肾功能进入终末期。这通常表现为：①持续性的高血压无法通过药物控制；②显著的肾功能衰竭，如肌酐清除率显著下降；③电解质紊乱和酸碱平衡难以纠正；④尿毒症症状明显，如恶心、呕吐、疲劳和食欲不振等。

在移植前，需要对患者进行全面的评估，包括心血管系统评估、感染病原体检测（如HBV、HCV、HIV）和肿瘤筛查等，以确保患者适合进行手术并能承受术后免疫抑制治疗。

（2）移植的时机：肾移植的最佳时机应在患者尚未出现严重尿毒症症状之前，当患者的肾功能GFR（肾小球滤过率）降至20ml/min以下时，应开始考虑肾移植。提前进行移植评估能确保患者在适当时机接受移植，避免急性尿毒症的并发症，减少透析的需求。

（3）移植方式：①活体肾移植。来自健康亲属或志愿者的肾脏移植，具有等待时间短、肾脏质量更好、预后更优等优点。②尸体肾移植。从符合条件的已故捐献者获取肾脏，虽等待时间较长，但为没有活体捐献者的患者提供了治疗机会。

（4）术后管理：肾移植后的管理是确保移植肾脏长期存活的关键。术后管理包括：①免疫抑制剂的应用。为防止排斥反应，患者需要终身服用免疫抑制剂。②监测排斥反应和感染。定期进行肾功能检测，监控有无排斥反应，以及预防和治疗各种感染。③生活方式的调整。包括健康饮食、适度运动、避免接触感染源等。

尽管肾移植是ARPKD患者的重要治疗方式，但其成功高度依赖于适时的手术、精准的术前评估和严格的术后管理。

3．遗传咨询

遗传咨询对于患有ARPKD的家庭至关重要，可以帮助他们了解疾病的遗传模式和再发风险。此外，对患者进行定期的监测和评估，对于预防并发症和改善生活质量也非常重要。

（七）预后

ARPKD的预后与疾病的严重程度密切相关。尽管该病早期死亡率较高，但随着医疗技术的进步和治疗方法的改善，其生存率有所提高。对于那些能够幸存到成年的患者，他们的生活质量和生存期可能因慢性肾脏病和肝脏并发症而受到限制。

二、常染色体显性遗传多囊肾病

（一）定义

常染色体显性遗传多囊肾病（ADPKD）是一种遗传性疾病，由特定基因突变引起，主要表现为肾脏和其他器官（如肝脏）中多发囊肿的形成。这种病症不仅影响肾脏功能，还可能涉及心血管系统和其他器官，是成人最常见的遗传性肾病之一。

（二）流行病学

常染色体显性遗传多囊肾病（ADPKD）是全球范围内成人最常见的遗传性肾脏疾病之一。据估计，ADPKD的发病率在1/1000～1/400，影响着各年龄段、种族和性别的人群。

1．年龄与性别

ADPKD可在任何年龄发病，但其症状通常在30～40岁开始显现。尽管该病在男女中均普遍存在，但研究显示，男性患者的病情进展到终末期肾病（ESRD）的风险略高于女性。

2．地理与种族差异

ADPKD在全球各地均有报道，但发病率在不同地区和种族间存在差异。例如，在欧洲和北美，ADPKD的诊断率较高，这可能与充足的医疗资源和高度的健康意识有关。相比之下，发展中国家由于诊断能力限制，报告的病例可能较少。

3．遗传模式

ADPKD的遗传模式为常染色体显性遗传，意味着只需父母中的一个带有突变基因，子女就有50%的概率继承此疾病。也意味着携带突变基因的父母有50%的概率将疾病遗传给子女。由于其显性遗传特性，ADPKD在家族中通常有多代人受到影响。实际上，有家族史的患者中，85%～90%可以追溯到至少一位受影响的亲属。

4．社会经济影响

ADPKD对患者及其家庭的社会经济影响深远。随着病情的进展，治疗成本显著增加，包括长期的药物治疗、透析和肾脏移植。此外，ADPKD还可能影响患者的工作能力和生活质量，增加心理和情感负担。

（三）病因及发病机制

ADPKD是由于*PKD1*或*PKD2*基因的突变引起的，这两种基因分别编码多囊蛋白Polycystin-1和Polycystin-2。*PKD1*基因的突变占所有ADPKD病例的约85%，而*PKD2*基因的突变则占大约15%的病例。*PKD1*突变通常会导致更早期的临床表现和更快的疾病进展。

ADPKD的发病机制涉及多囊蛋白在细胞的功能中的作用。Polycystin-1和Polycystin-2是膜联蛋白，它们在肾小管上皮细胞中共同作用，调控细胞增殖、分化、黏附和迁移等生理过程。这些蛋白的功能失常会导致细胞信号传导的改变，从而促使肾脏囊肿的形成和扩大。

囊肿的形成导致肾组织结构的破坏，影响肾脏功能。随着病情的发展，囊肿不断扩大和增多，可以逐渐替代正常的肾脏组织，导致肾功能衰竭。除了肾脏，ADPKD还可能影响其他器官，比如肝脏，此时患者可能同时出现肝囊肿。

在分子水平上，多囊蛋白失调影响了多种信号通路，包括cAMP信号通路、mTOR信号通路及Wnt信号通路等。这些信号通路的异常激活在ADPKD中具有关键作用，促进囊性上皮细胞的增殖和液体的分泌，最终导致囊肿的形成和增长。

（四）临床表现

1．肾脏表现

（1）肾囊肿：肾囊肿是ADPKD的核心特征，几乎所有患者都会在肾脏形成多个囊肿。这些囊肿通常在个体发育早期开始形成，并随着年龄的增长逐渐增大和增多。囊肿的增长可以引起肾脏结构的扩张和变形，长期存在时可能导致肾功能减退。囊肿的增大过程中可能伴随疼痛，尤其是当囊肿破裂或感染时。囊肿体积过大可能导致肾脏结构的破坏，影响肾脏的过滤功能，从而进一步加速肾功能衰竭的进程。

（2）疼痛：疼痛通常是由肾囊肿的物理扩张、破裂或囊肿内出血引起的，患者可能感受到从轻微不适到剧烈疼痛不同程度的感觉。疼痛的位置一般在腰部或侧腹部，可能辐射到其他区域，且疼痛的性质可能随囊肿的状态变化而变化。囊肿体积急性增大或囊肿破裂时，可能导致急性剧痛，需要立即的医疗干预。

（3）血尿：囊肿破裂是导致血尿的常见原

因，尤其是当囊肿与肾脏的集合系统相通时。血尿可能是间歇性的，且通常在囊肿出血或破裂后立即发生。血尿可能伴或不伴疼痛，取决于出血的位置和程度。

(4) 尿路感染和结石：囊肿的存在改变了肾脏和尿路的解剖结构，使得尿液流动受阻，增加了尿路感染和结石的风险。感染可能导致尿频、尿急、尿痛等症状，而结石则可能引起尿路梗阻和剧烈疼痛。反复的尿路感染可能进一步损害肾脏功能，加速病情进展。

(5) 高血压：高血压是ADPKD患者常见的早期临床表现之一，通常比肾功能损害更早发生。这可能是由于囊肿增大压迫肾脏，从而激活肾素-血管紧张素-醛固酮系统，从而引发高血压。高血压不仅可以加剧肾脏损伤，还能够增加心血管疾病的患病风险。

2．肝脏表现

肝囊肿在ADPKD患者中相对常见，特别是在女性中，可能与激素水平有关。肝囊肿通常不引起严重症状，但囊肿体积较大时可能导致腹部不适或胀痛。在一些病例中，肝囊肿数量的增加可导致肝功能异常或门静脉高压症。

3．心血管系统表现

(1) 心脏瓣膜病变：主要涉及二尖瓣和主动脉瓣，表现为瓣膜轻度至中度的退行性改变，可能导致血液回流障碍。心脏瓣膜问题可能导致心脏负担增加，进一步影响心脏功能。

(2) 脑动脉瘤：ADPKD患者中脑动脉瘤的发生率显著高于普通人群，这可能与遗传性结缔组织缺陷有关。脑动脉瘤破裂可导致致命的脑出血，因此建议高风险患者进行定期的脑血管检查。

(五) 诊断

ADPKD的诊断主要依赖于详细的家族史、临床表现和辅助检查的综合评估。

1．家族史

家族史对于ADPKD的诊断至关重要。由于该病的显性遗传特性，了解直系亲属中是否有ADPKD病例，可以显著提高诊断的准确性。此外，家族史的详细记录有助于为患者提供更合适的遗传咨询。

2．影像学检查

影像学检查是ADPKD诊断中的关键步骤。主要包括以下几种。

(1) 超声检查：对于大多数病例，超声是首选的筛查工具，尤其是在成人中。超声可以显示肾脏和其他器官（如肝脏）的囊肿。根据囊肿的数量、大小和位置，超声可以帮助评估疾病的进展。

(2) CT扫描和MRI：对于超声不明确的情况，CT和MRI可以提供更详细的影像。这些方法尤其在年轻患者中有助于更早地识别囊肿，同时也适用于复杂病例的评估，如疑似囊肿破裂或出血（图4-8）。

3．基因检测

基因检测可以确诊ADPKD，并区分*PKD1*和*PKD2*基因突变，这对疾病的管理和预后评估具有重要意义。近年来，随着基因测序技术的发展，基因检测已经变得更加经济可行。通过*PKD1*和*PKD2*基因测序，可以精确地诊断ADPKD，并为

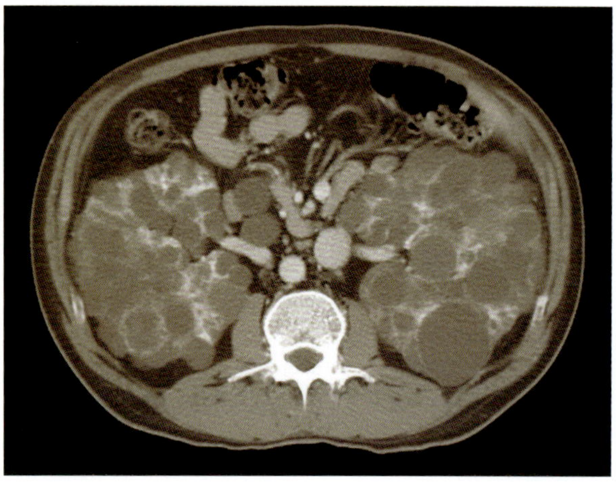

图4-8　CT见双肾正常结构消失，呈多囊肾表现

家族成员的筛查提供信息。

4．临床表现

除了上述检查，医生还需要评估患者的临床症状，如高血压、肾功能异常和其他与ADPKD相关的表现（如心脏瓣膜问题或脑动脉瘤）。根据临床表现的不同，医生应积极进行对症治疗，并防止或减缓合并症的发生。

（六）治疗

ADPKD目前尚无法根治，其治疗目标主要是减缓疾病进展、控制症状，并尽可能地保持患者的生活质量。治疗方法包括药物治疗、手术治疗及支持性治疗等。

1．非手术治疗

（1）控制高血压：血管紧张素转换酶抑制药（ACEI）类或血管紧张素受体阻滞药（ARB）类降压药不仅能控制血压，还可能减缓肾脏病变的进展，因此是ADPKD相关高血压的首选药物。

（2）托伐普坦（tolvaptan）：托伐普坦是目前唯一被批准用于减缓ADPKD肾脏病变进展的药物。其作用机制为抑制囊肿细胞内cAMP的生成，从而减缓囊肿的生长和肾脏容积的增加。

（3）疼痛管理：非甾体抗炎药（NSAIDs）用于控制轻至中度疼痛，但需警惕其对肾功能的潜在影响。在疼痛剧烈时，可能需要考虑神经阻滞等更强效的疼痛管理方法。

2．手术治疗

手术治疗主要针对疼痛管理、囊肿增大引起的并发症或肾功能衰竭。手术治疗的指征和时机如下。

（1）囊肿引起的剧烈疼痛：当囊肿体积过大或囊肿破裂，导致患者出现持续或剧烈疼痛时，可以考虑进行囊肿减压手术。

（2）囊肿感染：对于反复发作或难以控制的囊肿感染，手术清除感染囊肿有时是必要的。

（3）尿路梗阻：大囊肿压迫尿路导致梗阻时，可能需要手术干预解除尿路梗阻。

（4）肾功能衰竭：在肾功能严重衰竭的情况下，肾脏移植是可供选择的治疗方案。肾脏移植是ADPKD晚期最有效的治疗方法，能显著改善患者的生存质量和预后。

3．最新治疗进展

随着对ADPKD病理机制研究的深入，新的治疗方法正在研究当中。mTOR抑制剂（如西罗莫司等）被认为可能是潜在的治疗ADPKD的有效药物。初期研究显示mTOR抑制剂有助于减缓疾病进展，但后续的大规模临床试验结果并不一致。目前正在进行深入研究以确定其在ADPKD治疗中的具体作用。

（七）预后

ADPKD是一种进展性疾病，其临床预后受多种因素影响，包括基因突变类型、疾病的早期识别与治疗，以及合并症的管理等。

1．遗传因素

ADPKD的两个主要基因突变*PKD1*和*PKD2*，对预后的影响具有显著差异。通常，*PKD1*突变导致的多囊肾大多程度严重，且进展迅速，这些患者可能更早出现肾功能衰竭。相比之下，*PKD2*突变患者的病程进展缓慢，可能晚年才出现显著的肾功能下降。

2．肾功能损伤

ADPKD患者的预后与肾功能损伤的程度密切相关。随着疾病的进展，肾囊肿的生长可能导致肾脏结构和功能的显著损伤，最终发展为终末期肾病（ESRD）。一般来说，大约50%的ADPKD患者会在60岁前进展到ESRD。

3．心血管并发症

ADPKD患者常见的并发症之一是高血压，这可能进一步增加心血管疾病的患病风险。心血管并发症是ADPKD患者主要的死亡原因。因此，对高血压的有效控制是改善预后的关键因素之一。

4．治疗干预

近年来，随着对ADPKD治疗方法的研究进展，如托伐普坦的应用，可以有效减缓肾功能的衰退速度，从而可能改善患者的长期预后。此外，积极管理心血管风险因素和其他相关并发症也对提高生存率和生活质量至关重要。

5．生活方式的调整

适当的生活方式调整，如保持健康饮食、定期体育活动、控制体重和戒烟，对于减缓疾病进展和改善预后同样有益。

（八）预后

总的来说，ADPKD的预后因人而异，取决于多种因素，包括遗传背景、疾病管理和生活方式等。早诊断、早治疗和综合管理策略是改善患者预后的关键。

第四节　获得性肾囊肿

一、定义与流行病学

获得性肾囊肿（acquired cystic kidney disease，ACKD）是一种常见于长期透析患者的疾病，尤其多发生在终末期肾病（ESRD）患者中。流行病学研究表明，ACKD的发生率与透析时间的长短密切相关。透析治疗3年后，约44%的患者会发展为ACKD；而透析10年后，这一比例可高达90%。这些数据充分说明，长期的肾脏替代治疗是ACKD的重要诱因。

二、病因及发病机制

目前，ACKD的确切发病机制尚未完全阐明，但已知其与慢性肾脏疾病和长期透析治疗密切相关。可能参与ACKD发病的诱发因素包括：草酸盐或其他化学物质在体内的蓄积、肾间质瘢痕化的影响、继发性甲状旁腺功能亢进、肾源性生长因子的作用及肾组织的缺血损伤等。在这些复杂因素的共同作用下，肾小管上皮细胞可能出现异常增生和管腔扩张，肾小管憩室逐渐形成，最终导致肾脏内囊肿的产生。

三、病理

ACKD所形成的囊肿通常为单纯性囊肿，散布于肾脏皮质和髓质之中。这些囊肿的大小不一、形态各异，但大多数囊肿体积较小，直径通常在0.5cm以下，少数囊肿可达2～3cm。

病理学检查显示，囊肿内壁由单层扁平或立方形的上皮细胞覆盖，这些上皮细胞可能呈现轻微的细胞异型性改变。在某些情况下，囊肿上皮还可能出现假乳头状增生，形成向囊腔内突起的乳头状结构。这种增生性改变可能与长期透析过程中的慢性刺激有关，例如反复发作的草酸盐结晶沉积可导致囊壁局部的持续性刺激。

在囊肿周围的肾实质内，常见的病理改变还包括肾小球硬化、肾小管萎缩及间质纤维化等。这些病变反映了肾脏长期遭受慢性损伤的结果，在接受长期透析治疗的尿毒症患者中尤为常见。

四、诊断

ACKD的诊断主要依赖于影像学检查，并结合患者的临床表现和病史进行综合分析。

1．临床表现

ACKD早期可能无明显临床症状，尤其是囊肿体积较小时。随着囊肿的逐渐增大，患者可能逐渐出现以下症状：由于囊肿压迫周围组织，可引起腰部或侧腹部疼痛；囊肿内出血或囊壁破裂，可导致肉眼血尿；如果囊肿继发感染，患者可能出现发热、寒战及侧腰部疼痛加重等症状。

2．影像学特征

ACKD的影像学检查通常包括肾脏超声和CT平扫，这些检查有助于明确疾病的严重程度和囊肿的形态学特点。超声检查可直观显示囊肿的数量、大小和分布位置。ACKD在超声图像上通常表现为双肾多发性小囊肿，呈类圆形无回声区，伴有后方回声增强，散在分布于肾皮质和髓质内。CT平扫对囊肿的检出更为敏感，尤其是在囊肿与周围组织界限欠清时。CT图像可提供更清晰和详细的肾脏内部结构解剖，有助于进一步鉴别囊肿性质，观察囊壁特征如壁厚不均和钙化等。

3．诊断要点

ACKD多见于长期接受透析治疗的终末期肾病ESRD患者。影像学检查时应着重评估双肾内囊肿的数量、大小和分布情况。ACKD通常表现为双肾弥漫性多发囊肿，可累及整个肾实质，且囊肿的发展程度与透析时间的长短密切相关。

五、治疗

ACKD的治疗策略需兼顾囊肿本身的处理和继发肾细胞癌（renal cell carcinoma，RCC）风险的防范。特别是在长期透析患者中，ACKD与RCC发病风险显著增加密切相关。流行病学研究数据显示，ACKD患者RCC年发病率约为0.18%，远高于普通人群每年0.005%的发病率。这一数据有力地提示对ACKD患者，尤其是长期透析者，进行定期肾脏影像学监测的重要性。在此特殊人群中，RCC通常表现为多发性、双侧性肿瘤，常见病理类型为透明细胞癌或乳头状癌。

1．监测和筛查

对所有诊断为ACKD的患者，均建议定期进行肾脏影像学检查，如超声或CT平扫，以便及早发现囊肿变化或RCC早期征兆。对长期透析患者，应至少每年安排1次全面肾脏影像学评估，密切监测囊肿进展情况，警惕恶性肿瘤变化。

2．手术干预

对经活检确诊为RCC的ACKD患者，根治性肾切除术是公认的首选治疗方式。选择手术方式时，需综合考虑肿瘤大小、位置、患者全身状况及肾功能储备等因素。

3．靶向治疗和免疫治疗

对因全身情况欠佳或肿瘤分期晚而无法耐受手术的ACKD相关性RCC（ACKD-RCC）患者，可采用靶向治疗药物或免疫治疗等姑息性治疗手段。这些方法通过针对肿瘤特异性分子标志物或调节机体抗肿瘤免疫，有助于控制肿瘤进展，延长患者生存期。

六、预后

在ESRD患者中，ACKD-RCC占所有RCC病例的12%～46%。这提示ACKD患者RCC发生风险显著高于普通人群。因此，对明确诊断为ACKD者，建议定期行肾脏超声和CT平扫检查，监测囊肿变化和RCC早期征兆。超声检查简便，可多角度、动态评估肾脏大小、皮髓质厚度、回声均匀性等，是筛查和随访ESRD患者的首选影像学方法。对透析时间超过3年者，建议常规筛查ACKD；如确诊ACKD，推荐每年至少复查1次超声或CT，及时发现囊肿进展和恶性肿瘤早期征兆。

ACKD患者长期预后受多种因素综合影响，包括透析时间长短、肾功能状态、囊肿是否并发出血或继发感染、有无合并RCC及其病理类型和分期等。总体而言，尽管多数ACKD-RCC属于病理级别较低的恶性肿瘤，预后相对较好，但临床上也有个别病例报道显示其具有较强侵袭性，可出现肉瘤样或横纹肌样分化，预后欠佳。因此，对ACKD患者的长期管理，应强调定期监测和及时处理的重要性，这有助于早期发现和应对可能出现的严重并发症及恶性肿瘤转化，从而改善患者预后，提高其长期生存质量。

第五节　肾消耗病

一、定义

肾消耗病（NPHP）是一种遗传性肾脏疾病，主要表现为肾小管间质纤维化和肾囊肿形成。该病以常染色体隐性方式遗传，是导致儿童和青少年终末期肾病（ESRD）的主要原因之一。

二、流行病学

NPHP的全球发病率为1/900 000～1/50 000。研究表明，NPHP在不同地区和种族人群中的发病率存在差异，这可能与遗传背景和环境因素相关。然而，目前关于NPHP在不同地区和种族群体中的具体发病率和分布数据仍然有限，尚需进一步的流行病学研究。

NPHP的起病年龄从婴儿期到成年期不等，根据发病年龄可分为四种类型。婴儿型NPHP患者通常在婴儿期即进展为ESRD，平均发病年龄约为1岁。少年型NPHP是最常见的类型，患者进展至ESRD的中位年龄为13岁。青年型NPHP患者进展至ESRD的平均年龄为19岁。成人型NPHP进展至ESRD的时间具有较大异质性，可能从20多岁延迟至50多岁。目前的研究尚未发现NPHP存在明确的性别差异。

三、病因及发病机制

NPHP是由多种基因突变引起的，具有极高的遗传异质性，涉及的致病基因包括但不限于*NPHP1*～*NPHP20*。其中，*NPHP1*基因突变是最常见的类型，约占所有*NPHP*基因突变病例的20%。这些基因大多编码与纤毛结构或功能相关的蛋白。纤毛是细胞表面的微小突起结构，参与多种信号传导途径，对维持组织的结构和功能至关重要。基因突变导致的纤毛改变通常涉及纤毛结构缺陷或功能障碍。例如，*NPHP1*基因编码的nephrocystin-1蛋白是纤毛的组成成分，其突变可能导致纤毛结构不完整或功能受损，进而影响纤毛介导的信号传递，导致细胞内信号通路异常。这些异常信号通路通常涉及细胞增殖、分化和凋亡等过程的失调。

四、病理

NPHP的主要病理特征包括肾小管退行性变、肾小管基底膜增厚、间质纤维化及肾囊肿形成。肾囊肿的形成是由于肾小管上皮细胞退化坏死以及肾小管基底膜结构异常所致。这些囊肿通常起源于肾小管远端和集合管，尤其是在肾皮髓交界区。随着病情进展，肾小管结构改变导致囊肿逐渐形成并扩大。

具体而言，肾小管上皮细胞退化通常伴有细胞凋亡和脱落，这些改变破坏了肾小管的完整性和功能。在纤毛功能障碍的影响下，肾小管细胞不能正常响应生长和修复信号，导致细胞周期调控失衡。此外，肾小管基底膜的节段性增厚和扭曲进一步促进了囊肿形成。这些基底膜异常改变可能是由于细胞外基质成分异常沉积，以及纤维化过程中胶原蛋白和其他基质蛋白过度表达所致。肾囊肿的存在不仅影响肾脏结构完整性，还进一步损害肾脏功能。囊肿扩大可压迫周围正常肾组织，影响肾脏血流灌注和滤过功能。此外，囊液积聚可导致局部压力增高，进一步损伤肾脏组织，加速肾功能衰竭进程。

因此，肾囊肿形成是NPHP病理过程中的关键特征，其发展与肾小管上皮细胞退化、肾小管基底膜结构异常及间质纤维化密切相关。这些病理改变共同导致肾脏功能逐渐丧失，最终可能进展为ESRD。深入研究NPHP的分子病理机制，对于阐明疾病发生发展规律、探索有效的防治策略具有重要意义。未来的研究应进一步揭示不同*NPHP*基因突变与疾病表型之间的关联，阐明纤毛功能障碍在NPHP发病中的作用，探索针对关键病理环节的干预措施，为改善NPHP患者的预后提供新的思路和策略。

五、诊断

NPHP的诊断主要依赖于临床表现、家族史、肾脏影像学检查和肾脏活检。由于NPHP早期症状可能缺乏特异性，确诊往往需要综合多种诊疗手段。

1．临床表现与家族史

NPHP的典型临床表现包括多尿、多饮、夜尿和继发性遗尿。这些症状是由于肾脏浓缩尿液功能受损所致。部分患者还可能出现生长迟缓、贫血和高血压等表现。

详细收集家族史对于NPHP的诊断至关重要，因为该病以常染色体隐性遗传方式传递。遗传学检测在NPHP诊断中扮演关键角色。通过检测特定基因突变，遗传学检测有助于确认NPHP诊断。目前已知与NPHP相关的基因超过20个，包括*NPHP1*～*NPHP20*等。遗传学检测不仅有助于确诊，还可为患者家属提供遗传咨询。这种咨询有助于家族成员了解自身遗传风险，以及可能的预防和管理措施。

2．影像学检查与肾脏活检

肾脏超声是诊断NPHP的常用影像学方法。NPHP患者的超声表现通常包括肾脏体积缩小、回声增强、皮髓质分界不清，以及肾皮质和髓质区可见小囊肿。这些囊肿多位于肾皮髓交界区，在超声图像上可表现为小的低回声或无回声结构。除超声外，CT和MRI也可用于评估NPHP，尤其在超声结果不确定或需进一步详细评估肾脏结构时。

肾脏活检虽非NPHP的首选诊断方法，但在遗传学检测和影像学检查不能明确诊断时，可能需要进行活检。NPHP的典型病理改变包括肾小管萎缩、肾小管基底膜增厚断裂、间质纤维化和囊性变。

六、治疗

NPHP是一种遗传性肾脏疾病，目前尚无特效治疗方法。治疗主要是对症支持治疗，旨在延缓慢性肾脏病（chronic kidney disease，CKD）进展和控制并发症。疾病进展至晚期肾衰竭时，透析和肾移植成为主要治疗手段。

1．药物治疗

目前的药物治疗以支持治疗为主，包括治疗贫血、高血压、生长迟缓及其他CKD相关症状。对于肾小管重吸收障碍导致的电解质紊乱，如低钠血症、高钾血症和代谢性酸中毒，可通过调整饮食、使用离子交换树脂和碳酸氢盐等方法进行对症治疗。

2．遗传治疗

虽然NPHP的遗传治疗尚处于研究阶段，但已有研究探索针对特定基因突变的治疗方法。例如，针对*NPHP1*基因缺失的治疗可能包括增强残存突变NPHP蛋白的稳定性/功能，或针对该蛋白所在信号通路的下游病理机制或修饰基因产物进行靶向治疗。

3．透析和肾移植

对于进展至ESRD的NPHP患者，透析和肾移植是目前主要的治疗方法。肾移植是ESRD患者的首选治疗，且NPHP患者预后良好，与非NPHP患者相比，移植肾5年和10年存活率更高。

七、预后

NPHP的预后因患者基因型和表型而异。NPHP通常导致CKD和最终ESRD。根据遗传变异类型，NPHP患者进展至ESRD的年龄不同。例如，*NPHP1*、*NPHP3*、*NPHP4*和*NPHP11/TMEM67*基因突变患者的肾脏存活时间和进展至ESRD的中位年龄存在显著差异。其中最常见的*NPHP1*基因突变患者，通常表现为少年型NPHP，多在10岁内出现贫血，13岁左右进展为肾衰竭。

肾移植是NPHP患者ESRD的首选治疗方法。研究显示，接受肾移植的儿童NPHP患者10年移植肾存活率为95.5%，高于非NPHP患儿的86.8%。这一数据提示NPHP患者肾移植后长期预后相对良好，移植肾存活率优于一般儿童肾移植人群。这表明经适当治疗，NPHP患者可获得较好的长期生存质量。未来研究应进一步探索NPHP的发病机制和靶向治疗策略，以期改善患者预后，提高生存质量。

第六节　常染色体显性遗传肾小管间质肾病

一、定义与流行病学

常染色体显性遗传肾小管间质肾病（ADTKD）是一种罕见的遗传性肾脏疾病，主要特征为肾小管损伤和间质纤维化，导致慢性肾功能衰竭。由于其临床表现不典型，易与其他肾脏疾病混淆，因此常被误诊或漏诊，导致此病的流行病学数据较少。ADTKD的确切发病率和患病率尚不明确，但根据现有研究，此病被认为是单基因遗传性肾病中较为常见的类型之一。一项研究指出，ADTKD可能占所有遗传性肾病的2%～5%。另一项研究显示，在排除多囊肾和Alport综合征后，ADTKD可能在遗传性肾病患者中所占比例高达25%。然而，由于诊断的复杂性和临床表现的异质性，ADTKD的实际发病率可能被低估。未来需要更大规模的流行病学研究，以更准确地评估ADTKD的疾病负担。

二、病因及发病机制

ADTKD的病因与多个基因突变有关，目前已知的致病基因包括*UMOD*、*MUC1*、*HNF-1β*和*REN*等。*UMOD*基因编码尿调节素（uromodulin），该蛋白质在肾小管中表达。*UMOD*基因突变导致uromodulin的异常处理和分泌，进而影响肾小管的正常功能。*MUC1*基因编码黏蛋白1，该蛋白在多种上皮细胞中表达。ADTKD-MUC1的病变通常与*MUC1*基因内的变异数串联重复（variable number tandem repeats，VNTRs）区域的突变有关，这使得基因分析变得复杂。*HNF-1β*基因编码肝核因子1β，这是一种转录因子，影响多种基因的表达。*HNF-1β*突变与多种器官的发育异常有关，包括肾脏。*REN*基因编码肾素，是调节血压和肾功能的重要因子。*REN*基因的突变可能导致肾素的异常生成，影响肾脏的血压调节和盐水平衡。这些基因突变通过不同的分子机制导致肾小管和间质的病理改变，最终引起ADTKD的临床表现。

三、病理

ADTKD的显著病理特征是肾小管萎缩和间

质纤维化。肾小管萎缩是由于肾小管上皮细胞的损伤和死亡，这些细胞的损伤可能与基因突变导致的蛋白质功能异常有关。间质纤维化是肾脏病理改变中的一个关键过程，表现为间质区域胶原纤维的积累，这种积累可能是由于肾小管损伤后的炎症反应和愈合过程异常引起的。ADTKD还表现为肾小管基底膜的增厚，这是由于长期炎症或代谢异常引起的。这种增厚可能影响肾小管的过滤和重吸收功能。在某些ADTKD的亚型中，如ADTKD-UMOD，可能观察到肾小管囊性扩张，这是由肾小管扩张而形成的囊肿。这些病理改变共同导致了ADTKD患者的肾功能逐渐恶化，最终进展为终末期肾病。深入研究ADTKD的分子病理机制，对于阐明疾病的发生发展规律、探索有效的防治策略具有重要意义。

四、诊断

ADTKD的诊断标准由全球肾脏病预后组织（Kidney Disease：Improving Global Outcomes，KDIGO）在2015年的共识报告中明确定义。根据诊断标准，患者若表现出典型的肾间质损害，且至少两代直系亲属中存在常染色体显性遗传模式的肾病史，可考虑ADTKD的诊断；即使无明确家族史，但肾活检显示肾间质损害，同时伴有痛风、贫血、肝损害或糖尿病等表现，也应考虑ADTKD的可能。在确诊前，需要仔细排除其他原因引起的间质性肾炎，如药物、感染、代谢性疾病等。

1．病理学诊断

ADTKD的组织病理学改变通常缺乏特异性，主要表现为间质纤维化和小管萎缩（interstitial fibrosis and tubular atrophy，IF/TA）、肾小管基底膜增厚或分层及肾小管扩张等。这些病理改变反映了ADTKD的核心病理特征，即肾小管和间质的慢性进行性损伤。然而，这些改变在其他慢性肾脏疾病中也可能出现，因此病理学诊断需要与临床表现和遗传学检测相结合，以确保诊断的准确性。

2．遗传学检测

遗传学检测是ADTKD诊断的金标准。确诊需要在已知的四种致病基因（*UMOD*、*MUC1*、*HNF-1β*和*REN*）中鉴定出致病性突变。目前，对*UMOD*、*REN*和*HNF-1β*基因的遗传学检测已经常规化，可通过Sanger测序或二代测序技术进行。然而，对于ADTKD-MUC1，由于*MUC1*基因的VNTR区域高度重复且多态性强，传统的测序技术难以有效鉴定突变。值得注意的是，即使在已知基因中未发现突变，也不能完全排除ADTKD的可能，因为仍有新的致病基因有待发现。随着分子遗传学技术的不断进步，特别是全外显子组测序和全基因组测序在临床中的应用，ADTKD的遗传学诊断将更加完善和精准。

3．临床表现

ADTKD的临床表现具有异质性，早期症状可能不典型，患者常在常规血液检查时偶然发现异常。尿液和血液检查是评估肾功能的重要手段，可发现肾功能减退的指标，如血肌酐升高、肾小球滤过率下降等。此外，尿液分析可能显示轻度蛋白尿和血尿，但这些改变通常不显著。痛风和高尿酸血症是ADTKD的常见临床表现，在ADTKD-UMOD亚型中尤为突出。*UMOD*基因编码的尿蛋白质uromodulin在调节尿酸代谢中发挥关键作用，*UMOD*突变导致uromodulin功能异常，进而引起尿酸排泄减少和血尿酸水平升高。因此，当患者同时具有肾病家族史和痛风时，临床医生应高度警惕ADTKD的可能，并及时开展遗传学检测以明确诊断。除痛风外，ADTKD患者还可能出现贫血、生长发育迟缓等非特异性表现，这些表现往往与肾功能损害的严重程度相关。

4. 影像学检查

影像学检查，特别是超声检查，在ADTKD的诊断和监测中发挥着重要作用。超声检查可以无创、动态地评估肾脏的形态和结构改变。ADTKD患者的肾脏大小通常正常或略小，这与肾实质的慢性损伤和萎缩相一致。此外，超声检查可在肾脏内发现散在的小囊肿，这些囊肿多位于肾髓质或皮髓质交界区，数量和大小均不及常见的多囊肾（如ADPKD）。尽管囊肿并非ADTKD的诊断要点，但其存在可以为ADTKD的诊断提供支持性证据。结合患者的临床表现、家族史和遗传学检测结果，超声检查有助于提高ADTKD的诊断准确性。近年来，磁共振成像（MRI）在ADTKD诊断中的应用逐渐受到关注。MRI可以提供更高分辨率的肾脏形态学图像，为ADTKD的早期诊断和病情监测提供新的思路。

五、治疗

目前，ADTKD尚无特效治疗方法，治疗主要集中在管理症状、减少并发症及延缓疾病进展。对于进展为终末期肾病（ESRD）的ADTKD患者，肾脏移植是延长生存和改善生活质量的首选治疗方式。

1. 药物治疗

对于ADTKD-UMOD和ADTKD-REN患者，痛风的发生较为常见。可以使用降尿酸药物如别嘌醇来预防和治疗痛风发作。尽管别嘌醇在控制痛风方面疗效显著，但目前尚无确凿证据表明其能够延缓ADTKD的进展。ADTKD-REN患者可能会出现轻度高血钾和低血压，可以使用氟氢可的松等药物进行纠正。此外，对于所有ADTKD患者，高血压、高磷血症、贫血等并发症的管理原则与其他慢性肾脏病（CKD）患者相似。

2. 肾脏移植

对于进展至ESRD的ADTKD患者，肾脏移植是首选的治疗方法。研究表明，ADTKD不会在移植肾中复发，因此移植后患者通常可以恢复正常的肾功能，显著改善生活质量。需要注意的是，如果考虑接受直系亲属供肾，务必通过遗传学检测确认供者是否存在发展为ADTKD的风险。

3. 治疗前沿

目前，一些新的治疗方法正在研究中。例如，对于ADTKD-SEC61A1患者，苯丁酸钠（sodium phenylbutyrate）可能具有治疗潜力。苯丁酸钠是一种美国食品药品监督管理局批准用于治疗尿素循环障碍的药物，其通过改善内质网应激反应，有望减轻*SEC61A1*突变导致的蛋白质错误折叠和聚集。此外，针对ADTKD-MUC1的潜在治疗方法包括使用BRD4780，这是一种小分子化合物，在体外研究中显示出诱导突变MUC1蛋白降解的效果。但BRD4780的体内药效学、毒理学和临床疗效仍需进一步研究。

六、预后

ADTKD的预后因遗传亚型不同而异，但总体表现为慢性肾功能衰竭的逐步进展，通常在25～70岁发展为ESRD。影响ADTKD预后的因素包括遗传变异类型、疾病的早期诊断和管理，以及患者的整体健康状况。例如，*UMOD*基因突变常与尿酸代谢异常和痛风发作相关，而*MUC1*基因突变则与肾小管上皮细胞内异常蛋白质的积累有关，这可能加速肾功能的下降。尽管目前尚无根治性治疗，但通过对症支持治疗和并发症管理，可有效控制症状、延缓疾病进展，改善患者预后。对于进展到ESRD的ADTKD患者，肾脏移植是一种有效的治疗选择，移植后患者的生存质量可得到显著改善。

第七节　先天性肾病综合征

一、定义

先天性肾病综合征（congenital nephrotic syndrome，CNS）是一种罕见的遗传性疾病，通常在出生后的前三个月表现出来。这种疾病以重度蛋白尿、低白蛋白血症和水肿为特征。

二、流行病学

CNS的流行病学数据显示，该疾病在全球范围内较为罕见，但在某些地区和族群中有较高的发病率。在芬兰，CNS的发病率特别高，其主要组织病理类型也被称为芬兰型先天性肾病综合征（Finnish type CNF）。据报道，芬兰的发病率约为1/8200活产，这种高发病率与遗传因素紧密相关，特别是在芬兰人群中存在较高的基因突变携带率。在其他国家和地区，CNS的发病率则显著低于芬兰。例如，在荷兰，儿童肾病综合征（包括CNS）的发病率为1.52/100 000儿童每年。CNS的发病类型也因种族和地理因素而不同。例如，非洲裔和印度裔儿童更容易发展为特定类型的肾病综合征，如局灶性节段性肾小球硬化症（focal segmental glomerulosclerosis，FSGS），而不是最常见的微小病变型肾病（minimal change disease，MCNS）。这种差异可能与遗传背景有关，但具体机制尚不完全清楚。近年来，随着基因检测技术的进步，越来越多的CNS相关基因被鉴定出来，这为阐明CNS的遗传学基础提供了重要线索。目前已知的CNS相关基因包括*NPHS1*、*NPHS2*、*LAMB2*、*WT1*等，其中以*NPHS1*基因突变最为常见，约占CNF的90%以上。

三、病因及发病机制

CNS的病因学主要涉及遗传因素、基因突变和围产期感染。这些因素共同影响肾脏的结构和功能，导致严重的蛋白尿和其他相关症状。

CNS的遗传学研究显示，多数病例由肾小球滤过屏障的关键蛋白质编码基因的突变引起。这些蛋白质主要包括nephrin和podocin，它们是构成肾小球滤过屏障的重要成分。*NPHS1*基因编码nephrin，是CNF的主要致病基因。Nephrin是肾小球滤过屏障中裂隙膜的关键组成部分，裂隙膜是肾小球滤过屏障的一部分，负责血液的选择性过滤，防止大分子如蛋白质流失到尿液中。*NPHS1*基因的突变破坏了nephrin的正常功能或表达，损害了裂隙膜的完整性，导致蛋白质泄漏到尿液中，这是肾病综合征的一个标志性表现。CNF亚型是常染色体隐性遗传，其特点是早期发病、症状严重及*NPHS1*基因突变的高发率。研究表明，*NPHS1*基因突变也是我国患者CNS的最常见原因。*NPHS2*基因则编码podocin，这是一种位于肾小球足细胞的蛋白质，对于维持肾小球滤过屏障的结构和功能至关重要。*NPHS2*基因的突变通常导致podocin蛋白功能丧失，与CNS的发病有密切关联。除了*NPHS1*和*NPHS2*，*WT1*、*LAMB2*和*PLCE1*等基因的突变也与CNS的发病有关。*WT1*基因突变通常与Denys-Drash综合征和Frasier综合征相关，而*LAMB2*基因突变则与Pierson综合征相关。*PLCE1*基因突变可引起弥漫性系膜硬化型CNS（diffuse mesangial sclerosis，DMS）。这些基因的突变影响肾小球的结构和功能，导致蛋白尿和低白蛋白血症。

虽然大多数CNS病例是由遗传因素引起的，但围产期感染也是CNS的一个重要病因。这些感染包括：弓形虫病、先天梅毒、风疹病毒、巨细胞病毒和单纯疱疹病毒等。这些感染可以在围生期影响肾脏的发育，导致CNS的发生。此外，产前药物暴露如服用糖皮质激素等，也可能增加CNS的发病风险。

四、病理

CNS的病理学特征主要涉及肾小球的结构和功能异常，这些异常通常由遗传性基因突变导致，影响肾小球滤过屏障的完整性。在CNS中，肾小球基底膜（glomerular basement membrane，GBM）可能会出现厚度不均、层状分叉或结构不完整等改变。电镜下可见GBM内皮下区的透明区增宽，提示滤过屏障通透性增加。这些改变可能导致蛋白质的过度泄漏，从而引起重度蛋白尿。足细胞是肾小球滤过屏障的关键组成部分。在CNS中，足细胞可能会出现形态和功能的改变，如足突融合、微绒毛消失和数量减少等，这些改变会削弱滤过屏障的选择性，导致蛋白尿。电镜下可见足细胞广泛融合，呈现弥漫性足突消失。在某些CNS病例中，近端肾小管可能会出现不规则的囊性扩张，这种扩张可能与肾小管对蛋白质的重吸收能力减弱有关，导致蛋白质在尿液中的积聚。在不同类型的CNS中，可能会观察到不同的组织学改变，如CNF改变、DMS、FSGS和MCD等。

五、诊断

CNS的诊断是一个综合性的过程，涉及详细的临床评估、实验室检查和遗传学检测。以下是CNS诊断的关键步骤。

1．临床表现

CNS通常在出生后的前三个月表现出来，主要症状包括重度蛋白尿、低白蛋白血症、全身性水肿、高脂血症和高凝状态。这些症状是由于肾小球滤过功能严重受损，导致大量蛋白质从血液中丢失所致。CNS患儿常表现为持续性水肿，尤其是在眼睑、下肢和阴囊等部位。此外，患儿可能出现腹胀、呼吸困难等症状，这可能与腹腔积液和胸腔积液有关。识别这些临床表现对于CNS的早期诊断至关重要。

2．实验室检查

实验室检查是诊断CNS的基础，包括尿常规、24小时尿蛋白定量、血清白蛋白、血脂谱等。尿常规通常提示大量蛋白尿，血清白蛋白水平显著降低。此外，患者常表现出高胆固醇血症和高甘油三酯血症。

3．遗传学检测

遗传学检测在CNS的诊断中起着决定性作用，对于明确诊断、指导遗传咨询和制定个体化治疗方案至关重要。目前已知的CNS致病基因主要包括*NPHS1*、*NPHS2*、*WT1*、*LAMB2*和*PLCE1*等。随着二代测序技术的广泛应用，越来越多新的CNS致病基因被鉴定出来，这为该病的遗传学诊断提供了新的思路。阳性的遗传学检测结果不仅可以确诊CNS，还可以判断其遗传亚型和预后，为患者家属提供遗传咨询。

4．肾脏活检

CNS的诊断通常不推荐常规进行肾脏活检，除非在遗传学检测阴性或结果不明确的情况下需要进一步的组织学证据。肾脏活检可以直接观察肾小球的病理改变，如肾小球基底膜的异常、足细胞的损伤及系膜区的硬化等。这些病理特征有助于区分CNS和其他类型的婴幼儿肾病综合征。

5．影像学检查

影像学检查在CNS的诊断中通常并非必需，但在评估肾脏大小、结构和功能方面可能提供一些有用的信息。超声检查是首选的影像学方法，CNS患儿的肾脏大小通常正常或轻度增大，皮质回声增强，髓质回声减低。超声检查还可以发现腹腔积液、胸腔积液等体液潴留的表现。

六、治疗

CNS的治疗策略因病因和病情严重程度而异。治疗的主要目标是控制症状、防止并发症、提高生活质量，并为可能的肾脏移植作准备。

1．早期积极治疗

对于严重的CNS，特别是CNF，早期积极治疗策略自20世纪70年代以来已经显著改善了患者的生存率和疾病相关的并发症。这种治疗方法包括日常白蛋白输注、强化营养支持、早期双侧肾切除术、透析和随后尽早进行肾脏移植。其目的是终止有害的重度蛋白尿，并帮助儿童在肾病期间生长发育和提高运动技能。研究表明，接受早期积极治疗的CNS患儿在肾脏移植后生活质量明显提高。然而，近年来的回顾性研究也报道了成功的保守治疗方案，包括优化营养支持、预防并发症和延迟肾脏替代治疗。这些保守治疗的成功案例引发了对早期预防性双侧肾切除和透析必要性的质疑，特别是考虑到婴儿透析的死亡率和发病率及终身可能需要重复移植的管理问题。因此，虽然早期积极治疗曾经是主流方法，但现在对其必要性的看法正在发生变化，更多地倾向于根据个体患者的具体情况来决定治疗策略，包括考虑保守治疗作为一种可行的选项。

2．支持治疗

支持治疗是CNS综合管理的重要组成部分，包括营养支持、水肿和感染的管理及血栓形成的预防。CNS患者由于大量蛋白尿和低白蛋白血症，容易发生营养不良和生长迟缓。因此，提供充足的热量和蛋白质摄入，并适当补充维生素和矿物质，对于维持患者的整体健康至关重要。水肿是CNS的常见临床表现，可通过限制钠摄入、使用利尿剂和补充白蛋白来控制。对于轻至中度的CNS，可以考虑使用ACEI和ARBs等口服药物来减少蛋白尿。这些药物通过降低肾小球内压，改善肾小球基底膜通透性，从而减少蛋白尿。

3．肾脏移植

肾脏移植是治疗CNS的根治性方法，可以从根本上纠正肾功能衰竭，恢复机体代谢稳态。研究表明，即使是婴儿期进行肾脏移植，其移植物和患者生存率也与年龄较大的儿童相当，且与其他诊断的婴儿相比，CNS婴儿的移植结果并无差异。因此，对于严重的CNS患儿，早期进行肾脏移植是合理的选择。

七、预后

CNS的预后受到多种因素的影响，包括病因、遗传背景、治疗的及时性和有效性。未经治疗的CNS患儿通常在出生后的几个月内死亡，主要原因是感染、血栓形成和营养不良等并发症。然而，随着遗传学诊断和治疗方法的进步，特别是肾脏移植技术的不断完善，CNS患儿的生存率和生活质量已经得到显著提高。未来的研究方向应聚焦于发掘新的治疗靶点和策略，优化肾脏移植方案，加强长期随访和并发症管理，以期为CNS患儿提供更加个体化和精准化的诊疗方案，最大限度地改善预后，提高生存质量。

第八节　家族性肾小球囊肿性肾病

一、定义与流行病学

家族性肾小球囊肿性肾病（familial hypoplastic glomerulocystic kidney disease，FHGCKD）是一种罕见的遗传性肾脏疾病，以肾小球囊肿和肾脏发育不全为特征。由于其罕见性和诊断上的挑战，FHGCKD的确切流行病学数据较为有限。目前，关于FHGCKD的流行病学研究主要集中在特定家族或群体的案例报告和小规模研究中。一项来自美国的回顾性研究分析了来自5个家系的12例FHGCKD患者，发现患者的发病年龄从新生儿期到成年期不等，临床表现谱较广，包括肾功能不全、肾脏发育不良、肾小球囊肿等。该研究还强调了FHGCKD在临床和影像学表现上的异质性，提示可能存在不同的遗传学基础。

二、病因及发病机制

FHGCKD通常呈现为常染色体显性遗传方式，但也有可能是X连锁遗传。病例报道显示，FHGCKD可能在不同家族中表现出显著的临床变异性，并且与肝细胞核因子1β（hepatocyte nuclear factor-1β，*HNF-1β*）基因的突变密切相关。*HNF-1β*基因位于人类第17号染色体长臂上（17q12），其编码的蛋白质是一种含有同源结构域的转录因子，在胚胎发育过程中参与肾脏、胰腺、肝脏、生殖系统等器官的形态发生和功能分化。*HNF-1β*通过调控一系列下游靶基因的表达，如*PKD2*、*PKHD1*、*UMOD*等，在维持正常的肾小管–间质结构和功能中发挥关键作用。

*HNF-1β*基因突变可引起HNF-1β蛋白功能的缺失或异常，导致肾脏发育过程中的细胞分化和器官形态建成受损，从而表现为肾小球的囊性扩张和肾脏体积的减小。目前已在FHGCKD患者中鉴定出*HNF-1β*基因的各种类型突变，包括错义突变、无义突变、框架移位突变、大片段缺失等，这些突变可导致HNF-1β蛋白表达水平下降或功能丧失。此外，*HNF-1β*基因突变还可引起17q12微缺失综合征，除FHGCKD表型外，还可表现为MODY5型糖尿病、生殖系统异常、肝脏疾病等。这解释了为何FHGCKD患者中常伴发糖尿病等其他系统受累。

三、诊断

FHGCKD的诊断需要综合运用影像学检查、病理学检查和遗传学分析等多种方法。

1．影像学检查

在FHGCKD的诊断中发挥重要作用。超声检查通常可以显示双侧肾脏的回声增强和皮质髓质分界的丧失。可以观察到小的皮质囊肿，这些囊肿通常位于皮质下区域。超声检查还可以评估肾脏大小和形态，FHGCKD患者的肾脏通常体积减小，呈现出发育不良的表现。CT扫描可以更清晰地显示双侧多发性低密度囊肿，以及皮质髓质分界的丧失。MRI能够提供更详细的肾脏结构信息，显示双侧肾脏的大小、形态及囊肿的分布和特征。MRI的软组织分辨率高，可以更好地评估囊肿壁的厚度和囊液性质，为鉴别诊断提供更多线索。

2．病理学检查

组织病理学检查是诊断FHGCKD的关键，通常需要通过肾脏活检来获得组织标本。活检标本需要进行光镜、电镜和免疫荧光等多种病理学检查，以全面评估肾脏组织的病理改变。FHGCKD的核心病理改变是肾小球的囊性扩张，这主要表现为Bowman囊的囊性扩张，通常是正常大小的2～3倍。这些囊肿至少在5%的可识别肾小球中存在，通常被扁平化的上皮细胞衬里，包含有发育不全的肾小球。需要注意的是，FHGCKD的肾脏病理改变可能随疾病进展而动态演变，早期可表现为轻度系膜增生和基质增多，而晚期则可出现节段性球性硬化和小管间质纤维化。此外，FHGCKD的病理表现可能与其他囊性肾脏疾病如多囊肾病、髓质海绵肾等相似，需要结合临床表现和遗传学检查进行鉴别。

3．遗传学分析

遗传学分析在FHGCKD的诊断中至关重要，特别是在有阳性家族史或临床高度怀疑的情况下。目前已知的FHGCKD相关基因主要为*HNF-1β*，可见于大多数FHGCKD家系。*HNF-1β*基因突变可通过Sanger测序、MLPA等方法进行检测，阳性结果可确诊FHGCKD。此外，二代测序技术如靶向捕获测序和全外显子组测序等在FHGCKD的基因诊断中发挥越来越重要的作用。这些技术可以同时检测多个相关基因，提高检出率，并有助于发现新的候选基因。需要强调的是，遗传学阳性结果只能确定FHGCKD的诊断，但阴性结果并不能完全排除该病。因此，遗传学检测结果需要与临床表型和病理结果相结合，以做出准确诊断。

四、治疗与预后

FHGCKD目前没有特定的治疗方法。治疗主要是对症支持性治疗，旨在缓解症状、控制并发症、延缓疾病进展，并提高患者的生活质量。控制高血压，通常使用血管紧张素转换酶抑制药（ACEI）或血管紧张素受体阻滞药（ARB）。这些药物不仅可以降低血压，还能通过减轻肾小球内压，延缓肾功能下降。对于合并糖尿病的患者，需要严格控制血糖水平，可使用口服降糖药或胰岛素等。饮食调整方面建议低盐、低磷、低蛋白饮食，以减轻肾脏负担。积极管理CKD相关并发症，如贫血、骨病等，可使用促红细胞生成素、活性维生素D及磷结合剂等药物。在疾病晚期，当肾功能丧失大部分时，可能需要肾脏替代治疗，如血液透析或腹膜透析。肾脏移植是FHGCKD患者终末期肾病的根治性治疗方式，可为FHGCKD患者带来良好的远期获益。

FHGCKD的预后主要取决于疾病的严重程度、是否存在其他并发症及治疗的及时性和有效性。有研究表明，*HNF-1β*基因突变的类型可能影响疾病的严重程度和进展速度。携带截短突变的患者通常表现为更严重的肾功能损害和更早发病。由于FHGCKD的罕见性，关于预后的具体数据有限。一般而言，CKD的预后取决于肾功能的损害程度和治疗的有效性。在FHGCKD中，由于肾小球囊肿的形成，患者可能会经历慢性肾功能衰竭，最终可能需要肾脏替代治疗。

第九节　多囊性肾发育不良

一、定义与流行病学

多囊性肾发育不良（multicystic dysplastic kidney，MCDK）是一种常见的先天性肾脏异常，其特征是肾脏中存在多个非功能性囊肿。这是儿童期最常见的囊性肾病之一，通常在产前通过超声检查发现。MCDK的发生率因地区和研究而异，每1000～4300例活产婴儿中可能发生一例。该疾病在男性胎儿中的发生率略高于女性胎儿，且更常见于左肾。虽然MCDK可能为双侧性，但大多数情况下仅累及单侧肾脏。当MCDK影响双侧肾脏时，通常会导致胎儿死亡，因为此时肾脏无法维持生命所需的功能。

二、病因及发病机制

MCDK的病因学涉及遗传学、胚胎发育及可能的环境因素等多个方面。遗传因素在MCDK的发病中扮演重要角色。尽管MCDK通常被认为是非遗传性的，但有研究表明，在某些情况下MCDK可能与遗传因素相关，如*HNF-1β*基因突变。此外，某些研究发现，MCDK胎儿中有一定比例检出染色体异常，提示染色体微阵列分析技术在MCDK的遗传学检出中具有潜在价值。

MCDK的形成与胚胎期肾脏发育异常有关，尿管芽和肾盂的相互作用不当可能导致尿路梗阻，进而影响肾脏的正常形成，形成多个囊性结构。MCDK常与其他先天性尿路畸形相关联，如输尿管梗阻、发育不全、闭锁或返流。这些畸形可能导致尿路梗阻，进而影响肾脏的正常发育。尽管遗传和胚胎发育异常是MCDK的主要病因，但也有研究提出环境因素可能在MCDK的发病中起作用。例如，母亲在妊娠期间的某些药物暴露，如抗癫痫药物，以及妊娠期糖尿病等因素，可能增加MCDK发生的风险。

三、病理

MCDK的显著组织病理学特征是肾脏被多个大小不等的囊性结构所取代，这些囊性结构由扁平或立方形上皮细胞所覆盖。这些囊性结构通常是非功能性的，不与肾小管系统相连，因此不参与尿液的形成或排泄。囊性结构的间质通常表现出显著的纤维化，这可能是对囊性扩张的反应，或是由于原始肾组织发育异常所致。在部分MCDK病例中，可观察到散在的软骨岛，由成熟的软骨细胞构成，其存在通常被认为是肾脏发育过程中分化异常的标志。尽管MCDK中的肾小球较少，但存在的肾小球可能表现为发育不全或结构异常，例如肾小球硬化或体积缩小。部分MCDK标本中还可见到未成熟的导管结构，这些导管被纤维化的间质所包围，显示出肾脏发育过程中导管分化受阻的特征。

四、诊断

1．影像学检查

（1）超声：超声检查是诊断MCDK的首选方法，因为它能清晰显示肾脏的大小、形态及囊性结构的分布。超声表现为肾脏内部充满多个大小不等、互不相通的无回声囊性结构，这些结构取代了正常的肾实质，并缺乏典型的肾形态。囊性结构间可能见到散在的实质性组织，这可能是残留的肾组织或纤维化组织。超声还可以用来监测囊肿的变化。

（2）CT和MRI：CT和MRI扫描在MCDK的诊断中也具有重要价值，尤其是在复杂病例或需要进一步评估肾脏结构的情况下使用。CT扫描可以提供关于囊肿壁和间隔的详细信息，有助于排除其他可能的诊断，如肾脏肿瘤或其他囊性肾病。MRI提供更好的软组织对比度，有助于更精确地评估囊性结构及其与周围组织的关系。

2．产前诊断

产前超声是诊断胎儿MCDK的重要手段。通过产前超声，可在孕早期就诊断出MCDK，这对产前咨询和管理具有重要意义。超声可评估囊肿大小、数量及是否并存其他畸形。根据文献，MCDK的诊断可早在孕15周进行，届时可观察到多个小囊肿开始出现。在大多数情况下，MCDK是在常规产前超声检查中被发现的，这通常在孕20周左右进行，作为妊娠常规随访的一部分。

3．遗传学和其他实验室检查

虽然MCDK通常不是遗传性疾病，但在某些情况下，尤其是病例表现出家族聚集性或与其他遗传病同时存在时，可能需要完善遗传学检测。此外，实验室检查如血液和尿液分析，可以用来评估肾功能并排除其他可能的并发症。

五、治疗

1. 保守观察

MCDK的治疗策略在过去数十年发生显著转变，目前主流的治疗方式倾向于保守观察。保守观察包括定期监测和评估，旨在观察MCDK的自然退化过程及对侧肾脏的健康状况。研究显示，约60%的MCDK在儿童生长发育过程中会逐渐缩小直至完全消失，但这一过程可能需要长达10年的时间。一项回顾性研究纳入了61名患儿，中位随访时间为2.6年（范围从6个月至37.5年），超声结果显示41%的患者囊肿完全消失，30%的患者部分缓解。这些数据进一步支持了MCDK具有较高自然消退倾向的观点。因此，在这种情况下，定期进行超声检查是必要的，以监测MCDK的变化及其对对侧肾脏可能产生的影响。这种保守的治疗方式避免了不必要的手术风险，并允许对侧肾脏在功能上进行适当的代偿。

2. 外科手术

尽管保守观察是首选，但在某些情况下，外科手术可能是必要的。如果MCDK伴随持续疼痛、高血压或感染，或者存在潜在的恶变风险，可能会考虑进行肾切除手术。此外，如果MCDK的体积过大，以致影响患者的生活质量或导致其他机械性问题，手术也是合适的选择。一项研究显示，在MCDK患儿中，约10%最终需要进行肾切除术。

3. 合并症的管理

MCDK患者可能会发生高血压，需要通过药物治疗加以管理。定期监测血压和肾功能指标是管理MCDK患者的重要组成部分，以预防慢性肾病的发展。根据文献报道，MCDK患儿中约20%存在高血压。

4. 遗传咨询

虽然MCDK通常不被认为是遗传性疾病，但在有肾病家族史的情况下，提供遗传咨询是有帮助的。这可以帮助家庭了解MCDK的性质，评估风险，并在未来的妊娠中做出更有效的决策。

六、预后和随访

1. 预后

MCDK的预后通常取决于是单侧或双侧。研究表明，即使在严重的单侧肾发育不良情况下，如果对侧肾脏正常，儿童的预后通常是良好的。实际上，许多单侧MCDK在儿童生长发育过程中会自然退化，有些甚至在成年前完全消失。一项长期随访研究显示，在单侧MCDK患儿中，约80%的患者在5年内肾功能正常。然而，双侧MCDK的情况则更为严重，通常与新生儿早期死亡相关，因为这种情况下肾脏无法维持生命所需的功能。对于这些患者，可能需要及时进行肾脏替代治疗，如透析或肾脏移植。

2. 随访管理

MCDK的随访管理主要侧重于监测患者的肾功能和可能出现的并发症。根据2015年加拿大泌尿学会的指南更新，建议对MCDK患者进行定期超声检查以监控肾脏的变化和对侧肾脏的状态。超声检查通常在诊断后每6～12个月进行一次，以评估MCDK的自然退化过程及其对对侧肾脏可能产生的影响。随访的频率可根据患者的具体情况进行调整。

此外，对于有高血压症状的MCDK患者，应定期监测血压，因为MCDK可能增加患者发生高血压的风险。高血压管理对于预防慢性肾病的进展至关重要。定期的血液和尿液检查也有助于评估肾功能。

3．并发症

MCDK可能伴随的并发症包括尿路感染、高血压和罕见的肾脏恶性肿瘤。尽管早期研究提出MCDK可能增加Wilms肿瘤的风险，但后续的大规模研究和系统回顾均未证实这一点。尽管如此，对于MCDK患者，仍推荐进行定期的医学监测，以早期发现并处理这些可能的并发症。

总之，MCDK的随访和预后因患者的具体情况而异，单侧MCDK通常预后良好，而双侧MCDK则需要更为积极的干预和管理。定期超声检查、血压监测和肾功能评估是管理MCDK患者的关键组成部分，有助于及时发现并处理可能的并发症，从而改善患者的生活质量和长期健康状况。

第十节 散发性肾小球囊肿性肾病

一、定义及流行病学

肾小球囊肿性肾病（glomerulocystic kidney disease，GCKD）指一类表现为肾小球囊肿的疾病，通常定义为肾脏中囊性肾小球比例超过5%。Lennerz等将GCKD分为5型。

Ⅰ型：多囊肾相关的GCKD，包括常染色体显性遗传多囊肾病（ADPKD）及常染色体隐性遗传多囊肾病（ADPKD）。

Ⅱ型：遗传性的GCKD，包括家族性肾小球囊肿性肾病。

Ⅲ型：综合征相关GCKD，包括结节性硬化复合症、VHL病等。

Ⅳ型：梗阻性GCKD，继发于尿流梗阻、发育不良等因素。

Ⅴ型：散发性GCKD，即除外以上因素的GCKD。

散发性GCKD定义为除外可识别的遗传模式、肾脏发育不良、尿流梗阻及综合征等因素导致的GCKD。散发性GCKD可发生于不同年龄阶段，但以儿童期多见，成人病例相对少见。由于散发性GCKD罕见，目前尚缺乏大规模的流行病学数据。

二、病因及发病机制

散发性GCKD的病因尚未完全明确，可能与多种因素有关。目前认为，可能的发病机制包括以下几种。

1．缺血性机制

由于肾动脉炎性狭窄、内皮细胞损伤或小动脉血栓形成等因素导致缺血，进而引起流出道梗阻，形成肾小球囊肿。常见于溶血尿毒综合征、进行性系统性硬化等。

2．炎症及梗阻

暴露于某些药物（锂）、毒物或感染等因素

可引起肾间质炎症水肿，导致肾小管阻塞和肾小球内压增高，从而引起Bowman囊扩张。

3．基因突变

一些散发性GCKD病例可能与新发生的基因突变有关。研究报道肝细胞核因子β（*HNF1β*）移码突变可能与散发GCKD有关。

三、病理

散发性GCKD的特征性病理改变是＞5%的肾小球发生囊性扩张，即Bowman囊腔扩大到正常的2倍或以上。这些病变可能弥漫分布，也可能呈局灶性、节段性或非对称分布，在这些情况下肾穿刺活检也可能无法穿刺到病变组织。囊性病变通常不累及肾小管。肾小球囊肿可能合并毛细血管丛皱缩，此时囊性病变可能难以与肾小管区分，上皮膜抗原（epithelial membrane antigen，EMA）和配对盒基因2（paired box gene 2，*PAX2*）染色有助于确定囊肿来源。

四、临床表现

散发性GCKD的临床表现具有异质性，可分为早发型和迟发型两种类型。

早发型散发性GCKD多见于新生儿和婴幼儿，常表现为肾功能不全。部分患者的肾功能可保持稳定，而进展较快者可在3年内迅速发展为肾功能衰竭。

迟发型散发性GCKD多见于成人，进展较为缓慢。部分患者血肌酐正常，且可保持稳定；有些患者可无明显症状，在体检时偶然发现血肌酐升高；部分患者随着疾病进展，肾功能逐渐恶化，可出现血尿、蛋白尿、高血压等表现。迟发型散发性GCKD总体预后优于早发型。

五、诊断

散发性GCKD的诊断需要综合考虑临床表现、影像学检查及病理学检查结果，同时需要排除其他病因的GCKD。诊断要点包括以下几条。

1．临床表现

有肌酐升高、肾功能不全表现，可伴有血尿、蛋白尿等；部分患者也可无症状。

2．影像学检查

影像学检查发现双侧或以单侧为主的多发性肾脏小囊肿，主要分布在肾皮质。

（1）超声：可发现肾脏体积增大，皮质内多发小囊肿。早期可仅表现为肾皮质回声增强，随着病情进展，可见类圆形无回声区。

（2）CT平扫：散发性GCKD的典型表现为包膜下肾皮质内多发类圆形低密度影，CT值与液性密度相近。对于囊肿体积较小的GCKD，超声和平扫CT可能会漏诊，增强扫描可能有助于进一步明确诊断，然而对于合并肾功能不全的患者应用受限。

（3）MRI：T2加权成像能够敏感地发现较小的病变，且无须对比剂，是诊断GCKD的推荐检查。GCKD在T2加权成像上表现为包膜下、肾皮质内多发高信号，而在肾髓质内较少分布。

3．肾穿刺活检

肾穿刺活检病理是诊断GCKD的金标准，然而值得注意的是有时病变呈局灶分布，可能需要多次穿刺才能明确诊断。

4．鉴别诊断

诊断散发性GCKD还需要除外ADPKD、ARPKD、梗阻性肾病、综合征相关性GCKD等继发性肾小球囊性疾病。必要时完善基因检测除外遗传相关GCKD。

（1）常染色体显性/隐性遗传多囊肾病(ADPKD/ARPKD)：为最常见的遗传性肾囊肿，常伴有肝脏受累，ADPKD患者常有明确家族史。ADPKD的突变基因为*PKD1*和*PKD2*，ARPKD的突变基因为*PKHD1*。二者肾脏囊肿多呈双侧多发，体积较大。囊肿主要源于肾小管，肾小球囊肿并非主要表现。*PKD1*、*PKD2*、*PKHD1*等基因检测及家族史有助于鉴别。

（2）家族性肾小球囊肿性肾病：多由肝细胞核因子1β（*HNF1β*）基因突变引起，属常染色体显性遗传。可有多种肾外表现，如青少年起病的成人型糖尿病5型（maturity-onset diabetes of the young type 5，MODY5)、胰腺发育不全、波动性肝功能异常、早发性痛风和生殖道畸形等。如有相关肾外表现，建议完善*HNF1β*基因检测明确诊断。

（3）综合征相关性肾小球囊性疾病：如结节性硬化症、von Hippel-Lindau病等。结节性硬化复合症由*TSC1/2*基因突变引起，常伴有颜面血管纤维瘤、智力低下、癫痫发作等表现；von Hippel-Lindau病由*VHL*基因突变引起，常伴有视网膜、脑干、脊髓血管瘤等。肾外表现和基因检测有助于诊断。

（4）梗阻性肾病：继发于肾发育不良或尿流梗阻。仔细询问病史，寻找继发性病因，有助于鉴别。

六、治疗

散发性GCKD以随访观察为主，目前尚无特异性治疗方法，主要采取支持治疗，包括以下几项。

1．一般治疗

控制血压，纠正水、电解质紊乱，控制并发症等。

2．手术或介入治疗

散发性GCKD很少出现较大的肾囊肿，无症状时极少需要处理。如出现症状可予相应干预措施，如伴发感染时可行穿刺引流，出现严重血尿时可行肾动脉栓塞、肾切除术等。

3．肾脏替代治疗

疾病进展至终末期肾衰竭时，需行血液透析或肾移植治疗。

七、预后

散发性GCKD的预后取决于发病年龄和肾小球受累程度。一般来说，儿童期发病的散发性GCKD预后差，可在短时间内进展为终末期肾病；成人散发性GCKD进展相对缓慢，预后相对较好，部分患者肾功能可长期保持稳定。定期随访监测肾功能变化十分必要。

第十一节　多发畸形综合征伴肾囊肿

常见合并肾囊肿的多发畸形综合征包括VHL

综合征、结节性硬化复合症、BHD综合征等，本节将分别介绍。

一、VHL综合征伴肾囊肿

（一）定义

von Hippel-Lindau（VHL）综合征是一种常染色体显性遗传性疾病，由*VHL*基因突变引起，具有高度的临床异质性。VHL综合征的主要临床表现包括中枢神经系统和视网膜血管母细胞瘤、肾透明细胞癌、嗜铬细胞瘤、胰腺和附睾囊肿等。

肾脏病变是VHL综合征常见和致死的并发症之一，表现为肾囊肿、肾透明细胞癌或两者并存。大约76%的VHL综合征患者最终会出现肾囊肿，多为双侧多发病变，这也是VHL综合征最常见的临床表现。目前研究认为VHL综合征伴肾囊肿是癌前病变之一。

（二）流行病学

VHL综合征的发病率为1/53 000～1/36 000，男女发病率无明显差异。VHL综合征的外显率很高，超过90%的*VHL*基因致病突变携带者会在65岁前出现临床症状。VHL相关肾囊肿的发病率约为76%，明显高于一般人群。平均发病年龄34～39岁，男女之间发病率和癌变概率无明显差异。

（三）病因及发病机制

VHL综合征是由*VHL*基因生殖细胞系突变引起的遗传性疾病。*VHL*基因定位于3号染色体短臂25区（3p25），其编码的VHL蛋白（pVHL）是一种重要的抑癌蛋白。pVHL主要通过泛素化降解途径负性调控低氧诱导因子（HIF）的稳定性。正常情况下，pVHL与HIF-α亚基结合并促进其泛素化降解。缺氧状态时，HIF-α累积并与HIF-β结合形成异源二聚体，入核激活下游促血管生成因子如血管内皮生长因子（VEGF）、血小板衍生生长因子（PDGF）等的转录表达。*VHL*基因突变会导致pVHL功能缺失，HIF异常累积并过度激活下游基因，进而促进肿瘤的发生发展。此外，pVHL还通过调控细胞周期、细胞外基质重塑、纤毛形成等多个生物学过程参与肿瘤的发生。这些机制异常可能共同导致VHL相关肾囊肿及肾癌的发生。

（四）病理

VHL相关肾囊肿的大体表现为单个或多个含透明液体的薄壁囊腔。镜下观察可见囊壁由单层或复层上皮细胞构成，上皮细胞呈透明细胞样改变。部分肾囊肿上皮可出现不同程度异型增生，甚至癌变。大部分VHL相关肾癌形态学上属于透明细胞癌，这些肾癌常与周围的囊性病变并存，提示二者存在密切的病理演变关系。有研究发现，VHL相关肾囊肿的囊壁和囊液中可检出癌细胞，应视为癌前病变谨慎处理。综上，VHL相关肾囊肿具有向透明细胞癌演变的趋势，病理学改变反映了疾病进程的不同阶段。

（五）临床表现

1．肾脏病变

VHL患者常见多发性和双侧肾囊肿，通常较少表现为肾功能衰竭。肾细胞癌以透明细胞癌常见，是VHL死亡的主要原因。*VHL*基因的致病突变是肾细胞癌最常见的原因。

2．VHL分型

根据发生嗜铬细胞瘤或肾细胞癌的可能性，

已提出四种VHL表型（1型、2A型、2B型、2C型）。

（1）VHL 1型：表现为视网膜血管瘤、中枢神经系统血管母细胞瘤、肾细胞癌、胰腺囊肿和神经内分泌肿瘤。VHL 1型的特点是嗜铬细胞瘤风险低。预计会严重破坏VHL蛋白折叠的致病截短或错义突变与VHL 1型相关。有研究报道*VHL*基因缺失个体的肾细胞癌风险降低，其基因型可能构成一种独特的表型VHL 1B型，其特征是肾细胞癌和嗜铬细胞瘤的风险降低。

（2）VHL 2型：表现为嗜铬细胞瘤、视网膜血管母细胞瘤和中枢神经系统血管母细胞瘤。VHL 2型的特点是嗜铬细胞瘤风险高。VHL 2型患者通常有致病性错义突变。VHL 2型进一步细分为①2A型：嗜铬细胞瘤、视网膜血管母细胞瘤和中枢神经系统血管母细胞瘤；肾细胞癌风险低。②2B型：嗜铬细胞瘤、视网膜血管母细胞瘤、中枢神经系统血管母细胞瘤、胰腺囊肿和神经内分泌肿瘤；肾癌风险高。③2C型：仅有嗜铬细胞瘤的风险。其中一些表现为2C型表型的家系中的个体已经发展出血管母细胞瘤。

（六）诊断

1．丹麦标准

VHL的诊断需满足以下任意一条：①至少1个VHL相关表现并且有一级亲属诊断为VHL病；②至少2个血管母细胞瘤；③至少1个血管母细胞瘤和1个VHL相关表现。

其中，VHL相关表现包括：视网膜血管母细胞瘤、中枢神经系统血管母细胞瘤、肾细胞癌、嗜铬细胞瘤、胰腺神经内分泌肿瘤、内淋巴囊瘤。

2．影像学检查

影像学检查通常通过超声完成，超声可区分实性和囊性病变，而腹部CT对检测＜2cm的肿瘤更敏感。MRI相比CT没有优势。

（七）治疗

1．肾囊肿

VHL病合并肾囊肿通常生长缓慢。因此，＜4cm的囊肿可以临床随访，＞4cm的Bosniak Ⅰ～Ⅱ级囊肿可选择腹腔镜去顶术。

2．含实性成分的肾肿瘤

＜3cm的肿瘤可观察等待或选择射频消融治疗，建议对＞3cm的病变进行手术。对于＜5cm的实性肿瘤或局限性多发病变，可以进行肾部分切除术。对于较大的肿瘤或影响整个肾实质的病变，应进行全肾切除术。靶向药物如Pazopanib和Belzutifan也可用于治疗VHL综合征相关肾癌。

（八）预后

VHL综合征总体预后较差，中位生存期约50岁。VHL相关肾脏病变是影响预后的重要因素。VHL患者肾细胞癌的总生存期与肿瘤大小和患者年龄有关，错义突变可能导致肿瘤更快生长。VHL综合征中约1.2%的肾囊肿会发生恶变，因此对VHL综合征肾脏病变定期随访十分重要。

二、结节性硬化复合症伴肾囊肿

（一）定义

结节性硬化复合症（tuberous sclerosis complex，TSC）是一种常染色体显性遗传病，全球发病率约1/10 000～1/6000。TSC可累及多个器官系统，最常受累的是皮肤、大脑、心脏、肾脏和肺等。50%以上的TSC患者出现肾脏病变，其中肾血管平滑肌脂肪瘤（angiomyolipoma，AML）（55%～80%）和肾囊肿（50%）是最常见的肾脏表现。

（二）病因和发病机制

TSC由*TSC1*（位于9号染色体9q34）或*TSC2*基因（位于16号染色体16p13.3）突变引起。在临床诊断为TSC的个体中，可以在高达90%的人中发现*TSC1*或*TSC2*基因突变。约三分之一的突变是遗传的，而大多数是在任一亲本染色体上新获得的。约70%的TSC患者发生*TSC2*突变，而20%的患者发生*TSC1*突变。*TSC1*和*TSC2*分别编码蛋白错构瘤蛋白（hamartin）和结节硬化蛋白（tuberin），它们形成细胞质复合物，负性调控mTORC1的活性。虽然最初的生殖细胞单个*TSC1*或*TSC2*等位基因失活可能足以引起一些综合征特征，但肿瘤生长需要残余正常等位基因的额外体细胞突变（第二次打击）。剩余10%没有发现突变的TSC患者可能由于体细胞嵌合和/或*TSC*基因非编码区域中可能存在的致病突变而发病。*TSC2*基因突变的肾脏通常具有更高数量和更快生长速度的血管平滑肌脂肪瘤和囊肿。此外，一些TSC患者具有大片段缺失，不仅包括*TSC2*的3'端，而且还包括相邻*PKD1*基因的3'端。这种相邻基因综合征（contiguous gene syndrome，CGS）患者的囊肿表型通常比单独的TSC或常染色体显性遗传多囊肾病（ADPKD）更严重。

通常情况下，被GTP结合的RHEB（ras homolog enriched in brain）激活mTORC1，mTORC1进一步磷酸化下游效应分子，促进蛋白质和脂质合成、细胞增殖，抑制细胞自噬。Hamartin-tuberin复合物通过水解RHEB上的GTP，使其失去活性，从而抑制mTORC1。当*TSC1*或*TSC2*基因突变时，Hamartin-tuberin复合物功能丧失，mTORC1通路持续激活，导致细胞过度增殖，形成病变。

TSC相关肾囊肿的发生机制可能与其他遗传性肾囊肿如ADPKD等有相似之处。研究发现，位于肾小管上皮细胞初级纤毛的多囊肾蛋白1（polycystin-1）可抑制mTORC1活性。*TSC1*/*TSC2*缺失的小鼠肾脏中多囊肾蛋白1表达下降，使用mTOR抑制剂rapamycin可逆转这一表型。此外，有研究发现*TSC1*/*TSC2*缺失会导致肾小管上皮细胞纤毛发生异常。这些结果提示mTORC1持续活化可能通过影响初级纤毛功能导致囊肿形成。

（三）病理

TSC肾脏病变主要为肾血管平滑肌脂肪瘤、上皮性囊肿和肾癌。肾血管平滑肌脂肪瘤由脂肪、平滑肌和血管组成，多发生于肾皮质，可引起出血。肾囊肿可发生于肾单位的任何部位，数量和大小不一。囊肿上皮由立方细胞组成，细胞质嗜酸性，可以是单层或多层。囊肿细胞中可能存在核多形性和不典型性，表明这些细胞可能是肾细胞癌的前体。少部分可表现为肾小球囊肿。4%的患者合并肾细胞癌，其中以肾透明细胞癌最常见。

（四）临床表现

1. 全身表现

典型的临床三联征（即Vogt三联征）包括癫

痫、智力障碍和面部血管纤维瘤；然而，这种三联征仅在不到50%的病例中出现。TSC的主要临床特征包括：脑皮质发育不良、室管膜下结节、室管下巨细胞星形细胞瘤（SEGA）、心脏横纹肌瘤、淋巴管平滑肌瘤（LAM）和血管平滑肌脂肪瘤（AML）等。

2．肾脏表现

（1）肾血管平滑肌脂肪瘤：血管平滑肌脂肪瘤可能在多个器官中发现，最常见于肾脏，两个或更多这种肿瘤的存在被认为是TSC的主要特征。55%～80%的TSC患者可以发现肾血管平滑肌脂肪瘤。通常无症状，少数情况下可以表现为腹痛、血尿、贫血、高血压和/或腹膜后出血。在儿童中，血管平滑肌脂肪瘤往往会随时间增大及增多。

（2）肾囊肿：TSC相关的肾囊肿可表现出不同的严重程度，从微小病变到严重的多囊性病变不等。肾囊肿通常是多发和双侧的，它们随时间增多和增大，直径从几毫米到几厘米不等。*TSC2/PKD1*相邻基因综合征患者出生后即可表现为肾脏弥漫性囊性改变和肾功能不全，预后差，多在青年期进展为终末期肾病。

（3）2%～5%的TSC患者最终会发展为肾细胞癌。TSC患者肾细胞癌的诊断年龄为28～30岁，远早于散发性肾细胞癌的诊断年龄。

（五）诊断

1．影像学

（1）超声：肾囊肿表现为圆形无回声，TSC相关血管平滑肌脂肪瘤多为高回声团块，可伴钙化。

（2）CT：平扫可见低密度囊性病变和高密度钙化，增强扫描可见血管平滑肌脂肪瘤强化，但脂肪成分少的血管平滑肌脂肪瘤和肾癌难以鉴别。

（3）MRI：对于超过1岁的患者，MRI是首选影像学检查方式，因为其可以检测和鉴别大多数类型的TSC相关病变。囊肿呈T1WI低信号，T2WI高信号。脂肪成分丰富的AML在T1WI和T2WI上呈高信号，抑脂序列信号下降。在无明确脂肪成分的病变和病变内出现钙化的情况下，应怀疑肾细胞癌。

2．基因诊断

发现*TSC1*或*TSC2*基因中的致病突变可明确诊断TSC。没有发现致病突变的患者仍可通过下述临床诊断标准确诊。

3．临床诊断

确诊TSC需要符合2个主要标准或1个主要标准加2个次要标准，可能TSC需要符合1个主要标准或2个次要标准（表4-2）。

（六）治疗

多数TSC肾囊肿无须处理，建议定期随访。目前没有前瞻性研究的数据来指导TSC囊性疾病的治疗。与其他肾囊肿一样，使用血管紧张素转换酶抑制药或血管紧张素受体阻滞药控制血压可能有助于减缓囊肿生长并帮助保护肾功能。

mTOR抑制剂如rapamycin、everolimus，可有效缩小TSC相关肾血管平滑肌脂肪瘤，减少出血风险。但对于肾囊肿，目前尚无前瞻性研究证实mTOR抑制剂的疗效。一项回顾性研究发现，everolimus可使部分TSC患者的肾囊肿数量和体积减少，最近有关mTOR信号通路与PC-1

表4-2 TSC诊断标准

主要标准	次要标准
色素减退斑（≥3个，至少直径5mm）	Confetti皮损
血管纤维瘤（≥3个）或纤维性头部斑块	牙釉质点状凹陷（≥3个）
甲下纤维瘤（≥2个）	口腔内纤维瘤（≥2个）
鲨鱼皮斑	视网膜色素脱失斑
多发视网膜错构瘤	多发肾囊肿
多发皮质结节和/或放射状迁移线	肾外错构瘤
室管膜下结节（≥2个）	硬化性骨病变
室管膜下巨细胞星形细胞瘤	
心脏横纹肌瘤	
淋巴管平滑肌瘤病（LAM）*	
血管平滑肌脂肪瘤（≥2个）*	

注：*仅有LAM和血管平滑肌脂肪瘤这两个主要临床特征组合而无其他特征，不符合确诊标准。

（ADPKD相关的突变蛋白之一）之间相互作用的研究表明，mTOR抑制可能对*TSC2/PKD1*相邻基因综合征患者特别有益，但仍需大样本前瞻性临床试验进一步验证。

（七）预后及注意事项

1. 预后

TSC患者预后差异大，主要取决于肾外病变的严重程度，如癫痫、智力障碍等。肾囊肿一般无须治疗，定期随访即可。合并*TSC2/PKD1*相邻基因综合征者预后差，可在青年期发展为终末期肾病。因此，对于有肾囊肿表现的TSC患儿，需定期行影像学随访，密切关注囊肿形态学改变，以早期发现病情进展风险。

2. 随访

腹部MRI是首选的影像学检查方式，可以与脑部监测影像同时进行。如果无法进行MRI，CT仍可提供有用的信息。影像检查频率应为1～3年复查。在一些特定情况下，如果没有发现肿瘤或只发现小肿瘤（<1cm）且随时间生长速度慢，可以接受更长的间隔时间。

3. 遗传咨询和产前诊断

TSC为常染色体显性遗传，突变基因携带者有50%的机会将致病基因遗传给下一代。因此TSC患者应进行遗传咨询，必要时行产前基因诊断。应该对所有个体进行三代家族史调查，以确定是否有其他家庭成员面临患该病的风险。当出于遗传咨询目的，或者怀疑TSC诊断但无法通过临床确诊时，建议进行基因检测。

三、BHD综合征伴肾囊肿

（一）定义

BHD综合征（Birt-Hogg-Dubé syndrome，BHD）又称Hornstein-Knickenberg综合征，是一种由*FLCN*基因胚系突变引起的常染色体显性遗传性疾病，以皮肤纤维毛囊瘤、肺囊肿、自发性气胸和肾肿瘤为特征。BHD综合征确切的发病率尚不清楚，估计为1/200 000左右。

（二）病因及发病机制

BHD综合征由*FLCN*基因胚系突变引起。*FLCN*基因位于染色体17p11.2，是一个抑癌基因，编码folliculin蛋白。目前已发现约150种*FLCN*基因突变类型，其中大多数是移码突变（插入/缺失）、无义突变或剪接位点突变。

*FLCN*基因突变导致folliculin蛋白表达缺失或功能异常，进而影响下游通路mTOR、AMPK等的活性，引起细胞增殖、凋亡及代谢的异常，从而导致肾肿瘤。此外，*FLCN*基因突变还可导致线粒体功能障碍、氧化应激和糖酵解的改变，加速肾肿瘤生长。

（三）临床表现

1．皮肤损害

皮肤纤维毛囊瘤是BHD综合征最常见的皮肤损害，见于70%～90%的患者。好发于面部、颈部和躯干，表现为米粒至豌豆大小的多发性丘疹或结节，颜色与正常皮肤相近或略白，一般无自觉症状。组织病理学检查可见毛囊上皮增生，周围纤维组织增多。

2．肺部表现

以多发双肺囊肿和自发性气胸为特征。肺囊肿多为双肺多发，以肺下叶和肺中叶较多见，大小不一，囊壁较薄。自发性气胸多发生于20～40岁，可反复发作，一般预后良好。影像学检查以胸部CT最为敏感，可发现肺部囊性改变。

3．肾脏损害

肾癌通常是BHD综合征最严重的表现，BHD综合征患者肾癌的风险增加7倍。20%～30%的BHD综合征患者可出现肾脏病变，表现为单侧或双侧、单发或多发肾肿瘤，组织学类型以低度恶性的嫌色性肾细胞癌和嗜酸/嫌色细胞混合型肿瘤多见，其次为透明细胞癌、乳头状癌等。肾肿瘤的中位诊断时间约48岁。有报道称45%的BHD患者合并肾囊肿，但这在普通人群中也很常见，目前尚不清楚它们是否是BHD综合征的一部分。

4．其他少见表现

其他少见表现包括腮腺肿瘤、胃肠道息肉、甲状腺结节等。

（四）诊断

1．基因检测

*FLCN*基因检测是BHD综合征的金标准。对于怀疑BHD综合征的患者和有阳性家族史的个体，均应进行*FLCN*基因检测。通过二代测序技术，可检测*FLCN*基因的错义突变、无义突变、移码突变、剪接位点突变及外显子缺失等。阳性检出率约为88%。

2．临床表现

在无法进行*FLCN*基因检测的情况下，可依据皮肤纤维毛囊瘤、肺囊肿/气胸、肾肿瘤等临床表现诊断BHD综合征。皮肤活检对诊断有重要意义。

3．影像学检查

胸部CT可发现双肺多发性、薄壁肺囊肿，部分囊肿毗邻或包绕血管、胸膜。肾脏CT或MRI可发现单发或多发囊性或实性肾肿块。

4．病理检查

肾肿瘤的组织病理学类型对诊断BHD综合征

有一定提示意义。

5．诊断标准

Menko等提出BHD综合征诊断标准，患者应满足一项主要标准或两项次要标准。

（1）主要标准：①至少有5个纤维毛囊瘤或毛盘瘤，至少有1个经组织学确诊，成人起病；②发现*FLCN*基因致病突变。

（2）次要标准：①多发肺囊肿，双侧基底部位肺囊肿，无其他明显病因，伴或不伴自发性气胸；②肾癌，早发（年龄<50岁）或多灶性或双侧肾癌，或嫌色细胞和嗜酸细胞混合组织学类型的肾癌；③有一级亲属患有BHD综合征。

（五）治疗

目前尚无针对BHD综合征的特异性治疗方法。主要是对症支持治疗及并发症的处理。对于肾脏肿瘤，应根据病变大小、位置及肿瘤分期等采取个体化治疗。一般肿瘤直径＜3cm者可定期监测，每年行1次CT或MRI检查；肿瘤＞3cm考虑手术切除，建议采用肾部分切除术，一般不建议射频消融治疗。

（六）预后

BHD综合征预后因人而异，主要取决于肾肿瘤的恶性程度及气胸的严重程度。及时诊断和积极治疗可显著改善预后。需要引起重视的是BHD综合征患者肾癌发生率明显高于普通人群，肾癌可严重影响预后。因此，对BHD综合征患者应终生随诊，定期行肾脏影像学筛查，以早期发现肾肿瘤。此外，反复发作的气胸可导致肺功能受损，应警惕并及时处理。

第十二节　囊性肾瘤

一、定义

囊性肾瘤（cystic renal tumors）是一种以肾脏内囊性结构为特征的肿瘤，通常具有良性或低度恶性潜能。囊性肾瘤与囊性肾癌不同，后者通常具有更高的恶性风险和较差的预后。囊性肾瘤通常表现为单个或多个囊性结构，这些囊性结构由液体填充，大小和形态各异。

二、流行病学

囊性肾瘤在总人群中相对罕见，但在肾脏肿瘤中占有一定比例。根据不同研究发现，囊性肾瘤在所有肾脏肿瘤中的比例约为5%～10%。这种肿瘤可发生于任何年龄，但更常见于中老年人。囊性肾瘤的发病率具有显著的地理和种族差异，其中亚洲人群中的发病率似乎略低于欧洲和北美地区。

在囊性肾瘤的分类中，单纯肾囊肿是最常见的形式，占老年人群中囊性病变的绝大多数。据估计，超过半数的老年人至少有一个单纯肾囊肿。对于复杂肾囊肿，其流行病学数据较少，但它们更可能与肾癌相关。复杂肾囊肿的特征包括囊壁增厚、囊肿分隔或钙化，这些特征可能提示潜在的恶变风险。目前研究认为，具有这些特征的肾囊肿有较高的风险转化为肾细胞癌。

此外，特定的囊性肾瘤如低度恶性潜能多房

囊性肾肿瘤（multilocular cystic renal neoplasm of low malignant potential，MCRN-LMP）是一类具有低度恶性潜能的肾脏肿瘤，这类肿瘤虽然罕见，但在肾脏肿瘤的诊断和治疗中具有重要意义。

从性别差异来看，囊性肾瘤在男性中的检出率略高于女性。这可能与男性更频繁接受影像学检查有关，例如在前列腺疾病的诊断过程中，腹盆CT或超声可能同期偶然检出囊性肾瘤。然而，对这一现象的解释还需要更多的流行病学数据支持。

随着医疗技术的发展，特别是影像学技术的进步，囊性肾瘤的检出率有所提高。高分辨率的超声和CT扫描使得医生能够更早地发现肾脏中的微小囊肿，这对于早期诊断和治疗策略的制定至关重要。

三、发病机制

囊性肾瘤的形成机制涉及多个分子和细胞层面的改变，当前的研究已经揭示了一些关键的生物标志物和路径，可能在囊性肾瘤的形成和发展中起着核心作用。

1．细胞增生和分化的失调

囊性肾瘤的形成与细胞增生和分化的失调密切相关。研究表明，涉及调控细胞周期的关键信号通路，如mTOR通路在囊性肾瘤的发病机制中扮演着重要角色。异常活跃的mTOR通路可以促进细胞增生，导致囊性结构的形成和扩大。

2．细胞极性的丧失

细胞极性的丧失是囊性肾瘤形成的另一个关键因素。肾上皮细胞的极性失调会干扰正常的细胞架构和功能，从而促进异常囊性结构的形成。

3．细胞外基质（ECM）重组

囊性肾瘤的发展与ECM的异常重组相关。ECM成分的过度积累或异常分布可能导致基底膜结构的变化，进一步促使囊肿的扩大和肾功能的损害。

4．细胞凋亡和存活信号的失衡

囊性肾瘤的生长与细胞凋亡和存活信号的失衡有关。抑制凋亡的信号过度活跃可能会阻止异常细胞的死亡，从而导致囊肿的持续生长。

5．通道蛋白和转运体的异常

特定的通道蛋白和转运体在囊性肾瘤细胞中的异常表达，可以导致离子和液体的异常运输，促进囊肿内液体的积聚，进一步扩大囊肿体积。

四、临床分型

囊性肾瘤的临床分型主要基于其生物学行为和组织学特征，可将这些病变分为几种不同类型，具有不同的临床意义和治疗需求。以下是目前公认的几种主要分类。

1．单纯肾囊肿

这是最常见的囊性肾瘤类型，多为良性。单纯肾囊肿通常不表现出任何症状，很少恶变。多见于老年人，可以通过超声或CT扫描诊断。

2．复杂肾囊肿

相较于单纯肾囊肿，复杂肾囊肿具有更多潜在的恶性特征，如囊壁增厚、分隔、钙化或囊内出血。这些特征的评估需要更细致的影像学检查，以确定是否需要进一步的干预。

3. 低度恶性潜能的多囊性肾肿瘤

这是一种罕见的、低恶性潜能的肾脏肿瘤。它由多个囊性结构组成，囊壁通常较薄，内部通常没有实质性的组织。尽管被分类为低恶性潜能，但正确诊断对于保守治疗或手术干预的决策至关重要。

4. 囊性肾细胞癌

这种类型的囊性肾瘤包含实质性的肿瘤组织，可能在囊肿壁或分隔中呈现。它们具有高度恶性潜能，通常需要手术切除。囊性肾细胞癌的确诊通常依赖于细胞病理学分析，以及MRI或CT扫描的详细影像学特征。

五、临床表现

囊性肾瘤的临床表现取决于肿物的大小、位置及其是否合并其他并发症。大多数囊性肾瘤患者可能完全没有症状，特别是在囊肿较小且未影响肾功能时。这些囊肿通常在进行身体检查或其他医学检查时偶然发现。其他可能的临床表现包括以下几种。

1. 腰痛或腹部不适

囊肿的生长可能会对周围组织产生压迫，导致持续性或间歇性的疼痛。疼痛可能在腰部、侧腹或腹部感觉最明显。

2. 血尿

囊肿破裂或出现囊内出血，可能会导致血尿。血尿多为突发，并且程度可能因血液量的多少而有所不同。

3. 高血压

由于囊肿对肾脏结构的压迫，可能干扰肾脏的正常功能，引发高血压。高血压可能是囊性肾瘤引起的一个早期症状。

4. 感染

囊性结构容易发生感染，特别是当囊肿较大或有多个囊肿时。感染可能导致发热、寒战和尿路感染症状，如尿频、尿急或尿痛。

5. 肾功能受损

在囊性肾瘤较大或数量较多时，可能会逐渐影响肾脏的过滤功能，导致肾功能衰退。这可能表现为疲劳、食欲不振和浮肿等症状。

六、诊断

囊性肾瘤的诊断主要依赖于影像学技术，包括超声、计算机断层扫描（CT）和磁共振成像（MRI）。这些方法不仅帮助确定肾脏内的囊肿性质，还能评估其潜在的恶性风险。

1. 超声检查

超声是诊断肾脏囊肿的首选方法，特别是对于简单囊肿。它能提供关于囊肿大小、形状及内容物（如液体清晰度）的信息。超声具有操作简便、无辐射、成本低廉的优点。在超声检查中，简单囊肿表现为充满液体的边界清晰的囊性肿物，内部无回声。

2. CT扫描

CT扫描对于复杂囊肿的诊断尤为重要，特别是增强CT，能够提供更精确和清晰的囊肿结构细节。CT可以清楚显示囊壁的厚度、是否有钙化及增强后囊壁的强化情况，这些都是评估囊肿恶性潜力的关键指标。CT扫描能够在具有明显分隔的囊性肾瘤（如多房囊性肾肿瘤、囊性肾癌等）中显示囊内分隔、实性成分及增强后的不规则强化等特点。

3．MRI检查

MRI提供了更好的软组织对比能力，特别是在区分囊内液体和实性成分方面。MRI对于诊断复杂的囊性肾瘤非常有价值，因为它能够更好地识别囊壁或囊内隔膜的微小变化。MRI的多参数成像技术（如T1加权和T2加权成像）能更详细地评估囊肿的性质。

4．尿液和血液检测

虽然这些测试不能直接诊断囊性肾瘤，但有助于评估肾功能并监测可能的并发症，如感染或血尿。异常的尿液分析结果，如红细胞或白细胞的存在，可能提示囊肿出血或感染。

5．组织病理学检查

在影像学结果不明确或存在恶性疑虑的情况下，可能需要进行穿刺或手术切除囊肿进行组织病理学检查。这是确定囊性肾瘤性质的金标准，特别是在确定囊肿是否为囊性肾细胞癌时。

6．Bosniak分级系统

这是一种基于CT或MRI所见对肾脏囊肿进行分级的系统，用于评估囊肿恶变的风险。该系统将肾脏囊肿分为Ⅰ级（无危险的单纯囊肿）到Ⅳ级（高度恶性潜力的复杂囊性肾瘤）。

（1）Bosniak Ⅰ级：Ⅰ级囊肿是最常见的单纯囊肿，具有非常低的恶性潜力。特点包括：圆形或椭圆形囊肿，边界清晰；囊壁薄，无内部分隔、钙化或实性成分；增强后无强化；液体内容物水样，即均匀低密度液体。

（2）Bosniak Ⅱ级：此类囊肿通常被认为是良性的，但比Ⅰ级更复杂。特点包括：可能包含少数细小的薄壁分隔；可能有细小钙化，通常位于囊壁或细小分隔上；增强后无明显强化；可能有细微的囊内出血造成的高密度影，但没有明显的实性成分。

（3）Bosniak ⅡF级：这一级的囊肿具有某些不确定性特征，可能需要定期的影像学跟踪。特点包括：多个薄壁分隔，可能有轻微的对比剂强化；可能有较多钙化，部分可能较粗大；可能包含多个囊肿；形态和内容物比Ⅱ级更复杂，但没有足够迹象表明其为恶性。

（4）Bosniak Ⅲ级：Ⅲ级囊肿为真正的复杂性囊肿，具有一定的恶性潜力，往往需要手术干预。特点包括：明显的囊壁或隔膜增厚；可能有显著的对比剂强化；形态不规则，可能包含实性成分。

（5）Bosniak Ⅳ级：Ⅳ级囊肿具有高度恶性潜力。特点包括：明显和/或不规则的囊壁增厚或实性成分增强；显著的囊内隔膜增厚，有明显的对比剂增强；囊肿内部可能包含明显的实性成分，与恶性肿瘤相似（图4-9）。

七、治疗

囊性肾瘤的治疗策略取决于囊肿的性质、大小、临床表现及是否有恶变的证据。治疗方法包括观察等待、药物治疗、介入治疗和手术治疗。

1．观察等待

对于Bosniak Ⅰ级和Bosniak Ⅱ级的囊性肾瘤，通常采取观察等待的策略。这些囊肿通常是

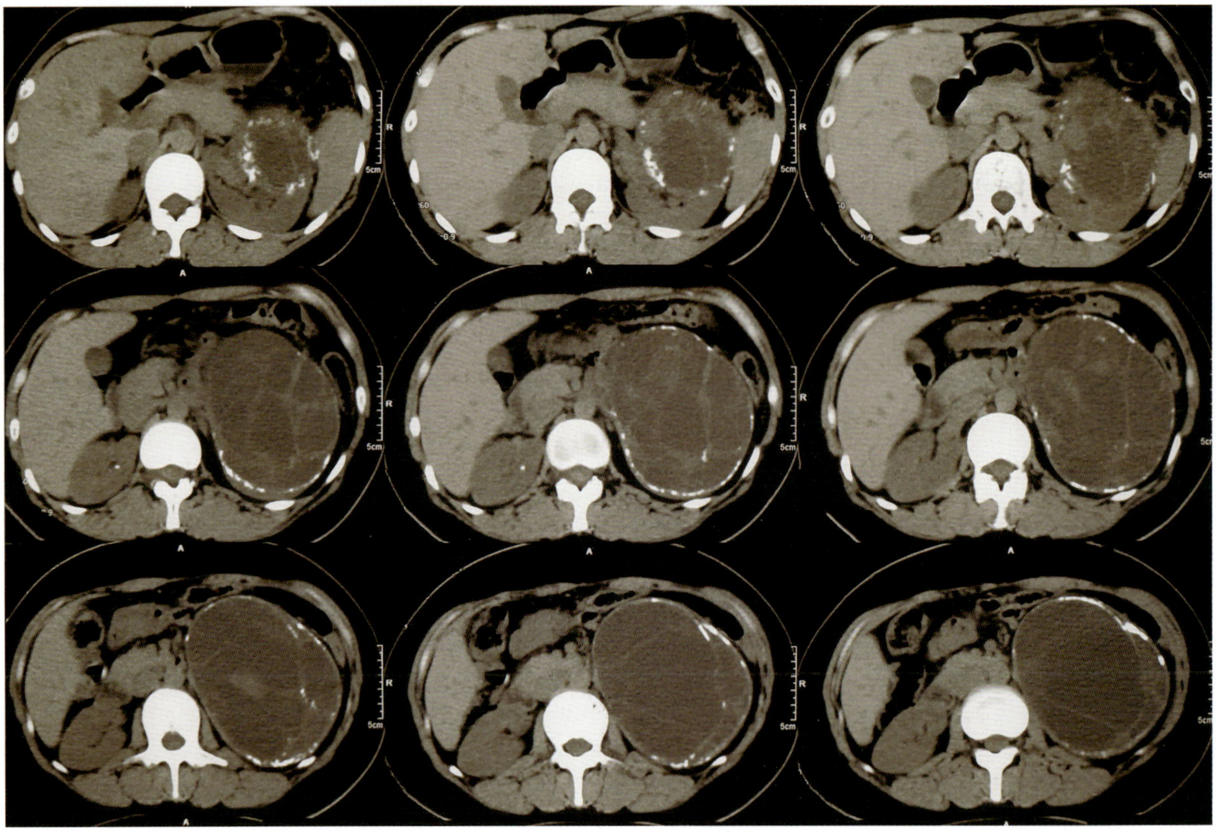

图4-9 CT见左肾中部Bosniak IV级囊肿，囊肿内可见明显分隔、壁厚，囊壁可见明显钙化

良性的，很少进展为恶性。定期的影像学检查可以监测囊肿是否有大小变化或性质改变。

2．药物治疗

在某些情况下，如囊肿感染或与囊肿相关的高血压，可以采用药物治疗。使用抗生素治疗囊肿感染，而ACE抑制剂或ARB药物可用于控制高血压。

3．介入治疗

对于体积较大的单纯囊肿或存在症状的囊肿，可以考虑进行介入治疗，如囊肿穿刺抽吸或囊肿硬化剂注射治疗。这些方法可以减轻囊肿的症状，但可能需要重复进行以防止囊肿复发。

4．手术治疗

对于Bosniak IIF级以上囊肿，或那些快速增长、症状显著或有恶性征兆的囊性肾瘤，通常需要手术治疗。手术方式包括如下几种。

（1）去顶减压术：对于恶性风险低的囊肿，如存在囊肿体积过大或伴随相关症状，可考虑行去顶减压术，以去除囊肿对周围组织的压迫。

（2）肿物切除术：移除囊肿部分，尽可能保留健康的肾脏组织。适用于囊肿位置表浅且易于分离的情况。

（3）部分肾切除术：切除包含囊肿的一部分肾脏。这种方法适用于具有恶性风险但体积相对较小且表浅的囊性肾瘤，其目的旨在完整切除肿瘤的同时，尽量保留肾脏功能。

（4）根治性肾切除术：在囊肿极为复杂或有高度恶性风险的情况下，可能需要切除整个肾脏。

适用于囊肿缺乏完成部分肾切除术的条件时。

八、预后

大多数囊性肾瘤的预后良好。即使是接受手术治疗的病例，只要及时诊断和治疗，长期生存率通常也很高。然而，对于复杂或有恶性潜能的囊性肾瘤，需要更密切地监测和可能的治疗干预，以防止疾病进展。

第十三节　肾盂旁囊肿

一、定义

肾盂旁囊肿（parapelvic cysts）是指发生在肾盂周围的囊性病变，它们与肾实质内的单纯肾囊肿不同，通常与肾盂肾盏系统相邻。这类囊肿可能对肾脏功能产生影响，尤其是当它们体积较大压迫集合系统或与其相通时。

二、流行病学

肾盂旁囊肿的发病率较单纯肾囊肿低，据文献报道，其在一般人群中的发病率约为1%～5%。这种囊肿通常单发，但也可能出现多发或双侧发病的情况，尤其是在50岁以上的人群中更为常见。根据研究，肾盂旁囊肿的发病率随年龄增长而升高，且男性患者的发病率高于女性。在临床观察中，合并单侧肾积水的患者比例较高，达到了45.5%，而合并同侧肾结石和泌尿系感染的比例分别为9.1%和9.1%。

三、病因及发病机制

肾盂旁囊肿的形成机制尚不完全明确，但其发病可能与以下几种因素相关，包括肾脏解剖结构的特点、病理变化及局部生理环境的影响等。

1．解剖和生理因素

肾盂旁囊肿通常邻近肾盂或肾窦，这些区域由于其解剖位置的特殊性，可能更容易形成囊肿。肾盂旁囊肿可能起源于肾盂肾盏系统的上皮细胞，或由肾窦内的淋巴管或血管周围的组织异常引起。

2．炎症和创伤因素

慢性炎症或肾脏损伤后的愈合过程可能促进肾盂旁囊肿的发展。炎症过程中，涉及的细胞和分泌的炎性介质可能改变局部微环境，导致细胞过度增殖和异常分泌，最终形成囊肿。

3．尿液梗阻和反流

肾盂或输尿管的部分梗阻可能导致尿液反流，增加肾盂周围压力，从而在这些区域形成囊肿。反流的尿液可以携带细胞代谢产物和炎症介质，刺激周围组织，促进囊肿的形成。

4．先天性因素

在某些个体中，肾盂旁囊肿可能与先天性发育异常有关。这可能涉及肾脏的发育过程中管状结构的异常分化或闭锁，导致囊肿的形成。

5．药物和环境因素

某些药物或环境毒素可能影响肾脏的正常功能和局部微环境，从而增加肾盂旁囊肿的风险。这些因素可能通过改变肾脏的血液动力学或直接损伤肾脏组织，促进囊肿的发生。

四、病理

肾盂旁囊肿在病理上具有一些独特的特征，这些特征有助于将其与其他类型的肾囊肿区分开来。肾盂旁囊肿通常位于肾门附近，紧邻肾盂和肾窦，其起源可能与肾小管上皮细胞或肾窦内的淋巴管有关。在病理学上，肾盂旁囊肿的壁通常较薄，由纤维结缔组织构成，并内衬一层扁平或立方上皮细胞。与单纯肾囊肿相比，肾盂旁囊肿更有可能与肾盂肾盏系统相通，这在病理检查中可以通过观察囊肿内壁是否有上皮细胞覆盖来判断。肾盂旁囊肿内通常充满清亮的液体，但在感染或出血的情况下，囊液可能变得浑浊或带血。

五、临床表现

由于肾盂旁囊肿可能压迫肾集合系统或肾蒂血管，当囊肿增大到一定程度时，可能会引起一系列临床症状，如腰痛、血尿、肾盂积水并发结石、肾血管性高血压等。在一项研究中，22例肾盂旁囊肿患者中有5例（22.7%）因腰痛就诊，其余患者多为体检时偶然发现。在这些患者中，合并单侧肾积水者10例（45.5%），合并镜下血尿者5例（22.7%），合并泌尿系感染者2例（9.1%），合并同侧肾结石者2例（9.1%）。

1. 腰痛

腰痛是肾盂旁囊肿患者常见的临床表现之一。囊肿增大可能会对周围肾组织或肾蒂血管产生压迫，引起腰部或腹部的不适或疼痛。疼痛的性质可能是隐痛或钝痛，且通常固定于一侧。当囊肿发生急性扩张，如出血或感染时，疼痛可能加剧，表现为剧烈的腰痛。长期的腰痛可能会影响患者的日常生活和睡眠质量，降低生活质量。

2. 尿路梗阻

肾尿路梗阻是由于肾盂旁囊肿压迫肾盂或肾盏，导致尿液在肾脏内部积聚，产生肾积水。这可能会导致肾功能的损害或继发肾结石。患者多伴有腰痛、尿频、尿急或感染等症状。如果不及时治疗，肾积水可能会导致肾功能的持续损害，甚至肾功能丧失。因此，对于肾盂旁囊肿导致尿路梗阻和肾积水的患者，及时诊断和治疗至关重要。

3. 感染

肾盂旁囊肿的感染可能由于囊肿与肾盂肾盏系统相通或囊肿破裂，导致细菌进入囊肿内部引起。感染的症状可能包括发热、寒战、腰痛加剧及肾区叩痛。此外，在其他某些情况下，比如肾盂旁囊肿引起尿路梗阻，患者可能由于严重泌尿系感染出现脓尿。

4. 血尿

血尿是肾盂旁囊肿另一个可能的症状，它可以是微量的（镜下血尿）或肉眼可见的（肉眼血尿）。血尿的发生可能是因为囊肿破裂或与肾盂肾盏系统相通，导致血液进入尿液中。

5. 腹部包块

腹部包块是由于肾盂旁囊肿体积增大，使得腹部外形发生改变，患者或医生在体检时可能触及到肿块。这种肿块通常是无痛的，但可能会随着呼吸或体位变化而移动。

六、诊断

肾盂旁囊肿的诊断主要依赖于影像学检查。

1．超声检查

超声检查是诊断肾盂旁囊肿的首选初筛工具，其主要应用是初步评估和跟踪观察囊肿的大小、形态及其与肾盂的关系。超声的优点包括操作简便、成本低廉且无辐射风险，适合于多次随访监测。然而，其局限性在于对深部结构的分辨率较低，可能无法清晰显示囊肿与周围结构的精细关系。

2．计算机断层扫描（CT）

CT扫描在评估肾盂旁囊肿的结构和性质方面提供高灵敏度和特异性，尤其适用于复杂囊肿的详细评估。特别是增强CT，能提供高分辨率的影像，清晰显示囊肿与肾盂、肾实质和血管的关系，有助于评估囊肿的性质（如是否含有钙化、壁厚或分隔）。然而，CT检查有辐射，对孕妇和儿童使用时需特别谨慎。

3．磁共振成像（MRI）

MRI对于软组织的对比度高，适用于进一步鉴别囊肿内容物的性质和囊肿壁的细节，尤其是在区分良性和有恶性可能的囊肿时具有独特的优势。MRI的优点是无辐射，适合对囊肿内部结构和复杂性进行详细评估。但MRI的局限性在于成本较高，且检查时间较长。

4．泌尿系统造影

泌尿系统造影包括静脉肾盂造影（IVP）和逆行肾盂造影，主要用于评估囊肿是否与肾盂肾盏系统相通，以及囊肿对集合系统的压迫效应。这些方法的优点在于可以直观显示尿液流动和梗阻情况，有助于全面评估囊肿的影响。然而，其局限性在于侵入性较大，使用对比剂可能引起过敏反应。目前，随着CT技术的进步，静脉肾盂造影已基本被CT尿路成像（CTU）所替代。

七、治疗

肾盂旁囊肿的治疗取决于囊肿的大小、症状及对肾功能的影响。

1．观察

对于无症状的小囊肿，可以选择定期观察，无须立即治疗。

2．穿刺引流

对于有症状的囊肿，超声或CT引导下进行穿刺引流是一种可供选择的微创疗法。但穿刺引流后存在囊肿复发风险，近年来，穿刺后囊肿内注射无水酒精等治疗可以有效降低穿刺引流后囊肿复发的风险。

3．手术治疗

对于较大的囊肿或影响肾功能的囊肿，可以考虑手术治疗。传统的手术方法包括开放手术和腹腔镜手术。近年来，随着输尿管软镜的普遍应用和技术改进，经尿道输尿管软镜肾盂旁囊肿内切开术也成为肾盂旁囊肿治疗的可选择的方法。

经尿道输尿管软镜肾盂旁囊肿内切开术是一种微创治疗方法，适用于难以通过传统腹腔镜手术接近的肾盂旁囊肿。该手术通过尿道途径，利用输尿管软镜和钬激光技术精确切开囊肿，有效缓解其对肾盂肾盏系统的压迫，改善肾功能。该方法的优点包括微创性、高效性、安全性和适应性强，但同时也要求医生具备高超的操作技能，且对设备有一定依赖性。可能的并发症包括出血、感染和囊肿复发，术后治疗周期相对较长。近年来随着手术技术的提高和设备的改进，该手术方式已经成为针对肾盂旁囊肿的一种安全、有效的治疗选择。

八、预后

肾盂旁囊肿的预后通常良好，尤其是对于无症状的小囊肿。然而，对于有症状或已造成肾功能损害的囊肿，及时治疗非常重要。在治疗过程中，应注意避免囊肿破裂和感染扩散。

第十四节　肾窦囊肿

一、定义

肾窦囊肿（renal sinus cysts）是指发生在肾窦区域的囊性病变，这些囊肿通常与肾脏的集合系统或肾脏血管无直接关系。肾窦囊肿多见于中老年人，且多数情况下为偶然发现，通常为良性，大多不会对肾功能产生显著影响。

二、流行病学

尽管肾窦囊肿在临床上并不罕见，但由于其常在无症状情况下偶然发现，所以确切的流行病学数据相对较少。从目前有限的数据来看，肾窦囊肿的发现通常依赖于进行腹部影像学检查的频率和原因，以及检查技术的敏感性。

1. 发病率

肾窦囊肿在成年人中较为常见，特别是在超过50岁的中老年人群中。虽然确切的发病率未有统一的流行病学研究报告，但一些针对腹部CT和超声检查的回顾性研究显示，在进行这些常规检查的患者中，肾窦囊肿的检出率为0.7%～2.7%。

2. 年龄与性别

肾窦囊肿的发现与年龄呈正相关，老年人更可能发现体积较大的囊肿或多发囊肿。关于性别差异，目前数据结果不一，但一些研究报告指出，男性可能略多于女性。

3. 临床意义

绝大多数肾窦囊肿是良性的，通常不会引起任何症状或需要积极治疗。然而，囊肿的诊断与发现往往需要定期监测其变化，尤其是在囊肿体积较大或有增长趋势时，以排除可能出现的并发症，比如压迫周围结构或囊肿感染。

4. 诊断方法对流行病学数据的影响

随着医学影像技术的进步，特别是高分辨率的超声和CT的广泛应用，肾窦囊肿的检出率有所提高。这也意味着许多无临床意义的小囊肿被记录在案，这可能影响到流行病学数据的解读。

三、发病机制

肾窦囊肿的发病机制尚未完全阐明，但普遍认为它们可能与肾窦内部结构的特殊环境有关。关于其发病机制，目前存在以下几种理论。

1. 淋巴系统来源

肾窦囊肿可能源于肾窦内的淋巴管变异，这种理论是目前最被普遍接受的。在某些情况下，淋巴管可能因局部梗阻而扩张，形成囊性结构。这种阻塞可能是由于炎症、外伤或手术后纤维化造成的淋巴回流障碍。

2．尿液的异常分泌

另一种理论认为，肾窦囊肿可能与尿液的微小渗漏有关。在高压或解剖异常的情况下，尿液可能通过肾脏集合系统的薄弱部位渗漏到肾窦中，进而形成囊肿。这种情况可能伴随微小的尿路损伤或解剖缺陷。

3．炎症反应

肾窦区域的慢性炎症也可能促使囊肿形成。由感染、自身免疫疾病或其他肾脏病变诱发的炎症反应可能导致局部组织分泌过多的液体，从而形成囊性腔隙。

4．肾窦内部的微血管异常

还有研究表明，肾窦囊肿可能与肾窦内部微血管的结构或功能异常有关。肾窦内部的微血管病变可能导致局部血液循环障碍，进而形成囊肿。

四、临床表现

肾窦囊肿通常在临床上无明显症状，多是偶然发现。然而，根据囊肿的大小、位置和是否引起周围组织的压迫，它们可能会表现出一系列的临床症状。

1．腰痛或腹部不适

较大的囊肿可能通过物理压迫周围组织而引起症状。患者可能主诉非特异性的腰痛或腹部不适，尤其是在长时间站立或体力活动后。这种疼痛通常是持续性的，并且位置固定。

2．血尿

在少数情况下，如果囊肿紧邻肾盂或肾小管，其增大可能导致微小的尿路损伤或血管破裂，从而引起间歇性或持续性血尿。

3．尿路感染

囊肿可能通过改变尿流动态或造成尿液引流不畅，增加尿路感染的风险。反复的尿路感染可能提示肾窦囊肿的存在，尤其是当排除了其他常见原因后。

4．高血压

高血压并不是肾窦囊肿的常见表现，但体积较大的囊肿通过压迫肾脏血管，可能触发肾素－血管紧张素系统，从而导致继发性高血压。

5．尿路梗阻

在极少数情况下，如果囊肿位置特殊，其体积的增大可能导致尿路部分或完全梗阻，表现为急性或慢性的尿路梗阻症状，如疼痛、尿频、尿急或反复泌尿系感染。

五、诊断

肾窦囊肿的诊断通常基于影像学检查，这些检查有助于确定囊肿的大小、位置及其与周围结构的关系。根据影像学表现，医生应充分考虑囊肿的性质，以鉴别其他可能的肾脏病变，如囊性肾癌或多囊肾。

1．超声检查

由于无创、成本低廉且应用广泛等特点，超声目前是诊断肾窦囊肿的首选方法。超声能够显示囊肿的大小、形态和内容物性质（是否含有实性成分或钙化）。另外，多普勒超声对评估囊肿与肾脏血管的关系也有一定的价值。

2．计算机断层扫描（CT）

相较于超声检查，CT扫描能够提供更详细的影像，尤其是在囊肿与周围结构关系不清晰的情况下。CT能够提供囊肿的精确位置和形态，有助于区分良性囊肿和可能的恶性肾脏病变。CT能够发现超声无法发现的囊肿内细微钙化或囊壁的细微变化，如增厚、分隔等。另外，增强CT对于囊肿性质的鉴别具有较高的价值，通过对比增强后囊肿壁和囊肿内容物强化情况，有助于判断囊肿的良恶性。CT尿路成像（CTU）通过捕捉对比剂在泌尿系统排泄的过程，有助于评估囊肿对于集合系统的压迫，评估尿液引流情况，目前CTU已经基本取代了经静脉尿路造影检查。

3．磁共振成像（MRI）

MRI是一种高灵敏度的影像学检查方法，可以提供关于肾窦囊肿的更多细节，尤其是关于囊肿内容物的性质判断（如蛋白质含量等）。MRI对于辨别复杂囊肿（伴有囊肿壁增厚、囊内分隔、明显钙化等特征）特别有价值，有助于将其与肾癌等恶性病变进行鉴别。

4．肾盂输尿管逆行造影

经膀胱镜下进行肾盂输尿管逆行造影，能够显示肾窦囊肿对于集合系统（如肾盂和输尿管）的压迫情况。造影后，肾窦囊肿对于集合系统的压迫表现为充盈缺损，同时透视下还能够动态观察对比剂引流情况，进而评估尿路梗阻的程度。

5．尿液分析

尿液分析尽管不是直接诊断肾窦囊肿的方法，但可以帮助排除囊肿可能引起的并发症，如感染或血尿。

6．肾脏功能测试

肾功能测试不是诊断肾窦囊肿的直接工具，但对于评估囊肿对肾功能的影响至关重要。特别是体积较大的囊肿已造成集合系统长期梗阻时，肾脏功能的评价显得格外重要。

六、治疗

大多数肾窦囊肿无须特殊治疗，仅需定期随访和监测囊肿的大小变化。在一些特定情况下，尤其是当囊肿引起明显症状或并发症时，可能需要采取更积极的治疗方法，包括药物治疗、手术治疗及介入治疗。

1．药物治疗

（1）疼痛管理：对于引起轻微至中度疼痛的肾窦囊肿，可以使用非甾体抗炎药（NSAIDs）进行症状控制。在疼痛较为剧烈时，可能需要使用更强效的镇痛药。

（2）感染管理：如果囊肿并发感染，需使用适当的抗生素进行治疗。

2．手术治疗

（1）手术指征：当囊肿体积较大且引起症状如疼痛、尿路梗阻或血尿时，或囊肿有急速增长的趋势可能存在恶变风险时，可考虑进行手术治疗。

（2）手术时机：手术时机应基于囊肿的大小、增长速度、症状的严重程度及患者的整体健康状况来决定。

（3）手术方法：常用的手术方法包括囊肿切除术和去顶减压术。囊肿切除术适用于位置较表浅、易于完整切除的囊肿，去顶减压术适用于较大或与重要结构相邻的囊肿。如囊肿考虑存在恶变可能，手术方式则应选择肾部分切除术或肾癌根治术，以尽量完整地切除囊肿。

3．介入治疗

（1）穿刺引流：对于体积较大且引起明显症状的肾窦囊肿，可以通过穿刺引流来减轻症状。该方法需在影像学（如CT或超声）引导下将穿刺针插入囊肿内部，抽取囊内液体。

（2）硬化疗法：在穿刺引流后，可注入硬化剂（如无水酒精）以减少囊肿复发的可能性。硬化剂可以促使囊壁粘连，从而减小囊肿体积。

七、预后

由于大多数肾窦囊肿都是良性的，并且很少影响到肾脏的整体功能，因此其预后通常非常好。大部分囊肿在发现时都无明显症状，且在临床上并不活跃，因此不需要特殊治疗。通常来说，患者只需要通过定期的影像学随访来监控囊肿，以确保没有显著的变化即可。

第十五节　肾盏憩室

一、定义

肾盏憩室是肾实质内覆盖移行上皮细胞的囊腔，经狭窄的通道与肾盂或肾盏相通，憩室无分泌功能，但尿液可反流入憩室内。该病首先由Rayer于1841年描述，可为多发性，位于肾的任何部位，但肾上盏更易受累及。

二、流行病学

在成人静脉尿路造影（IVU）中，0.21%～0.6%的患者会发现肾盏憩室，儿童中的发病率相似。其中48.9%的肾盏憩室发生于肾上极，中极和下极的发生比例分别为29.7%和21.4%。女性（63%）的发生率高于男性（37%），而且双肾发生率无差异。憩室的大小从0.5cm到7.5cm不等，平均大小为1.72cm。

三、病因及发病机制

肾盏憩室的确切病因尚不清楚，许多学者倾向于先天性病因，认为在胚胎早期一些输尿管的第3段及第4段分支形成，后又有序退化，如持续存在成为一个单独的分支即可能形成肾盏憩室。另外，还有一些后天性因素如阻塞性、神经肌肉性、创伤性或纤维化等都是可能的病因。

四、临床表现

多数单纯肾盏憩室患者无临床症状，仅在静脉肾盂造影时偶然发现。1/3～1/2的患者会出现侧腹疼痛、尿路感染和/或血尿。症状表现的严重程度与憩室的大小无关，一些小的肾盏憩室也可引起明显的腰痛，可能与肾盏连接部压力增加或引流不畅有关。由于肾盏憩室通道很窄，结石极少能通过憩室颈排入肾盏。如有排石会出现肾绞痛。憩室合并结石时，表面的肾实质常形成瘢痕或萎缩。瘢痕形成常导致憩室通道闭合，此时，结石位于肾实质的腔内，与集合系统完全分隔。

憩室通道关闭可引起急性感染和肾脓肿。肾上极脓肿常导致有症状的胸腔积液。感染也可导致黄色肉芽肿性肾盂肾炎。

五、治疗

肾盏憩室的手术干预的指征包括慢性疼痛、反复尿路感染、严重血尿或肾功能衰退。目前的治疗方法包括冲击波碎石术（SWL）、输尿管软镜/逆行肾内手术（fURS/RIRS）和经皮肾镜取石术（PCNL）等。治疗方法的选择在很大程度上取决于憩室本身的位置和解剖结构及相关的结石负荷。Ito等最近的一项荟萃分析发现，SWL的无结石率（SFR）为21.3%，fURS/RIRS为61.4%，PCNL为83%

1．体外冲击波碎石

体外冲击波碎石术（SWL）是治疗肾盏憩室结石侵入性最小的方法，但其无石率最低，为4%～20%。SWL成功的重要限制因素是憩室引流不良，因此其主要应用于健康状况不足以接受更具侵入性的全身麻醉手术，并且具有良好肾盏解剖结构的有症状患者，这些患者的治疗目标是缓解症状而不是完全清除结石。

2．输尿管软镜

与经皮肾镜取石术相比，输尿管软镜的无石率高达73%～95%，而且具有创伤小、并发症发生率低的优点，对于结石＜2cm的患者可作为治疗的首选。

3．经皮肾镜取石术

经皮肾镜取石术（PCNL）被广泛认为是治疗肾盏憩室结石最有效的清石方法，目前仍是治疗该病的主要方法之一。经皮肾镜取石术的治疗成功率高达96%，而且与SWL和fURS相比，PCNL的成功率最高，无石率也更高。不过，PCNL的并发症发生率高于SWL和fURS。近年来，由于经皮肾镜的尺寸大幅缩小，从而降低了相关风险，使这项技术成为更具吸引力的治疗选择。

4．腹腔镜

近年来腹腔镜手术已被用于处理复杂的肾盏憩室，其优势在于能够进入经皮方法无法进入的更前方的憩室。这种方法更适用于上覆肾实质较薄的大型憩室。

第十六节　髓质海绵肾

一、定义

髓质海绵肾（MSK）是一种先天性、良性肾髓质囊性疾病，以肾锥体邻近乳头部的终末集合管囊状扩张，锥体切面呈多孔状或海绵状为主要病理特征。

二、流行病学

髓质海绵肾通常为散发性病例，患病率在5/100 000～5/10 000，很少有家族性，通常出现在20～30岁。女性比男性受影响稍大。尽管具有散发性，但有很少病例以常染色体显性方式呈现家族遗传。

这种罕见的肾脏畸形还可伴有其他肾脏表现，包括贝－维综合征、多囊肾、威尔姆斯肿瘤、马蹄肾、拉布森–门登霍尔综合征（RMS）、先天性肾脏和尿路畸形（CAKUT）和卡罗利病等。

三、病理

目前认为，髓质海绵肾的发病机制为输尿管芽上升和分支形成集合管过程中，集合管远端异常增大和扩张。其特点是远端集合管扩张，形成小囊和囊样空腔，扩张囊腔的近侧与正常集合管相通，远侧与肾乳头内小管或直接与肾盏相通。囊腔可达1～8mm，内衬集合管上皮，横断面检查时可呈“海绵状”。由于扩张的囊腔内尿液淤滞，易引起慢性感染和结石。一般病变为双侧性，80%患者部分或所有乳头受累，也有单侧或仅累及一个肾乳头者。

四、临床表现

髓质海绵肾通常是一种良性病变，可能终生无症状且未被发现。临床表现通常发生在20岁以后，最常见的表现是肾绞痛（50%～60%），其次是尿路感染（20%～33%）和肉眼血尿。与之相关的主要并发症包括肾钙化、远端肾小管酸中毒和继发于肾结石的尿路感染等。此病本身并不使肾功能减弱，但反复肾结石形成与尿路感染可导致慢性肾盂肾炎，少数发展到终末期肾功能衰竭，据估计有症状的患者中约10%出现尿毒症。

五、诊断

影像学检查是诊断髓质海绵肾的主要方式。

1．尿路平片（KUB）

肾较正常增大，肾区钙化或结石位于肾小盏的椎体部，成簇状、放射状或粟粒状。

2．IVP

可较直观地显示扩张的集合管，表现为肾小盏向外放射的线状条纹，呈现特异的“花束”或“画刷”样改变。但由于检测技术不佳，肠道气体和粪便导致图像质量差及检测小结石的灵敏度低等原因，其对髓质海绵肾检测的灵敏度和特异性存在争议。

3．CTU

近年来由于其卓越的成像能力，CTU在髓质海绵肾的诊断中越来越受到重视。该检查可以明确地显示肾实质内多发小结石，肾髓质囊肿，并结合三维重建清晰地显示髓质海绵肾中集尿小管扩张的特征性改变，大大提高了检测准确性。

4．超声

在髓质海绵肾的诊断中价值有限。多显示皮髓质交界处有均质强回声，这些发现是髓质海绵肾的特征，但不具特异性。髓质海绵肾需要与肾结核、肾钙盐沉积、肾乳头坏死后愈合、肾盏憩室等进一步鉴别。

六、治疗

髓质海绵肾患者没有临床症状或并发症时，无须特殊治疗，可定期随访观察。对于远端肾小管酸中毒引起的高钙尿症和低枸橼酸尿症，使用枸橼酸钾治疗可有效降低尿钙和结石复发率。除了大量摄入液体和低钠饮食外，噻嗪类药物对降低高尿钙和限制结石形成也很有效。

由于感染在MSK患者中并不罕见，尤其是在存在结石的情况下，因此应经常进行尿培养，在某些情况下应考虑长期预防性治疗。凝固酶阳性葡萄球菌感染在结石患者中很常见，即使培养物中的菌落数低于100 000个/ml，也应进行治疗。

当结石进入肾盂或输尿管引起梗阻时，需尽快解除梗阻，治疗的方式包括体外震波碎石、输尿管镜及经皮肾镜取石术等。少数患者在没有梗阻的情况下出现顽固腰痛，可考虑行输尿管软镜钬激光肾乳头切开术。

七、预后

髓质海绵肾长期预后良好。长期反复梗阻或感染偶可导致终末期肾病。控制髓质海绵肾相关症状的预防措施与肾结石非常相似，包括均衡饮食（水果、蔬菜）、充足的液体摄入、稳定尿液酸碱度、积极预防感染等。

参考文献

[1] 王国民. 肾囊肿疾病. 吴阶平泌尿外科学 [M]. 济南: 山东科学技术出版社, 2004. 1707-1721.

[2] 中国泌尿外科和男科疾病诊断治疗指南 (2019版) [M]. //黄健. 肾脏囊性疾病诊断治疗指南. 北京: 科学出版社, 2019. 654-673.

[3] NAHM AM, RITZ E. The simple renal cyst [J]. Nephrol Dial Transplant, 2000 Oct, 15 (10): 1702-1704.

[4] ZHU M, CHU X, LIU C. Effects of Renal Cysts on Renal Function [J]. Arch Iran Med, 2022 Mar 1, 25 (3): 155-160.

[5] ZHOU Y, JIA L, LU B, et al. Simple renal cyst as an independent risk factor for hypertension [J]. J Clin Hypertens (Greenwich), 2022 Jul, 24 (7): 898-907.

[6] MALKHASYAN VA, MAKHMUDOV TB, GILFANOV YS, et al. Effect of a simple kidney cyst on renal function [J]. Urolog II a, 2023 Sep, (4): 75-81.

[7] 李鹏, 钟晓菁, 范伟峰, 等. 老年单纯性肾囊肿人群并发高血压及肾功能下降的危险因素分析 [J]. 老年医学与保健, 2021, 27 (4): 702-705, 726.

[8] THOMAS CC, JANA M, SINHA A, et al. Ultrasound Imaging of Renal Cysts in Children [J]. J Ultrasound Med, 2021 Mar, 40 (3): 621-635.

[9] MANSOUR P, AMMAR L, O GOMEZ URENA E, et al. A Unique Presentation of an Infected Renal Cyst: A Case Report and Literature Review [J]. Cureus, 2023 Oct 30, 15 (10): e47966.

[10] AGNELLO F, ALBANO D, MICCI G, et al. CT and MR imaging of cystic renal lesions [J]. Insights Imaging, 2020 Jan 3, 11 (1): 5.

[11] EGILMEZ H, GOK V, OZTOPRAK I, et al. Comparison of CT-guided sclerotherapy with using 95% ethanol and 20% hypertonic saline for managing simple renal cyst [J]. Korean J Radiol, 2007 Nov-Dec, 8 (6): 512-9.

[12] 黄志龙, 张深燕, 方统磊, 等. CT导引下聚桂醇硬化治疗肾囊肿 [J]. 介入放射学杂志, 2023, 32 (11): 1115-1118.

[13] HONG Y, CHEN X, WU M, et al. Percutaneous vs Laparoscopic Treatment for Simple Renal Cysts: A Meta-analysis [J]. J Endourol, 2021 Dec, 35 (12): 1793-1800.

[14] HINEV A, ANAKIEVSKI D. Laparoscopic transperitoneal renal cyst decortication [J]. Acta Chir Iugosl, 2014, 61 (1): 35-40.

[15] 赵妍娟. 肾囊肿的饮食管理 [J]. 家庭医学, 2023 (9): 9.

[16] BERGMANN C, SENDEREK J, WINDELEN E, et al. Clinical consequences of PKHD1 mutations in 164 patients with autosomal-recessive polycystic kidney disease (ARPKD) [J]. Kidney International, 2010, 79 (11): 1341-1348.

[17] HAPPE HESTER, HEER E D, PETERS D J M. Polycystic kidney disease: the complexity of planar cell polarity and signaling during tissue regeneration and cyst formation [J]. Biochimica et Biophysica Acta, 2011, 1812 (10): 1249-1255.

[18] HARRIS PC, TORRES VE. Genetic mechanisms and signaling pathways in autosomal dominant polycystic kidney disease [J]. J Clin Invest, 2014 Jun, 124 (6): 2315-2324.

[19] THOMAS CC, JANA M, SINHA A, et al. Ultrasound Imaging of Renal Cysts in Children [J]. J Ultrasound Med, 2021 Mar, 40 (3): 621-635.

[20] SUTHERLAND SM, ALEXANDER SR. Optimal timing of kidney transplantation in children with chronic kidney disease [J]. Pediatric Nephrology, 2021, 33 (2): 273-283.

[21] SMITH JM, HO PL, MCDONALD RA. Renal transplantation in pediatric patients: long-term outcomes [J]. American Journal of Kidney Diseases, 2019, 73 (5): 689-698.

[22] HARRIS PC, TORRES VE. Polycystic kidney disease [J]. Annual Review of Medicine, 2009, 60, 321-337.

[23] GRANTHAM JJ, Clinical practice. Autosomal dominant polycystic kidney disease [J]. New England Journal of Medicine, 2008, 359 (14), 1477-1485.

[24] HARRIS PC, TORRES VE. Genetic mechanisms and signaling pathways in autosomal dominant polycystic kidney disease [J]. Journal of Clinical Investigation, 2014, 124 (6), 2315-2324.

[25] GRANTHAM JJ, Clinical practice. Autosomal dominant polycystic kidney disease [J]. New England Journal of Medicine, 2015, 373, 1598-1602.

[26] PATEL V, CHOWDHURY R. Advances in the pathogenesis and treatment of polycystic kidney disease [J]. Current Opinion in Nephrology and Hypertension, 2016, 25 (3), 221-228.

[27] CORNEC-LE GALL E, ALAM A, PERRONE RD. Autosomal dominant polycystic kidney disease [J]. Lancet, 2019, 393 (10174), 919-935.

[28] INGELFINGER J. Tolvaptan and Autosomal Dominant Polycystic Kidney Disease [J]. New England Journal of Medicine, 2017, 377, 1988-1989.

[29] TORRES VE, CHAPMAN AB, DEVUYST O, et al. Tolvaptan in Patients with Autosomal Dominant Polycystic Kidney Disease [J]. New England Journal of Medicine, 2012, 367 (25), 2407-2418.

[30] HOGAN MC, MASYUK TV, PAGE LJ, et al. Randomized Clinical Trial of Long-Acting Somatostatin for Autosomal Dominant Polycystic Kidney Disease [J]. Journal of the American Society of Nephrology, 2015, 26 (12), 3042-3050.

[31] SERRA AL, POSTER D, KISTLER AD, et al. Sirolimus and kidney growth in autosomal dominant polycystic kidney disease [J]. New England Journal of Medicine, 2010, 363 (9), 820-829.

[32] BERKENBLIT R, RICCI Z, KANMANIRAJA D, et al. CT features of acquired cystic kidney disease-associated renal cell carcinoma [J]. Clinical Imaging, 2022, 83: 83-86.

[33] CARNAHAN MB, KUNZELMAN J, KAWASHIMA A, et al. Acquired cystic disease subtype renal cell carcinoma (acd-rcc): Prevalence and imaging features at a single institution [J]. Abdom Radiol (NY), 2022, 47 (8): 2858-2866.

[34] MCCARTHY MR, GUPTA S, ERICKSON LA. Acquired cystic disease-associated renal cell carcinoma [J]. Mayo Clin Proc, 2023, 98 (4): 637-638.

[35] SUN Y, ARGANI P, TICKOO SK, et al. Acquired cystic disease-associated renal cell carcinoma (ackd-rcc) -like cysts [J]. Am J Surg Pathol, 2018, 42 (10): 1396-1401.

[36] 冯敏，徐成玉．获得性肾囊肿66例超声诊断分析 [J]．实用医技杂志，2022, 29 (11): 1195-1197.

[37] AVCI B, BASKIN E, GÜLLEROĞLU K, et al. Long-term outcomes of kidney transplant recipients with juvenile nephronophthisis [J]. Exp Clin Transplant, 2022, 20 (Suppl 3): 122-125.

[38] DOREILLE A, RAYMOND L, LEBRE AS, et al. Nephronophthisis in young adults phenocopying thrombotic microangiopathy and severe nephrosclerosis [J]. Clin J Am Soc Nephrol, 2021, 16 (4): 615-617.

[39] GARCIA H, SERAFIN AS, SILBERMANN F, et al. Agonists of prostaglandin e (2) receptors as potential first in class treatment for nephronophthisis and related ciliopathies [J]. Proc Natl Acad Sci U S A, 2022, 119 (18): e2115960119.

[40] GUPTA S, OZIMEK-KULIK JE, PHILLIPS JK. Nephronophthisis-pathobiology and molecular pathogenesis of a rare kidney genetic disease [J]. Genes (Basel), 2021, 12 (11).

[41] KÖNIG JC, KARSAY R, GERß J, et al. Refining kidney survival in 383 genetically characterized patients with nephronophthisis [J]. Kidney Int Rep, 2022, 7 (9): 2016-2028.

[42] STOKMAN MF, SAUNIER S, BENMERAH A. Renal ciliopathies: Sorting out therapeutic

approaches for nephronophthisis [J]. Front Cell Dev Biol, 2021, 9653138.
[43] 赵雪，蒋丽君，戎赞华，等. 不同基因突变致肾单位肾痨及相关综合征患儿临床表型特点及基因分析 [J]. 中国当代儿科杂志，2023, 25 (8): 831-836.
[44] DEVUYST O, OLINGER E, WEBER S, et al. Autosomal dominant tubulointerstitial kidney disease [J]. Nat Rev Dis Primers, 2019, 5 (1): 60.
[45] ECONIMO L, SCHAEFFER C, ZENI L, et al. Autosomal dominant tubulointerstitial kidney disease: An emerging cause of genetic ckd [J]. Kidney Int Rep, 2022, 7 (11): 2332-2344.
[46] GONG K, XIA M, WANG Y, et al. Autosomal dominant tubulointerstitial kidney disease genotype and phenotype correlation in a chinese cohort [J]. Sci Rep, 2021, 11 (1): 3615.
[47] OLINGER E, HOFMANN P, KIDD K, et al. Clinical and genetic spectra of autosomal dominant tubulointerstitial kidney disease due to mutations in umod and muc1 [J]. Kidney Int, 2020, 98 (3): 717-731.
[48] SICKING M, ŽIVNÁ M, BHADRA P, et al. Phenylbutyrate rescues the transport defect of the sec61α mutations v67g and t185a for renin [J]. Life Sci Alliance, 2022, 5 (4).
[49] WOPPERER FJ, KNAUP KX, STANZICK KJ, et al. Diverse molecular causes of unsolved autosomal dominant tubulointerstitial kidney diseases [J]. Kidney Int, 2022, 102 (2): 405-420.
[50] ABUMAZIAD AS, ABUSALEH R, BHATI S. Congenital nephrotic syndrome [J]. J Perinatol, 2021, 41 (12): 2704-2712.
[51] BOYER O, BÉRODY S. Congenital nephrotic syndrome: Is early aggressive treatment needed?-no [J]. Pediatr Nephrol, 2020, 35 (10): 1991-1996.
[52] BOYER O, SCHAEFER F, HAFFNER D, et al. Management of congenital nephrotic syndrome: Consensus recommendations of the erknet-espn working group [J]. Nat Rev Nephrol, 2021, 17 (4): 277-289.
[53] GU Y, HAN B, ZHU X, et al. Prenatal diagnosis of congenital nephrotic syndrome of the finnish type in a chinese family [J]. Taiwan J Obstet Gynecol, 2021, 60 (4): 758-762.
[54] HÖLTTÄ T, JALANKO H. Congenital nephrotic syndrome: Is early aggressive treatment needed? Yes [J]. Pediatr Nephrol, 2020, 35 (10): 1985-1990.
[55] ROOD IM, DEEGENS JKJ, LUGTENBERG D, et al. Nephrotic syndrome with mutations in nphs2: The role of r229q and implications for genetic counseling [J]. Am J Kidney Dis, 2019, 73 (3): 400-403.
[56] SHARIEF SN, HEFNI NA, ALZAHRANI WA, et al. Genetics of congenital and infantile

nephrotic syndrome [J]. World J Pediatr, 2019, 15 (2): 198-203.

[57] ALVELOS MI, RODRIGUES M, LOBO L, et al. A novel mutation of the hnf1b gene associated with hypoplastic glomerulocystic kidney disease and neonatal renal failure: A case report and mutation update [J]. Medicine (Baltimore), 2015, 94 (7): e469.

[58] GUSMANO R, CARIDI G, MARINI M, et al. Glomerulocystic kidney disease in a family [J]. Nephrol Dial Transplant, 2002, 17 (5): 813-818.

[59] LENNERZ JK, SPENCE DC, ISKANDAR SS, et al. Glomerulocystic kidney: One hundred-year perspective [J]. Arch Pathol Lab Med, 2010, 134 (4): 583-605.

[60] MACHE CJ, PREISEGGER KH, KOPP S, et al. De novo hnf-1 beta gene mutation in familial hypoplastic glomerulocystic kidney disease [J]. Pediatr Nephrol, 2002, 17 (12): 1021-1026.

[61] ASLAM M, WATSON AR. Unilateral multicystic dysplastic kidney: Long term outcomes [J]. Arch Dis Child, 2006, 91 (10): 820-823.

[62] CAI M, GUO C, WANG X, et al. Classifying and evaluating fetuses with multicystic dysplastic kidney in etiologic studies [J]. Exp Biol Med (Maywood), 2023, 248 (10): 858-865.

[63] CHETTY S. Multicystic dysplastic kidney [J]. Am J Obstet Gynecol, 2021, 225 (5): B21-b22.

[64] HUANG R, FU F, GUO F, et al. Prenatal diagnosis of polycystic renal diseases: Diagnostic yield, novel disease-causing variants, and genotype-phenotype correlations [J]. Am J Obstet Gynecol MFM, 2024, 6 (1): 101228.

[65] MATSELL DG, BAO C, PO WHITE T, et al. Outcomes of solitary functioning kidneys-renal agenesis is different than multicystic dysplastic kidney disease [J]. Pediatr Nephrol, 2021, 36 (11): 3673-3680.

[66] PSOOY K. Multicystic dysplastic kidney (mcdk) in the neonate: The role of the urologist [J]. Can Urol Assoc J, 2016, 10 (1-2): 18-24.

[67] JENNETTE J, OLSON J, SILVA F, et al. Heptinstall's pathology of the kidney [M]. 7th ed. Philadelphia: Wolters Kluwer, 2015, 120-172.

[68] LENNERZ JK, SPENCE DC, ISKANDAR SS, et al. Glomerulocystic kidney: one hundred-year perspective [J]. Arch Pathol Lab Med, 2010, 134 (4): 583-605.

[69] HASHIMOTO H, OHASHI N, TSUJI N, et al. A case report of thin basement membrane nephropathy accompanied by sporadic glomerulocystic kidney disease [J]. BMC Nephrol, 2019, 20 (1): 248.

[70] YUAN J, YAO Y, LI N, et al. Hepatocyte nuclear factor-1beta frame-shift mutation in sporadic glomerulocystic kidney disease

associated with agenesis of the corpus callosum [J]. Nephrology (Carlton), 2009, 14 (8): 764-765.

[71] LANDAU D, SHALEV H, SHULMAN H, et al. Oligohydramnion, renal failure and no pulmonary hypoplasia in glomerulocystic kidney disease [J]. Pediatr Nephrol, 2000, 14 (4): 319-321.

[72] 胡庭阳, 马祖福, 韩敏, 等. 肾小球囊肿病合并ANCA相关性血管炎肾损害1例 [J]. 临床肾脏病杂志, 2014, 14 (5): 320, 封3.

[73] DE FARIAS FILHO FT, NETO AC, ABDULKADER RC. Glomerulocystic kidney disease presenting as acute renal failure in an adult patient [J]. Nephrol Dial Transplant, 2005, 20 (10): 2293.

[74] WOOD CG, 3RD, STROMBERG LJ, 3RD, HARMATH CB, et al. CT and MR imaging for evaluation of cystic renal lesions and diseases [J]. Radiographics, 2015, 35 (1): 125-141.

[75] SCHEEN M, PAOLONI-GIACOBINO A, NGUYEN-TANG EG, et al. Glomerulocystic kidney disease [J]. Kidney Int, 2022, 102 (5): 1193.

[76] CORNEC-LE GALL E, ALAM A, PERRONE RD. Autosomal dominant polycystic kidney disease [J]. Lancet, 2019, 393 (10174): 919-935.

[77] GOGGOLIDOU P, RICHARDS T. The genetics of Autosomal Recessive Polycystic Kidney Disease (ARPKD) [J]. Biochim Biophys Acta Mol Basis Dis, 2022, 1868 (4): 166348.

[78] IZZI C, DORDONI C, ECONIMO L, et al. Variable Expressivity of HNF1B Nephropathy, From Renal Cysts and Diabetes to Medullary Sponge Kidney Through Tubulo-interstitial Kidney Disease [J]. Kidney Int Rep, 2020, 5 (12): 2341-2350.

[79] HENSKE EP, JOZWIAK S, KINGSWOOD JC, et al. Tuberous sclerosis complex [J]. Nat Rev Dis Primers, 2016, 2: 16035.

[80] WINYARD P, CHITTY L. Dysplastic and polycystic kidneys: diagnosis, associations and management [J]. Prenat Diagn, 2001, 21 (11): 924-935.

[81] CRESPIGIO J, BERBEL LCL, DIAS MA, et al. Von Hippel-Lindau disease: a single gene, several hereditary tumors [J]. J Endocrinol Invest, 2018, 41 (1): 21-31.

[82] ALAN WP, ROGER RD, LOUIS RK, et al. Campbell Walsh Wein Urology [M]. 12th ed. Elsevier, 2020.

[83] CHITTIBOINA P, LONSER RR. Von Hippel-Lindau disease [J]. Handb Clin Neurol, 2015, 132: 139-156.

[84] SCHODEL J, GRAMPP S, MAHER ER, et al. Hypoxia, Hypoxia-inducible Transcription Factors, and Renal Cancer [J]. Eur Urol, 2016, 69 (4): 646-657.

[85] CHOYKE PL, GLENN GM, WALTHER

MM, et al. von Hippel-Lindau disease: genetic, clinical, and imaging features [J]. Radiology, 1995, 194 (3): 629-642.

[86] JENNETTE J, OLSON J, SILVA F, et al. Heptinstall's pathology of the kidney [M]. 7th ed. Philadelphia: Wolters Kluwer, 2015, 120-172.

[87] TIROSH A, EL LAKIS M, GREEN P, et al. In silico VHL Gene Mutation Analysis and Prognosis of Pancreatic Neuroendocrine Tumors in von Hippel-Lindau Disease [J]. J Clin Endocrinol Metab, 2018, 103 (4): 1631-1638.

[88] WOLTERS WPG, DREIJERINK KMA, GILES RH, et al. Multidisciplinary integrated care pathway for von Hippel-Lindau disease [J]. Cancer, 2022, 128 (15): 2871-2879.

[89] CHAN VW, LENTON J, SMITH J, et al. Multimodal image-guided ablation on management of renal cancer in Von-Hippel-Lindau syndrome patients from 2004 to 2021 at a specialist centre: A longitudinal observational study [J]. Eur J Surg Oncol, 2022, 48 (3): 672-679.

[90] JONASCH E, DONSKOV F, ILIOPOULOS O, et al. Belzutifan for Renal Cell Carcinoma in von Hippel-Lindau Disease [J]. N Engl J Med, 2021, 385 (22): 2036-2046.

[91] NORTHRUP H, ARONOW ME, BEBIN EM, et al. Updated International Tuberous Sclerosis Complex Diagnostic Criteria and Surveillance and Management Recommendations [J]. Pediatr Neurol, 2021, 123: 50-66.

[92] KINGSWOOD JC, BELOUSOVA E, BENEDIK MP, et al. Renal Manifestations of Tuberous Sclerosis Complex: Key Findings From the Final Analysis of the TOSCA Study Focussing Mainly on Renal Angiomyolipomas [J]. Front Neurol, 2020, 11: 972.

[93] GALLO-BERNAL S, KILCOYNE A, GEE MS, et al. Cystic kidney disease in tuberous sclerosis complex: current knowledge and unresolved questions [J]. Pediatr Nephrol, 2023, 38 (10): 3253-3264.

[94] WANG MX, SEGARAN N, BHALLA S, et al. Tuberous Sclerosis: Current Update. Radiographics [J], 2021, 41 (7): 1992-2010.

[95] NORTHRUP H, KRUEGER DA. Tuberous sclerosis complex diagnostic criteria update: recommendations of the 2012 II nternational Tuberous Sclerosis Complex Consensus Conference [J]. Pediatr Neurol, 2013, 49 (4): 243-254.

[96] TRNKA P, KENNEDY SE. Renal tumors in tuberous sclerosis complex [J]. Pediatr Nephrol, 2021, 36 (6): 1427-1438.

[97] DACCORD C, GOOD JM, MORREN MA, et al. Birt-Hogg-Dube syndrome [J]. Eur Respir Rev, 2020, 29 (157).

[98] MATHIEU J, DETRAUX D, KUPPERS D, et al. Folliculin regulates mTORC1/2 and WNT

pathways in early human pluripotency [J]. Nat Commun, 2019, 10 (1): 632.

[99] LEE E, SAYYOUH M, HAGGERTY JE, et al. Role of Radiologists in the Diagnosis of Unsuspected Birt-Hogg-Dubé Syndrome in a Tertiary Clinical Practice [J]. AJR Am J Roentgenol, 2019, 213 (4): 792-797.

[100] EBANA H, MIZOBUCHI T, KURIHARA M, et al. Novel clinical scoring system to identify patients with pneumothorax with suspicion for Birt-Hogg-Dubé syndrome [J]. Respirology, 2018, 23 (4): 414-418.

[101] ZHANG QL, ROTHENBACHER D. Prevalence of chronic kidney disease in population-based studies: Systematic review [J]. BMC Public Health, 2008, 8: 117.

[102] WILSON PD. Polycystic kidney disease [J]. New England Journal of Medicine, 2004 Jun 15, 350 (2): 151-164.

[103] CARRASCO A, GRANTHAM JJ, TORRES VE. Understanding renal cystic disease: A review [J]. Kidney International, 2007, 71 (2): 1034-1047.

[104] HARRIS PC, TORRES VE. Genetic Mechanisms and Signaling Pathways in Autosomal Dominant Polycystic Kidney Disease [J]. Journal of Clinical Investigation, 2009 Jun, 119 (6): 1429-1439.

[105] GRANTHAM JJ. Cyst formation and growth in autosomal dominant polycystic kidney disease [J]. Kidney International, 2011, 79 (11): 1140-1155.

[106] CHAPMAN AB, DEVUYST O, ECKARDT KU, et al. Autosomal Dominant Polycystic Kidney Disease (ADPKD): Summary of a Kidney Disease: Improving Global Outcomes (KDIGO) Controversies Conference [J]. Kidney International, 2015, 88 (1): 17-27.

[107] SILVERMAN SG, PEDROSA I, ELLIS JH, et al. Bosniak classification of cystic renal masses version 2019: An update proposal and needs assessment [J]. Radiology, 2009, 292 (2): 475-488.

[108] ISRAEL GM, BOSNIAK MA. Renal cysts: a review of classification, diagnosis, and management [J]. Eur J Radiol, 2005, 53 (2): 221-231.

[109] HUANG J, ZHANG X, WANG X, et al. The impact of simple renal cysts on renal function [J]. Arch Iran Med, 2022, 25 (3): 155-160.

[110] ZHOU Y, JIA L, LU B, et al. Simple renal cyst as an independent risk factor for hypertension [J]. J Clin Hypertens (Greenwich), 2022, 24 (7): 898-907.

[111] 赵大委，陈如，马锋. 输尿管软镜钬激光内切开术治疗肾盂旁囊肿11例 [J]. 国际泌尿系统杂志，2018, 38 (4): 3.

[112] LEE JG, LEE SM, KIM JH. Clinical characteristics and outcomes of renal

sinus cysts: a retrospective cohort study [J]. Journal of Urology, 2018, 199 (4): 1122-1127.

[113] WANG LX, LIU BJ. Renal sinus cysts: Diagnosis, management, and outcome [J]. American Journal of Kidney Diseases, 2020, 75 (5): 675-682.

[114] KAPLAN AG, PATEL VD, FILLY RA. Management of asymptomatic renal sinus cysts: a single-center experience [J]. Clinical Nephrology, 2017, 88 (1): 49-54.

[115] MORENO AL, METCALFE PD. Interventional treatment of renal sinus cysts: When and how [J] ? Urology, 2019, 123: 22-28.

[116] PATEL VD, FILLY RA. The impact of renal sinus cysts on renal function and blood pressure [J]. Clinical Nephrology, 2017, 88 (1): 49-54.

[117] TIMMONS JW JR, MALEK RS, HATTERY RR, et al. Caliceal diverticulum [J]. J Urol, 1975, 114: 6-9.

[118] ITO H, ABOUMARZOUK O, ABUSHAMMA F, et al. Systematic review of Calyceal Diverticulum [J]. J Endourol, 2018, 32: 961-972.

[119] CHONG TW, BUI MH, FUCHS GJ. Calyceal diverticula: ureteroscopic management [J]. Urol Clin North Am, 2000, 27 (4): 647-654.

[120] BAS O, OZYUVALI E, AYDOGMUS Y, et al. Management ofcalyceal diverticular calculi: a comparison of percutaneous nephrolithotomy and flexible ureterorenoscopy [J]. Urolithiasis, 2015, 43 (2): 155-161.

[121] FABRIS A, ANGLANI F, LUPO A, et al. Medullary sponge kidney: state of the art [J]. Nephrol Dial Transplant, 2013, 28 (5): 1111-1119.

[122] XIANG H, HAN J, RIDLEY WE, et al. Medullary sponge kidney [J]. J Med Imaging Radiat Oncol, 2018, 62: 93-94.

[123] SHAN D, REZONZEW G, MULLEN S, et al. Heterozygous Pkhd1C642 mice develop cystic iver disease and proximal tubule ectasia that mimics radiographic signs of medullary sponge kidney [J]. Am J Physiol Renal Physiol, 2019, 316: F463-F472.

第五章

复杂肾囊肿

5

第一节 肾囊肿的Bosniak分级

一、Bosniak分级的起源

Bosniak分级系统是由Morton A. Bosniak于1986年首次提出，旨在为临床提供一种系统性的方法来评估和管理计算机断层扫描（CT）发现的肾囊肿。Bosniak通过详细分析肾囊肿的CT影像特征，建立了一个从Ⅰ级到Ⅳ级的分类系统，以区分囊肿的恶性风险。这一分级方法的提出，极大地改善了肾囊肿的诊断精度，降低了不必要的手术干预，同时为那些需要积极治疗的高风险患者提供了依据。

二、Bosniak分级的内容

Bosniak分级系统基于囊肿的CT影像特征，如囊壁的厚度、分隔的数量和性质、囊内钙化及囊内容物的增强程度。以下是各级别的具体描述。

1. Bosniak Ⅰ级

单纯囊肿，边界清晰，囊壁薄且无分隔、钙化或实性成分。此类囊肿几乎没有恶性的可能性，通常不需要进一步治疗。

2. Bosniak Ⅱ级

仍然被认为是良性的，但可能包含一些细小钙化和少数非增强的薄壁分隔。这类囊肿通常建议定期观察，但恶变的风险极低。

3. Bosniak ⅡF级

此类别的囊肿显示了更复杂的特征，如多个薄分隔、轻微的增强或更多的钙化。“F”代表“follow-up”（随访），需要定期复查以监测变化，这些囊肿有一定恶变风险，但风险较低。

4. Bosniak Ⅲ级

具有不确定性的囊肿，此类囊肿包含不规则或明显增厚的分隔，增强后分隔或囊壁可见强化。这些囊肿被视为具有恶性潜能，通常建议进行外科评估。

5. Bosniak Ⅳ级

Ⅳ级囊肿具有明显的恶性特征，如实性成分的明显增强、囊壁/分隔的明显增厚等。此类囊肿几乎可以确定是恶性的，建议手术切除。

三、Bosniak分级的优势与劣势

1. 优势

Bosniak分级系统的优点主要在于其提供了一种可靠且有效的方法来评估肾囊肿的潜在恶性风险，有助于指导临床管理策略。这一系统能够帮助医生决策肾囊肿的治疗方案，即哪些囊肿需要接受手术切除，而哪些囊肿只需要定期观察，从而减少了不必要的手术干预和相关的医疗成本；另外，通过标准化的影像评估准则，Bosniak分级提高了诊断的一致性，促进了不同地区和不同水平的医疗机构之间的交流合作；此外，这一系统也为临床研究提供了一个实用且数字化的方法，便于进行科学研究和数据量化。

2. 劣势

尽管Bosniak分级系统广受欢迎，但它也存在一些局限性。首先，该系统的应用依赖于高质量的影像结果和经验丰富的放射科医生进行解读，

这可能导致在资源较少或经验不足的情况下出现诊断偏倚；其次，分类的一些边界条件可能导致对某些囊肿的分类有主观性，特别是在Ⅱ和ⅡF级别之间，可能会导致治疗决策的不确定性；此外，随着影像技术的发展和新诊断工具的出现，Bosniak分级系统需要不断更新和调整以适应新的临床和技术环境。

第二节　复杂肾囊肿的协和临床分型

随着腹腔镜技术的发展，腹腔镜肾部分切除术（laparoscopic nephron sparing surgery，LNNS）已经逐步成为早期肾肿瘤的常规术式。腹腔镜肾部分切除术具有创伤小，出血少，并发症少等诸多优点。但同时存在诸多挑战，其中之一就是复杂肾囊肿。

Bosniak根据CT表现提出肾囊肿的分级，分为Ⅰ级，Ⅱ级，ⅡF级，Ⅲ级和Ⅳ级，随着分级的增加，恶性概率也逐步递增。复杂肾囊肿手术处理存在风险：复杂肾囊肿存在恶性可能，术中冰冻病理准确性较低，存在假阴性和假阳性风险。单纯肾囊肿去顶术，如术后病理为恶性结果，则存在术中囊液播散和肿瘤种植等风险，且二期手术需切除肾脏，术区粘连严重，导致手术难度增加，存在医疗隐患。对于合适的病例，腹腔镜肾部分切除术可以完整切除存在恶性可能的复杂肾囊肿，无论病理良恶性，均可达到根治目的，同时保留肾脏，避免医疗安全隐患。

一、复杂肾囊肿的协和临床分型（PUMCH分型）

复杂肾囊肿的协和临床分型共五型：肾外突型，肾中央型，肾窦型，肾门型和混合型（图5-1）。分类的依据是复杂肾囊肿距离肾皮质外表面和肾集合集系统内表面的距离和深度，以及腹腔镜肾部分切除术的难度。肾外突型，突出于肾实质外表面，远离肾集合系统（图5-2，图5-3）；肾中央型，位于肾实质内部而无明显外突，距离肾集合系统有一定距离（图5-4，图5-5）；肾窦型，位于肾实质内部而无任何外突，紧邻肾集合系统而突入肾窦（图5-6，图5-7）；肾门型，位于肾门部位（图5-8）；混合型，为以上两种或三种类型的混合。

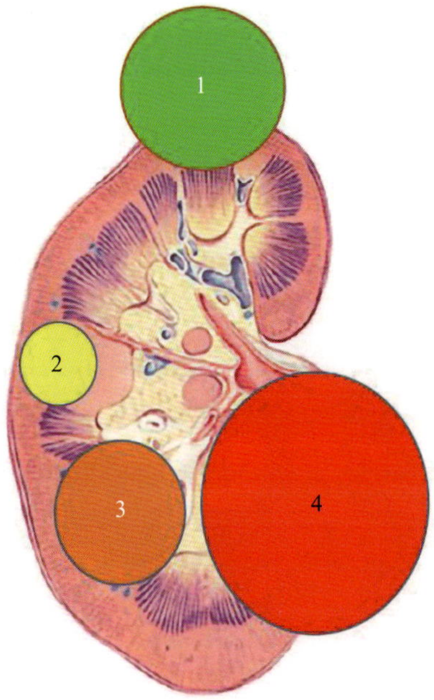

1. 肾外突型，2. 肾中央型，3. 肾窦型，4. 肾门型

图5-1　复杂肾囊肿临床分型

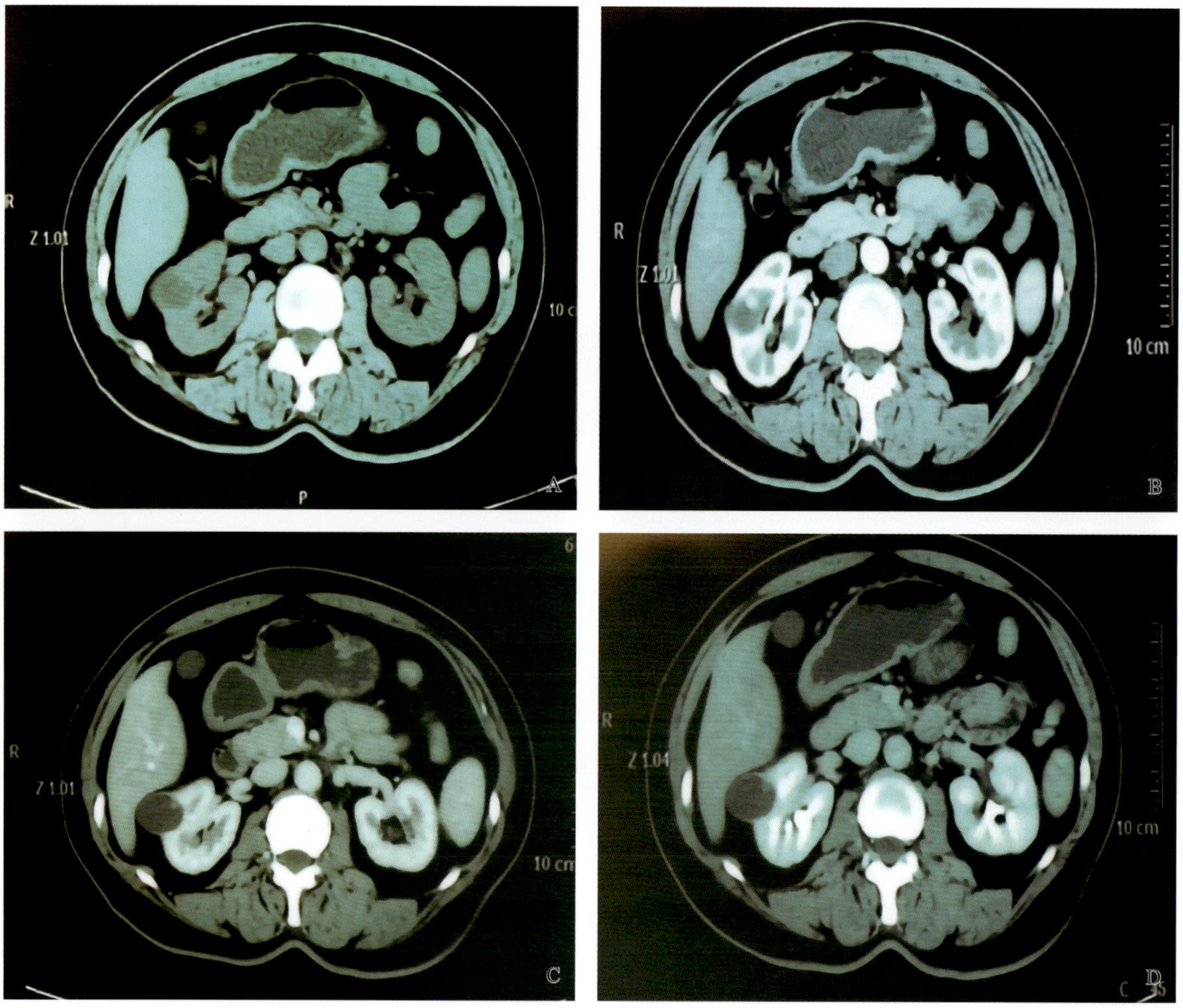

A. 平扫期，B. 动脉期，C. 静脉期，D. 排泄期

图5-2　肾外突型

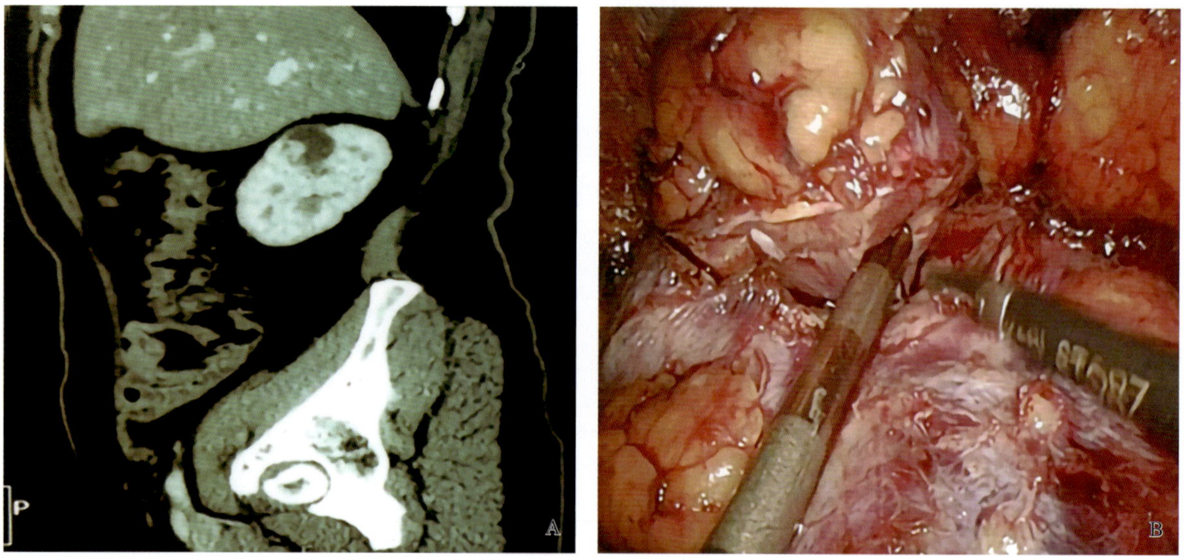

图5-3　肾外突型

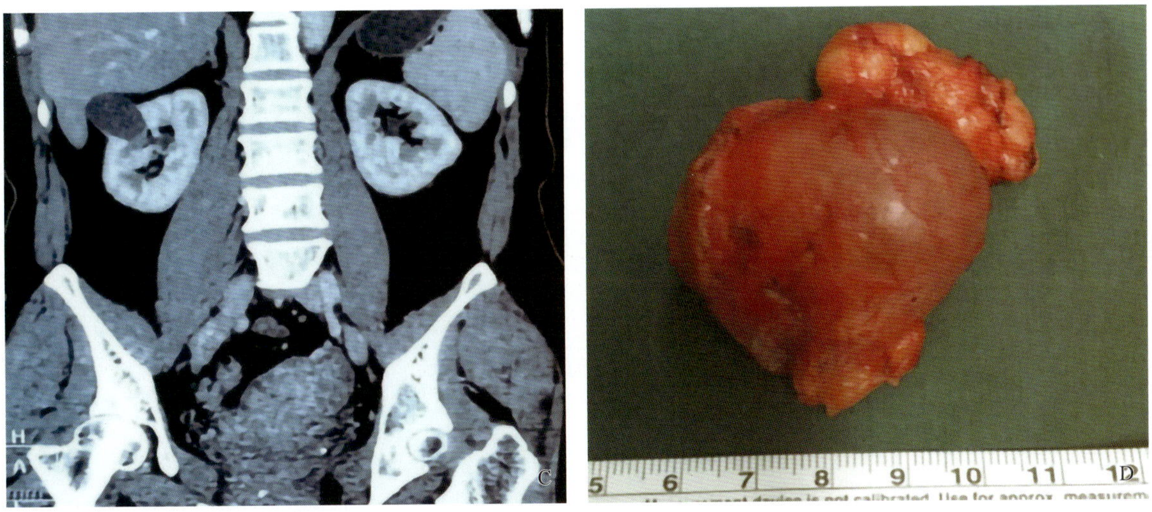

A. 矢状位，B. 术中图片，C. 冠状位，D. 切除大体标本

图5-3　肾外突型（续）

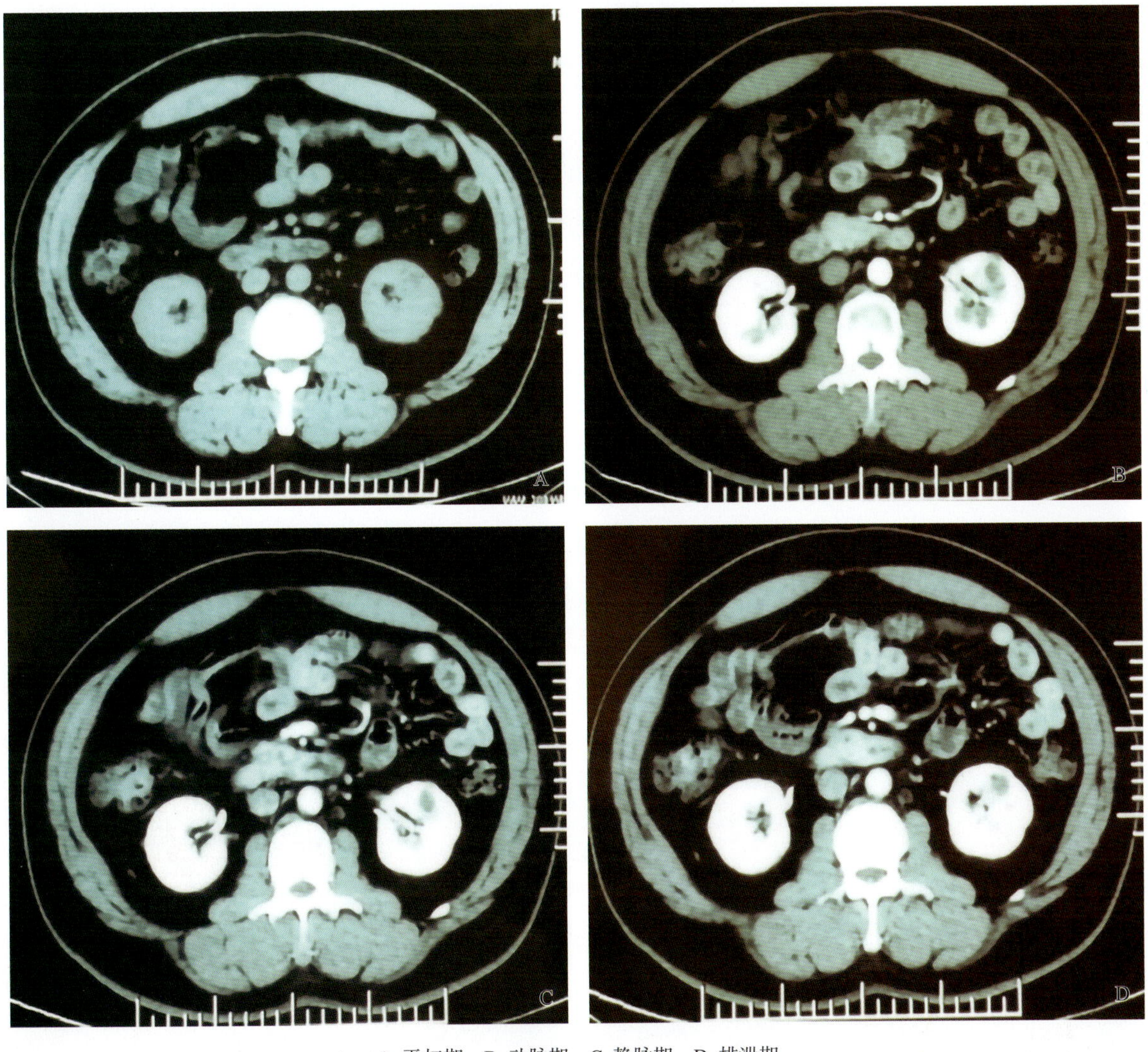

A. 平扫期，B. 动脉期，C. 静脉期，D. 排泄期

图5-4　肾中央型

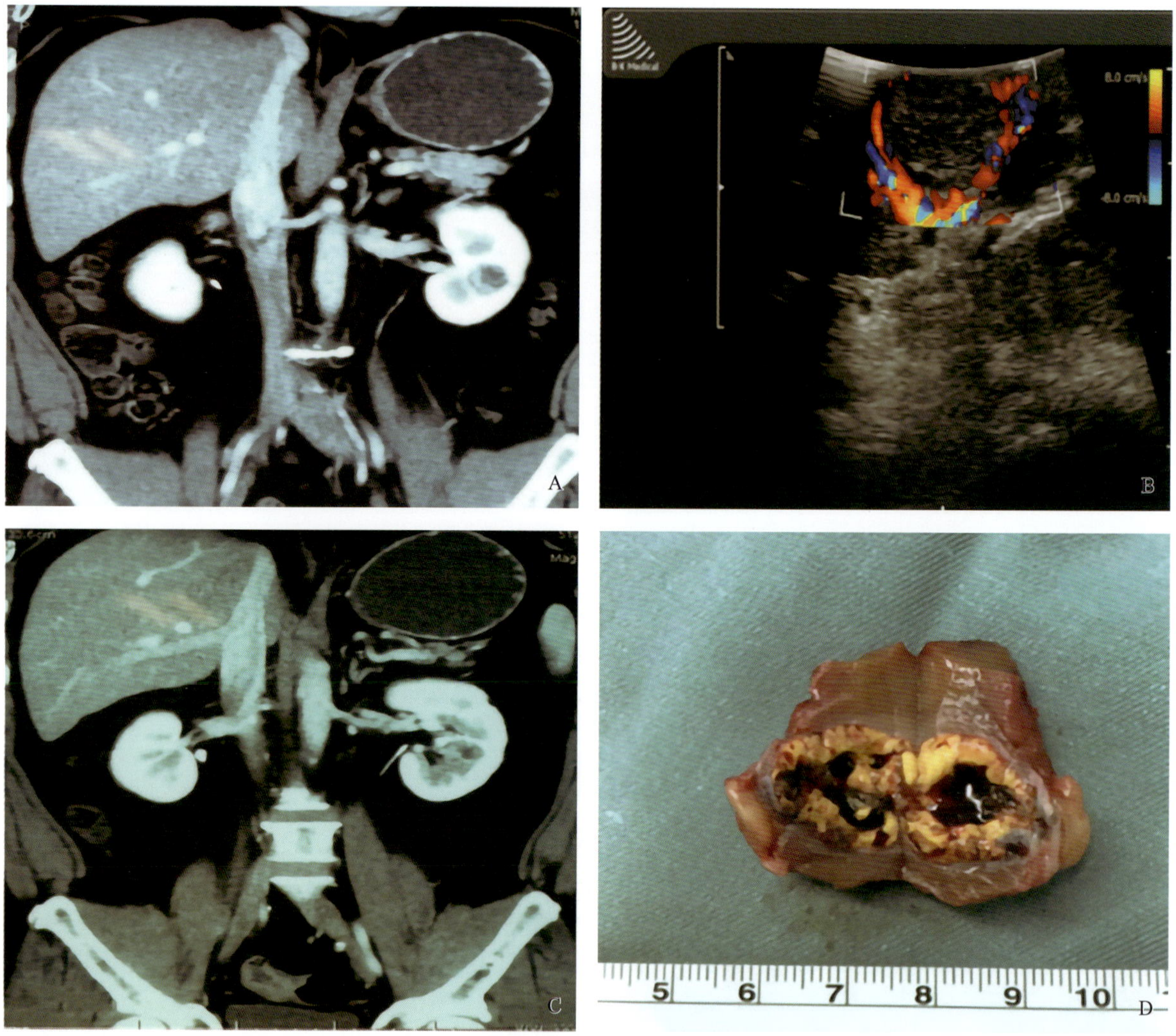

A. 动脉期冠状位，B. 术中超声，C. 静脉期冠状位，D. 切除大体标本

图5-5　肾中央型

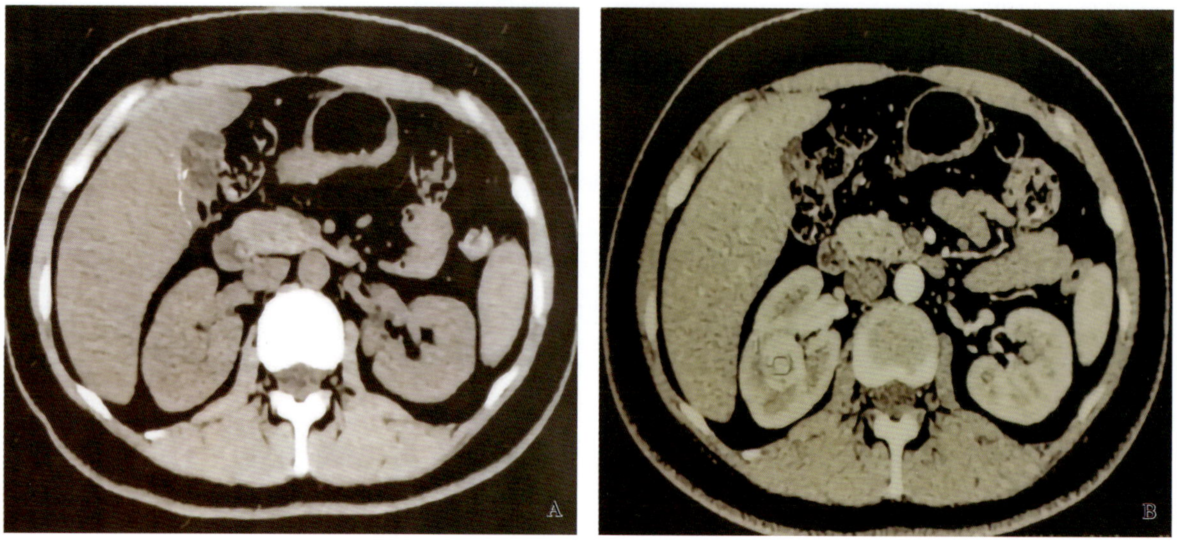

图5-6　肾窦型

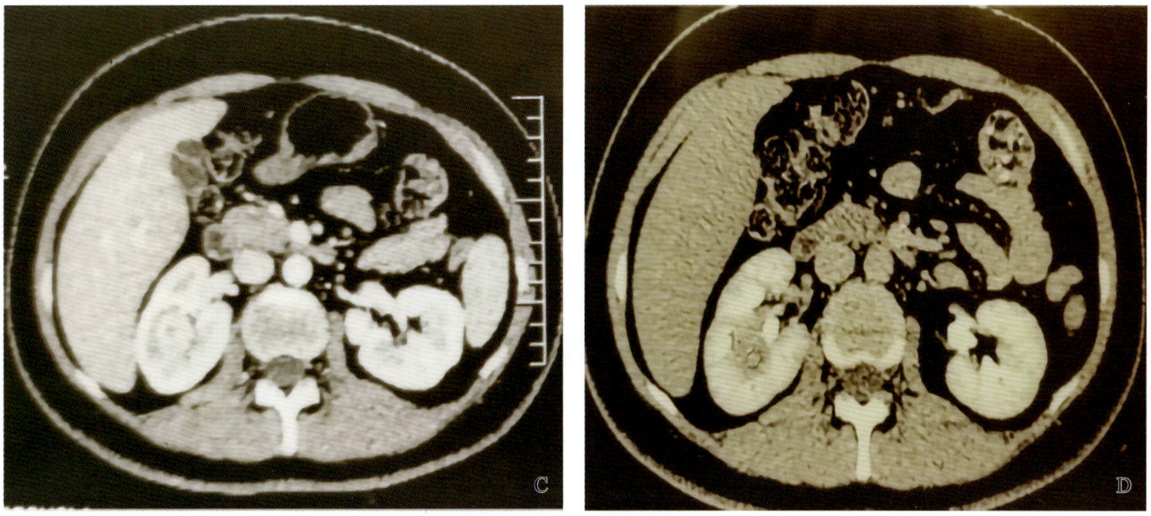

A. 平扫期，B. 动脉期，C. 静脉期，D. 排泄期

图5-6　肾窦型（续）

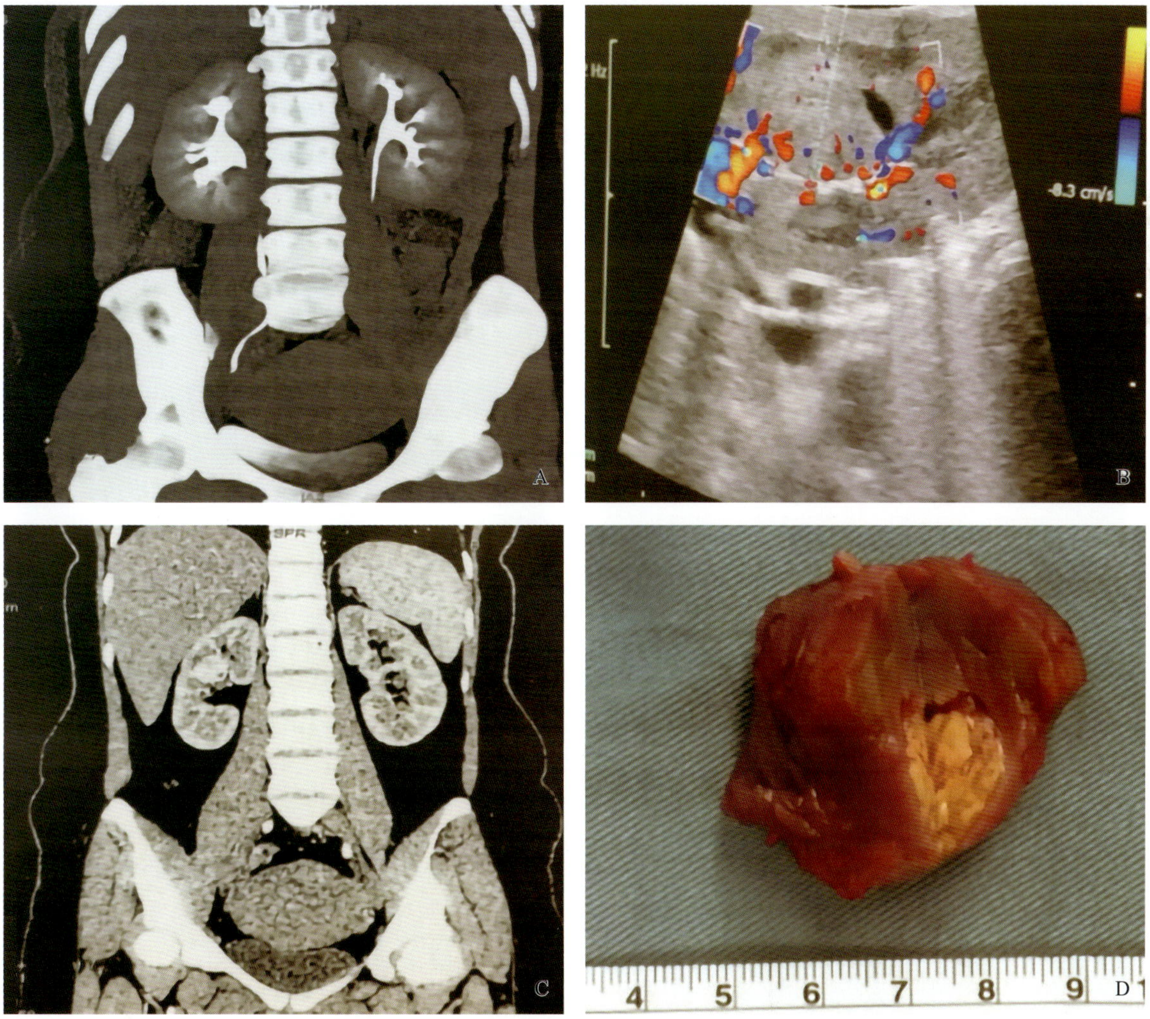

A. 排泄期冠状位，B. 术中超声，C. 静脉期冠状位，D. 切除大体标本

图5-7　肾窦型

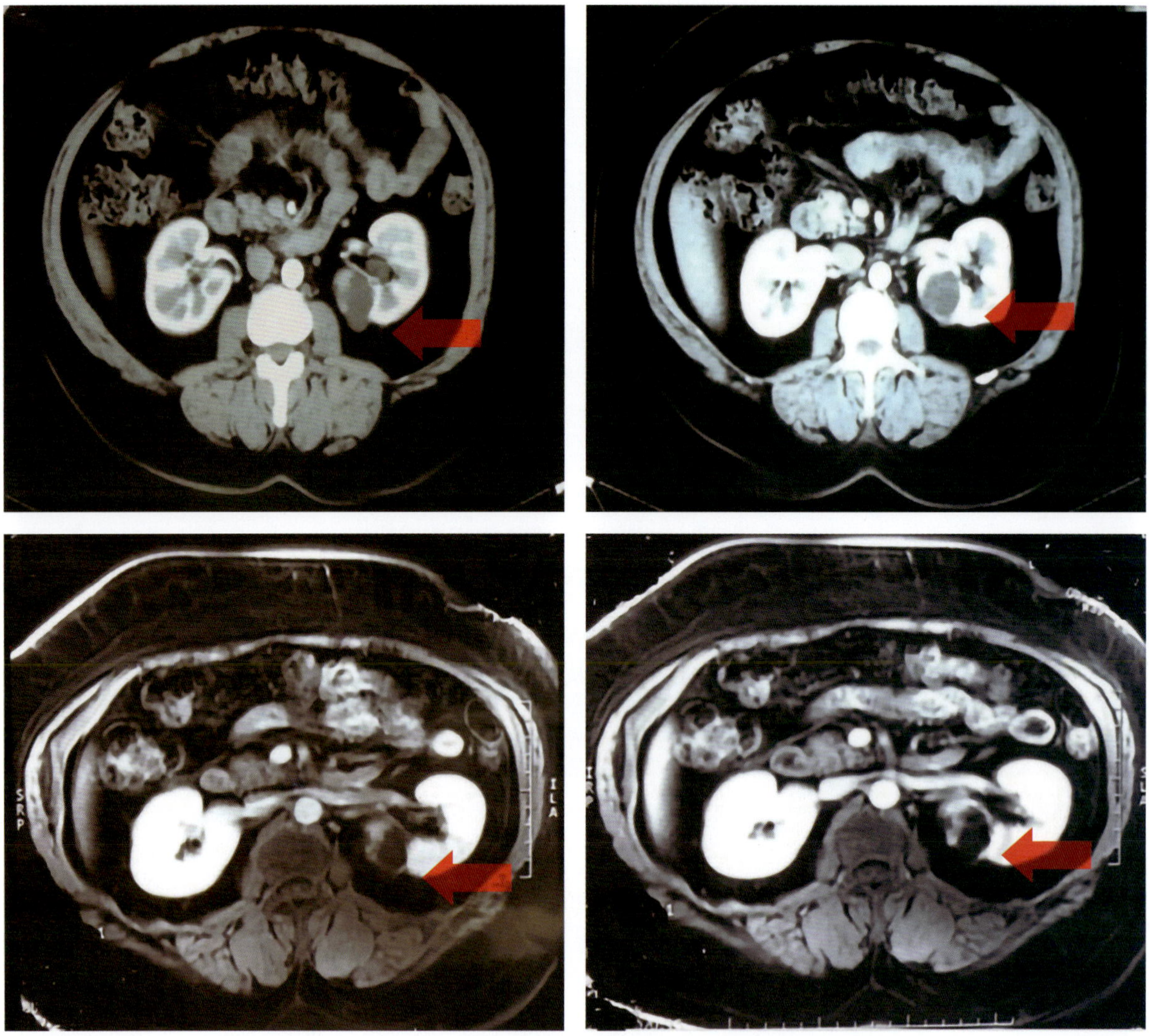

图5-8　肾门型（增强CT和增强MRI）

二、协和临床资料

1．临床资料

回顾性总结在北京协和医院及医联体医院的83例复杂肾囊肿病例，所有患者均行腹腔镜肾部分切除术。其中男性32例，女性51例，年龄24～73岁（平均47.22±9.03岁）。复杂肾囊肿直径1.5～5.9cm（平均3.44±0.86cm）。根据Bosniak分级，Ⅱ级15例，ⅡF级23例，Ⅲ级29例，Ⅳ级复杂肾囊肿16例。根据临床分类，考虑腹腔镜保留肾单位手术的难度和病变深度，将83例复杂的肾囊肿分为肾外突出型（48例）、肾中央型（15例）、肾窦型（7例）和肾门型（13例）。RENAL评分范围为4～11（平均7.67±1.73），PADUA评分范围为6～13（平均9.48±1.89）。

2．术中超声

对于肾中央型和肾窦型，需要借助腹腔镜超声进行术中精确定位。

3．手术方法

全身麻醉成功后，患者取侧卧位，常规腰部

垫高，于腋中线髂嵴上2cm、腋后线肋缘下2cm和腋后线肋缘下2cm分别置入11cm、11cm和5.5cm三个Trocar，建立后腹腔镜气腹。在肾周脂肪外游离肾蒂，找到肾动脉，在肾脂肪囊内游离肾脏找到肾肿瘤所在部位。对于肾中央型和肾窦型，需要借助腹腔镜超声进行术中定位。经11mm Trocar置入腹腔镜超声探头，明确肿瘤位置和边界，动脉阻断夹阻断肾动脉，距肿瘤边缘0.5cm处切除肿瘤及周边肾组织，然后分2层缝合肾集合系统及肾实质。

4．手术结果

所有83例复杂肾囊肿患者均成功进行腹腔镜肾部分切除术。手术时间35～102分钟（平均52.13±14.38分钟），术中出血量10～200ml（平均27.25±12.26ml），肾动脉闭塞时间12～28分钟（平均12.46±4.45分钟）。手术前后血清肌酐无明显变化。术后住院时间5～7天，平均5.8天。

术后病理结果显示，肾透明细胞癌71例，低度恶性潜能的多囊性肾肿瘤5例，纯肾囊肿7例，切缘均阴性。随访12～48个月，无复发和转移。

三、协和经验总结

对于复杂肾囊肿行腹腔镜肾部分切除术，术中关键是准确定位复杂肾囊肿并将其完整切除而不破裂，保证切缘阴性。对于位于肾实质内的肾中央型和肾窦型复杂肾囊肿，即使术前肿瘤位置已经过超声和CT等检查确认，在腹腔镜下准确定位和确定切除界限难度依然很大。切除肾组织过多，会导致过多正常肾单位丢失，可能导致集合系统损伤；切除组织过少，可能造成肿瘤残余，切缘阳性。借助腹腔镜超声，Van Cangh首先在腹腔镜肾结石手术中成功使用了腹腔镜超声对肾结石进行术中定位。

腹腔镜肾部分切除术可以完整切除肾复杂囊肿，无论病理结果为良性与恶性，均可以达到治疗目的，避免第一次肾囊肿去顶手术导致囊液播散和肿瘤种植，以及第二次手术切除肾脏的术中粘连风险，可以减少医疗安全隐患。

总结手术的要点包括以下几点。

（1）对于肾外突型复杂肾囊肿：①保留囊肿表面脂肪组织，便于术中牵拉；②距离囊肿边界0.5cm切开肾实质，确保肾外的囊肿不破裂；③切除深度足够，确保肾实质内的囊肿不破裂；④适当扩大切口，确保囊肿取出过程中不破裂。

（2）对于肾中央型复杂肾囊肿：①需要借助腹腔镜超声进行术中精确定位；②尽量保持集合系统的完整性，如果切破需要对集合系统严密缝合。

（3）对于肾窦型复杂肾囊肿：①需要借助腹腔镜超声精确定位；②需切破肾集合系统，以保证切缘阴性；③需严密分层缝合集合系统和肾实质，避免漏尿和出血等并发症。

（4）对于肾门型复杂肾囊肿：①需要术中仔细解剖，注意对肾动脉、肾静脉和肾盂的保护；②需严密分层缝合，避免漏尿、出血和肾缺血坏死等并发症。

（5）混合型肾囊肿：肾外型和肾窦型混合型1例，肾外型和肾门型混合型1例，处理方式同肾窦型和肾门型相似。

复杂肾囊肿协和临床分型的数据来源于单中心研究，后续需要进一步扩大病例数，开展多中心研究，以减少选择偏移。

第三节　复杂肾囊肿的临床表现

一、无症状期

复杂肾囊肿在早期大多无明显症状，特别是体积较小的囊肿，常常在常规体检或因其他疾病进行影像学检查时偶然发现。这类无症状的复杂肾囊肿可能在没有显著临床症状的情况下存在多年，甚至终生不被发现。然而，复杂肾囊肿的无症状特性并不提示病理诊断倾向良性，需要进一步评估其恶性风险。

二、疼痛

当囊肿增大或引起并发症时，患者可能出现腹部或腰部疼痛。疼痛的性质通常为钝痛或持续性隐痛，有时也可能表现为阵发性剧痛。这种疼痛可能由于囊肿压迫周围组织、出血、感染或囊肿破裂引起。尤其是囊内出血时，疼痛可能骤然加重，甚至伴有血尿。

三、血尿

复杂肾囊肿可引起镜下血尿或肉眼血尿，尤其是囊肿内出血或破裂时。血尿的出现通常提示需要进一步检查以排除囊肿恶变的风险。复杂肾囊肿引起的血尿可能间歇性出现，或在剧烈活动后加重。

四、感染

复杂肾囊肿易发生感染，尤其是多房性或含有分隔的囊肿。感染性肾囊肿的患者可能出现发热、寒战、腰痛及尿路感染症状。感染时囊肿内可形成脓液，影像学检查可见囊肿壁增厚及周围炎症反应，如囊肿周围渗出影等表现。感染性囊肿需及时抗感染治疗，并视情况考虑引流处理。

五、囊肿破裂

体积大而薄壁的复杂肾囊肿在外力作用下可发生破裂，临床上也偶见自发破裂现象，患者多表现为突发性剧烈腹痛或腰痛，伴随血尿及腹膜刺激征。破裂的囊肿内容物进入腹腔可能导致腹膜炎，需紧急处理。囊肿破裂是复杂肾囊肿的一种严重并发症，需警惕并及时处理。

六、高血压

部分复杂肾囊肿可通过压迫肾实质或影响肾脏血流，引起肾性高血压。患者可表现为持续性高血压，常规降压药物疗效不佳。影像学检查有助于明确诊断，必要时可行囊肿切除或其他减压手术以缓解高血压症状。

七、恶变

尽管大多数复杂肾囊肿为良性，但部分复杂囊肿（尤其是Bosniak分级Ⅲ、Ⅳ级）具有恶性潜能，可发展为肾细胞癌。恶变的囊肿患者可能出现不明原因的体重下降、贫血、持续性腰痛及血尿等症状。影像学检查如CT、MRI等有助于评估囊肿的恶性风险，必要时行穿刺活检或手术切除以明确诊断。

八、肾功能不全

大体积或多发性复杂肾囊肿可压迫正常肾组织，导致肾实质损害，进而引起肾功能不全。患者可能出现疲乏、食欲不振、尿量减少及水肿等慢性肾功能不全的症状。早期发现及处理复杂肾囊肿有助于保护残余肾功能。

第四节　复杂肾囊肿到肾癌的恶变转化

肾细胞癌是泌尿系统常见的恶性肿瘤之一，也是死亡率最高的泌尿系肿瘤，其发病率占所有成人恶性肿瘤的2%～3%，我国肾细胞癌的发病率呈逐年上升趋势。相比于良性的单纯肾囊肿，复杂肾囊肿存在向肾癌恶性转化的风险。

一、Bosniak分级与恶性概率

Bosniak肾囊肿分级系统主要依据CT平扫和增强的影像学特征将肾囊肿分为5级。Bosniak Ⅰ级囊肿恶性概率2%～3.2%，Bosniak Ⅱ级囊肿恶性概率6%～14%，Bosniak ⅡF级囊肿恶性概率约20%，Bosniak Ⅲ级囊肿恶性概率为40%～60%，Bosniak Ⅳ级囊肿恶性概率大于85%。类似于萎缩性胃炎向胃癌的恶性转变，随着Bosniak分级级别的增加，复杂肾囊肿恶变的风险显著增加。

二、复杂肾囊肿到肾癌的恶变转化研究

肾囊肿是泌尿外科最常见的疾病之一，发病率高达20%～50%，有学者尝试确定肾囊肿恶性风险及手术治疗的效果，对区域临床医院泌尿科治疗的124例有症状的肾囊肿患者进行回顾性分析。所有患者均接受了全面的临床和仪器评估，包括肾脏增强CT扫描。为了评估潜在恶性肿瘤的风险，使用了Bosniak 2019复杂肾囊肿分级。患者的平均年龄为56.6±12岁。根据CT诊断，96例（77.4%）患者为Bosniak Ⅰ级囊肿，11例（8.9%）为Bosniak Ⅱ级囊肿，11例（8.9%）为Bosniak ⅡF级囊肿，6例（4.8%）为Bosniak Ⅲ级囊肿。病理结果提示8例肾细胞癌（6.4%），其中4例为Bosniak Ⅲ级囊肿，其他4例为Bosniak ⅡF级囊肿。结论认为，预测是否存在恶性肿瘤是肾囊肿患者选择手术治疗的基本标准。对于有症状的肾囊肿患者进行外科治疗是一种合理的治疗方法。对于Bosniak分级为Ⅱ级或以上的囊肿，有必要排除恶性病变。Bosniak ⅡF和Ⅲ级囊肿存在较高的恶性风险，分别为36.4%和66.7%。对于这些类别的患者，腹腔镜部分肾切除术是最合理的治疗方法。

有学者评估了一大批接受主动观察或干预的影像学证实的肾囊肿患者的肿瘤风险。通过查询单个机构在2000年至2020年间管理的4340例肾病变的数据库，评估影像学肿瘤特征与高级别病理之间的关系。结果识别出367名患者的387个

影像学证实的囊性病变。其中，247例（240例切除，7例消融）被干预。病理学上，23%（56例）显示高级别病理，只有18%（33例）的病变和7%（4例）的高级别病变在病理学上明确描述了囊性特征。在干预组中，非洲裔美国人的种族、男性性别和Bosniak评级与高级别病理有关（$P < 0.05$）。在主动观察组（184例）中，Bosniak Ⅳ级病变的生长速度比ⅡF和Ⅲ病变快（2.7 *vs.* 0.6和0.5mm/y，$P \leqslant 0.001$）；然而，生长速度与高级别病理无关（P=0.5）。因此得出结论，肾脏病变中，影像学上被诊断为“囊性”与病理学上的描述存在脱节。超过80%的影像学上被诊断为“囊性”的肾脏病变在病理报告中并未被描述为“囊性”。超过五分之一的切除的囊性肾脏病变被诊断为高级别病变。尽管存在这一发现，但对于大多数影像学上被诊断为“囊性”的肾脏病变来说，审慎管理的积极观察是一种安全有效的管理选择。

对于Bosniak Ⅱ和ⅡF级复杂肾囊肿，根据其在T1加权MRI上的超亮显像特征，非强化、T1超亮显像病变的恶性比例未知，希望可以确定非强化囊性肾脏病变中T1超亮显像模式的恶性比例。一项回顾性单中心研究分析了72例Bosniak Ⅱ和ⅡF、非强化、T1超亮显像囊性肾脏病变。通过组织病理学或随访影像学确认诊断，包括5年大小和形态稳定性、缩小30%以上、消退或Bosniak降级。定义了六种T1超亮显像模式：均匀（模式A）、液–液界面（模式B）、边缘明显T1超亮显像（模式C）、含有T1超亮显像非强化结节（模式D）、边缘T1低信号（模式E）和非均匀T1超亮显像无明显模式（模式F）。结果发现，72个病变中，11个（15%）归类为模式A，21个（29%）归类为模式B，6个（8%）归类为模式C，7个（10%）归类为模式D，5个（7%）归类为模式E，22个（31%）归类为模式F。72个病变中，有7%（5个）是恶性的，没有一个属于模式A、B或D。模式C的平均恶性比例为5%（0/9，1/6，0/4），模式E为13%（0/4，1/3，1/7），模式F为18%（5/20，3/21，4/25）。恶性病变更可能被归类为模式E或F（P=0.003～0.039）。研究结论认为，Bosniak ⅡF的非强化、T1高信号不均匀病变很可能是良性的。那些非强化、T1高信号不均匀且无明显模式病变的恶性比例高达25%（5/20）。

对于Bosniak Ⅳ级肾囊肿，手术是推荐的治疗方法。有学者进行了一项回顾性分析，以增加对Bosniak Ⅳ级病变预后意义的认识。采用增强计算机断层扫描（CT）或磁共振成像（MRI）检测有对比增强的固体成分。采用腹腔镜（13例，33.3%）或机器人辅助（28例，66.7%）方法进行根治性（9例，21.4%）或部分性（33例，78.6%）肾切除术。分析最终的病理结果，并评估复发率。结果共纳入42例患者。中位病变大小为54.7mm（IQR 20.0～81.2）。在40例患者（95.2%）中检测到固体肿瘤，而在2例（4.8%）患者中诊断出无肿瘤成分的良性囊肿。最终的病理检查结果显示，16例患者（38%）患有低级别透明细胞肾细胞癌（ccRCC），6例患者（14.3%）患有低度恶性潜能的多囊性肾肿瘤，4例患者（9.5%）患有低级别乳头状RCC（pRCC）类型

Ⅰ，10例患者（23.8%）患有透明细胞乳头状RCC（ccpRCC），2例患者（4.8%）患有嗜酸细胞瘤，2例患者（4.8%）被诊断为高级别ccRCC，但没有患者患有pRCC类型Ⅱ。所有病例的手术切缘均为阴性。中位随访时间为24个月，未出现复发。研究结果进一步证实了Bosniak Ⅳ级肾囊肿的良好病理学特征和良好的预后，支持手术作为一种确定性的治疗方法，并提示需要进行低强度的随访。

三、复杂肾囊肿到肾癌的恶变转化机制

1. 肾癌的可能致病因素

（1）吸烟：应避免烟草制品，吸烟是引发肾癌的一个重要危险因素，有吸烟史的人患肾癌的相对风险为1.3，而正在吸烟的人患肾癌的相对危险度为1.6。烟草中的尼古丁、焦油等有害成分会诱发肾细胞发生基因突变，从而导致肾癌的发生。

（2）肥胖：肥胖指数增加，患肾癌的风险增加。

（3）高血压及抗高血压药：高血压及相关药物使用可能是肾癌的发病因素之一。高血压会导致心、脑、肾等多器官损伤和功能衰竭，同时降压药物也会对肾脏造成损伤，从而导致肾癌的发生，患肾癌的风险会增加1.4～2.0倍。

（4）其他原因：职业因素，如暴露于三氯乙烯、石棉、焦炭和多环芳香类化学品的工人，肾癌发病和死亡危险性增加。

2. 异常基因和信号通路

（1）von Hippel-Lindau综合征（*VHL*基因异常）：VHL综合征发病率约为1/36 000，主要临床表现有中枢神经系统（脑、脊髓）血管母细胞瘤、视网膜血管母细胞瘤、肾癌或肾囊肿、胰腺肿瘤或囊肿、肾上腺嗜铬细胞瘤、内淋巴囊肿瘤和生殖系统囊肿等，其中肾细胞癌（renalcell carcinoma，RCC）是VHL综合征患者重要的临床表现之一，也是患者死亡的主要原因之一。据国内外报道，VHL综合征患者RCC发生率为25%～60%，平均发病年龄为40～45岁，比散发性肾癌平均发病年龄约早20年，且随着患者年龄的增长，双侧肾脏会不断有新的RCC发生，呈双肾多发。VHL综合征患者RCC的病理类型几乎全部为透明细胞癌，组织学分级大多为Ⅰ级。与散发性肾癌相似，VHL综合征相关RCC早期通常不引起特殊症状，患者肾功能和尿常规检查多为正常，多数通过影像学检查被发现。晚期患者可出现血尿、疼痛、腹部肿块等症状体征。VHL综合征相关肾囊肿多为双肾多发，病理学上分为单纯肾囊肿、不典型增生性肾囊肿及囊性肾透明细胞癌。有研究认为，在VHL综合征中肾囊肿为肾细胞癌的癌前病变。

因为肾囊肿与肾透明细胞癌常合并存在，如果家族中已知存在致病突变，分子遗传学检测可用于明确有风险的家族成员的遗传状态，以消除对未遗传致病突变的家族成员进行监测的必要。对于患有VHL及不明基因状态的高危亲属，需要密切随诊，建议15岁起每两年进行一次腹部MRI检查。

VHL综合征相关肾囊肿的囊壁和囊液中均可能存在癌细胞，囊肿恶性的概率高于散发性病例，术前需要依据增强CT等对肾囊肿进行Bosniak分

级，预测其恶性风险。对于囊实性病变、多发厚壁分隔的复杂囊肿、高密度囊肿等恶性风险较高的Bosniak ⅡF～Ⅳ级囊肿建议按照恶性肿瘤进行肾部分切除术。对于Bosniak Ⅰ级囊肿及部分体积较大、位置较深或邻近肾蒂的Ⅱ级囊肿可以选择进行囊肿去顶术。

（2）结节性硬化复合症（*TSC1/2*基因突变）：结节性硬化复合症（TSC）又称Bourneville病，是一种常染色体显性遗传的神经皮肤综合征，也有散发病例，多由外胚叶组织的器官发育异常，可出现脑、皮肤、周围神经、肾等多器官受累，临床特征是面部皮脂腺瘤、癫痫发作和智能减退。发病率约为1/6000活婴，男女之比为2∶1。

该病遗传方式为常染色体显性遗传，家族性病例约占三分之一，即由父母一方遗传而来突变的*TSC1*或*TSC2*基因；散发病例约占三分之二，即出生时患者携带新突变的*TSC1*或*TSC2*基因，并无家族成员患病。家族性患者*TSC1*突变较为多见，而散发性患者*TSC2*突变较常见。

肾血管平滑肌脂肪瘤（AML）和肾囊肿最常见，表现为无痛性血尿、蛋白尿、高血压或腹部包块等，在TSC死亡者中因肾脏疾病而夭折者约占27.5%，是该病死亡的第二大原因。多发性肾囊肿可见于30%～50%的TSC患者，或者是累及*PDK1*及*TSC2*基因的连续基因缺失综合征的一部分。由于*PDK1*和*TSC2*基因在染色体16p13.3上直接相邻，因此累及这两个基因的缺失可见于小部分（2%～5%）TSC患者，并表现为侵袭性多囊性肾病。组织学上，TSC相关肾脏囊肿为单纯皮质囊肿，一般衬覆为立方状或靴钉样细胞，相比成人多囊性肾病来说，其胞质要更为丰富，而后者为衬覆扁平细胞的较薄囊肿。

（3）PIK3R3信号通路：肾癌是最常见的成人泌尿系统癌症，其中约85%是由VHL缺失所特有的透明细胞肾细胞癌（ccRCC）亚型引起的。然而，目前尚不清楚VHL缺失是否影响ccRCC中的m6A模式。一些研究证明VHL与METTL3/METTL14复合物结合并促进其形成，而VHL耗竭则抑制m6A修饰，这与VHL的经典E3连接酶作用不同。m6A RNA免疫沉淀测序（RIP-Seq）与RNA测序相结合，使研究人员能够识别一组可能由VHL-m6A信号通路调控的基因。具体来说，*PIK3R3*被鉴定为一个关键基因，其mRNA稳定性受VHL在m6A依赖但HIF非依赖的方式调控。功能上，PIK3R3耗竭促进肾癌细胞生长和异位肿瘤生长，而其过表达则导致肿瘤发生减少。机制上，VHL-m6A调节的PIK3R3通过抑制PI3K/AKT活性抑制肿瘤生长。综合起来，有学者提出一种机制，即VHL通过调节METTL3/METTL14复合物的形成来调节m6A，从而促进PIK3R3 mRNA的稳定性和蛋白质水平，这对调节ccRCC肿瘤发生至关重要。

（4）APOC1-STAT3信号通路：在肾细胞癌方面，有一些前期的临床研究发现APOC1在肾细胞癌患者血清中显著过度表达，采用ELISA法检测肾细胞癌患者和健康对照者的血清，结果显示肾细胞癌患者血清APOC1水平明显高于正常对照组。随着肾细胞癌的发展，患者血清中APOC1的水平显著升高，且APOC1的表达水平与患者的总体生存率和无病生存率显著相关（*P*=0.024）。

检测10对匹配的肾肿瘤及周边组织的病理切片，APOC1在肿瘤中的mRNA和蛋白表达水平显著高于周边正常组织，且APOC1的表达与临床分期和Furhman分级显著相关（$P<0.001$）。提示APOC1可能是肾细胞癌的免疫相关生物标志物和免疫治疗的新靶点。

进一步深入研究APOC1与肾细胞癌肿瘤微环境中各种免疫细胞的相关性，发现APOC1与巨噬细胞的浸润关系最为密切。APOC1表达与肾透明细胞癌B细胞、CD8$^+$T细胞、中性粒细胞、巨噬细胞、树突状细胞的浸润水平呈正相关，而与肾CD4$^+$T细胞呈负相关。APOC1在肾细胞癌的以上免疫细胞的浸润水平呈正相关，且具有显著性差异。提示APOC1在肾细胞癌组织和血清中显著高表达，并在肾细胞癌的肿瘤免疫中发挥重要作用，其可能通过影响巨噬细胞的功能来进行调控。

（5）其他异常基因和信号通路：还有很多肾癌相关的基因、蛋白和信号通路，如*MET*、*FH*、*FLCN*、*BAP1*、*PTEN*、*SDH*基因等，其在肾囊肿到肾癌的恶性转变中的作用机制，尚在研究中。

3．获得性肾囊肿

获得性肾囊肿患者的肾癌发病率高，患者年龄更年轻，且男女比例更高。早在1851年，Frerichs等对萎缩肾的肾小管呈囊性扩张有所描述。但长期以来，未能深入认识。Dunnill等在1977年首次报道了长期透析患者继发肾肿瘤，Matas等认为血透患者恶性肿瘤的发病率是正常人的7倍。外伤、炎症刺激等因素是导致复杂肾囊肿恶性转变的可能原因。

4．其他原因

自身免疫力与肾癌的相关性尚不明确。经常参加体育锻炼，可以增强身体素质，控制体重避免肥胖和高血压，提高自身免疫力，对于减少肾癌的发生具有一定作用。

四、展望

复杂肾囊肿存在向肾癌恶性转变的风险，且随着Bosniak分级级别的增加，复杂肾囊肿恶变的风险显著增加。Bosniak的不同分级，代表复杂肾囊肿向肾癌恶性转变的不同阶段，这个发生发展过程类似于萎缩性胃炎不同阶段向胃癌的恶性转变。

探讨复杂肾囊肿向肾癌恶性转变的发生发展机制，寻找肾癌早期筛查诊断和预后评估的肿瘤标记物，提高复杂肾囊肿到肾癌恶性转变的早预警和早发现，为临床早期识别复杂肾囊肿恶变和肾癌早期防治提供理论依据和新思路，具有重要的科学意义和潜在的应用价值。

参考文献

[1] BOSNIAK MA. The current radiological approach to renal cysts [J]. Radiology, 1986, 158 (1): 1-10.

[2] ISRAEL GM, BOSNIAK MA. How I do it: evaluating renal masses [J]. Radiology, 2005, 236 (2): 441-450.

[3] SILVERMAN SG, PEDROSA I, ELLIS JH, et al. Bosniak classification of cystic renal masses, version 2019: An update proposal and needs

assessment [J]. Radiology, 2019, 292 (2): 475-488.

[4] HARTMAN DS, DAVIS CJ, GOLDMAN SM. Cystic renal cell carcinoma [J]. Urology, 1986 Oct, 28 (4): 313-318.

[5] LEVINE E, HUNTRAKOON M, WETZEL LH. Small renal neoplasms: clinical, pathologic, and imaging features [J]. AJR Am J Roentgenol, 1989 Jul, 153 (1): 69-73.

[6] WEIBL P, KLATTE T, WALDERT M, et al. Complex renal cystic masses: current standards and controversies [J]. Int Urol Nephrol, 2012, 44 (1): 13-18.

[7] LIU YQ, LU J, CHEN M, et al. Laparoscopic nephron-sparing surgery for treatment of complex cystic renal lesions [J]. Beijing Da Xue Xue Bao, 2012, 18; 44 (5): 760-764.

[8] DONG D, JI Z, LI H, et al. Laparoscopic nephron sparing surgery assisted with laparoscopic ultrasonography on centrally located renal tumor-single center experience [J]. Urol Int, 2016, 97 (2): 195-199.

[9] 董德鑫，李汉忠，纪志刚，等. 复杂肾囊肿行腹腔镜肾部分切除术的临床分型探讨 [J]. 临床泌尿外科杂志，2019, 34 (8): 587-590.

[10] 董德鑫，刘广华，肖河，等. 腹腔镜肾部分切除术治疗肾内生型复杂肾囊性病变的临床探讨 [J]. 临床泌尿外科杂志，2018, 33: 404-406.

[11] FRANK I, COLOMBO JR JR, RUBINSTEIN M, et al. Laparoscopic partial nephrectomy for centrally located renal tumors [J]. J Urol, 2006, 175: 849-852.

[12] VAN CANGH PJ, ABI AAD AS, LORGE F, et al. Laparoscopic nephrolithotomy: the value of intracorporeal sonography and color Doppler [J]. Urology, 1995, 45: 516-519.

[13] BAHADORAM S, DAVOODI M, HASSANZADEH S, et al. Renal cell carcinoma: an overview of the epidemiology, diagnosis, and treatment [J]. G Ital Nefrol, 2022 Jun 20, 39 (3): 2022-vol3.

[14] LANCHON C, FIARD G, LONG JA. Management of cystic renal masses: Review of the literature [J]. Prog Urol, 2015 Oct, 25 (12): 675-682.

[15] SEVCENCO S, SPICK C, HELBICH TH, et al. Malignancy rates and diagnostic performance of the Bosniak classification for the diagnosis of cystic renal lesions in computed tomography-a systematic review and meta-analysis [J]. Eur Radiol, 2017 Jun, 27 (6): 2239-2247.

[16] BOISSIER R, OUZAID I, NOUHAUD FX, et al. AFU Committee of Urological Oncology. Long-term oncological outcomes of cystic renal cell carcinoma according to the Bosniak classification [J]. Int Urol Nephrol, 2019 Jun, 51 (6): 951-958.

[17] DARENKOV SP, PROSKOKOV AA, AGABEKIAN AA, et al. The incidence of malignant transformation of renal cysts of category 1,

2, and 2F by the BOSNIAK classification into multilocular cystic renal cell carcinoma [J]. Urologiia, 2018 Jul, (3): 111-115.

[18] SHEN L, TSE JR, LEMIEUX S, et al. Davenport MS, Pedrosa I, Silverman SG. Risk of malignancy in T1-hyperintense Bosniak version 2019 class Ⅱ and ⅡF cystic renal masses [J]. Abdom Radiol (NY), 2023 Aug, 48 (8): 2636-2648.

[19] PERRI D, MAZZOLENI F, PACCHETTI A, et al. Pathological report and prognostic meaning of Bosniak Ⅳ cysts: results from a contemporary cohort [J]. Cent European J Urol, 2023, 76 (3): 186-189.

[20] ALRUMAYYAN M, RAVEENDRAN L, LAWSON KA, et al. Cystic Renal Masses: Old and New Paradigms [J]. Urol Clin North Am, 2023 May, 50 (2): 227-238.

[21] YI J, REN L, WU J, et al. Apolipoprotein C1 (APOC1) as a novel diagnostic and prognostic biomarker for gastric cancer [J]. Ann Transl Med, 2019 Aug, 7 (16): 380.

[22] REN H, CHEN Z, YANG L, et al. Apolipoprotein C1 (APOC1) promotes tumor progression via MAPK signaling pathways in colorectal cancer [J]. Cancer Manag Res, 2019 May 29, 11: 4917-4930.

[23] SHI X, WANG J, DAI S, et al. Apolipoprotein C1 (APOC1): A Novel Diagnostic and Prognostic Biomarker for Cervical Cancer [J]. Onco Targets Ther, 2020 Dec 15, 13: 12881-12891.

[24] REN L, YI J, YANG Y, et al. Systematic pan-cancer analysis identifies APOC1 as an immunological biomarker which regulates macrophage polarization and promotes tumor metastasis [J]. Pharmacol Res, 2022 Sep, 183: 106376.

第六章

肾囊肿典型病例及临床实践

6

第一节 单纯肾囊肿

一、病历摘要

基本情况：患者，女性，35岁。

1．主诉

体检发现右肾囊肿10年，肾囊肿逐步增大。

2．现病史

10年前体检发现右肾囊肿，超声提示右肾囊肿3cm，无不适症状。不规律复查体检。此次体检复查超声提示：右肾囊肿6.5cm×5.4cm，外突明显。增强CT提示：右肾囊肿6cm×5cm，无强化，外突明显。起病以来，患者饮食睡眠可，体重无明显变化。

3．既往史

无特殊。

4．查体

无特殊。

二、影像资料

右肾肾囊肿6cm×5cm，无强化（图6-1～图6-4）。

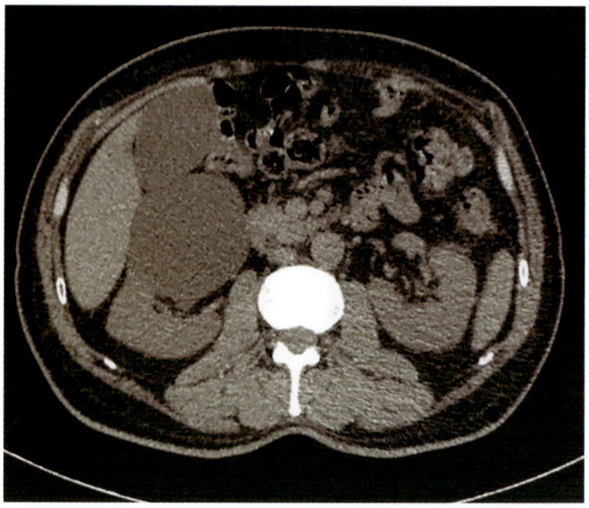

图6-1 CT平扫期

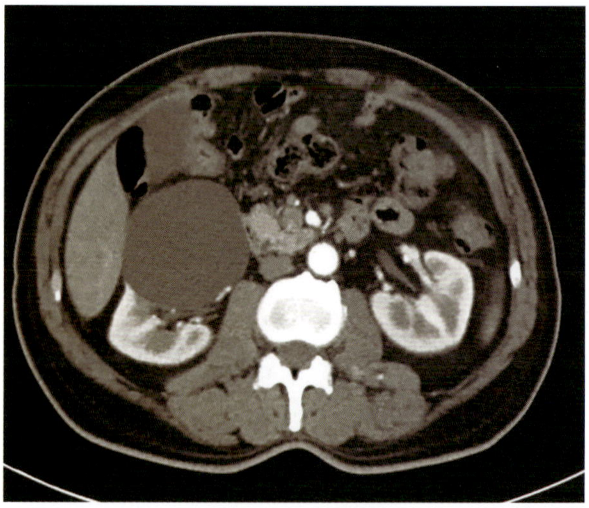

图6-2 CT动脉期

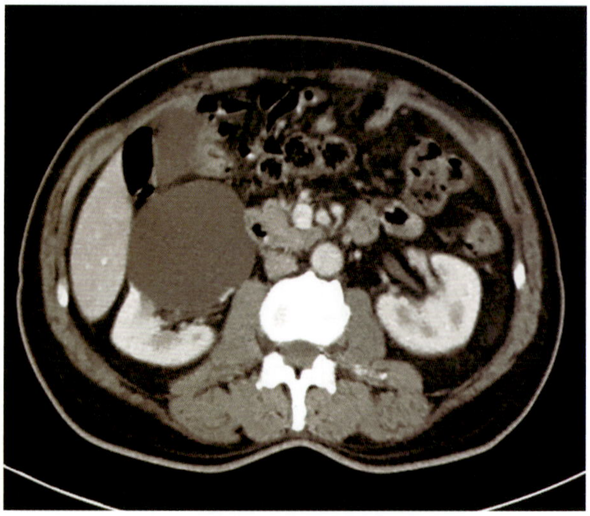

图6-3 CT静脉期

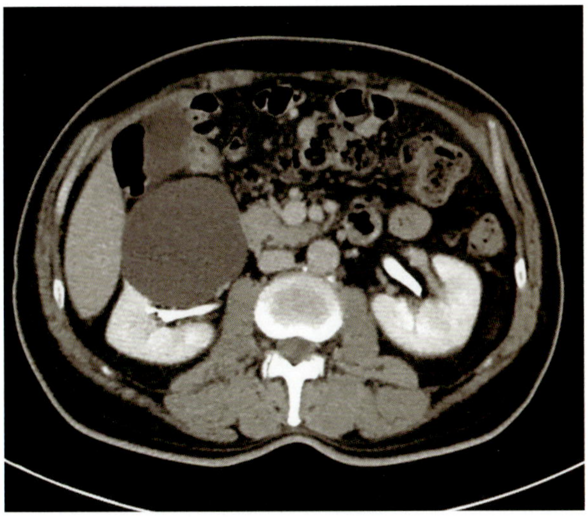

图6-4 CT延迟期

三、手术过程

1. 手术方式

全身麻醉，腹腔镜右肾囊肿去顶术。

2. 手术步骤

清理腹膜后脂肪，打开Gerota筋膜，游离肾脏，游离肾囊肿，肾囊肿去顶，电钩电凝肾囊肿创面，放置止血纱布和引流管（图6-5～图6-12）。

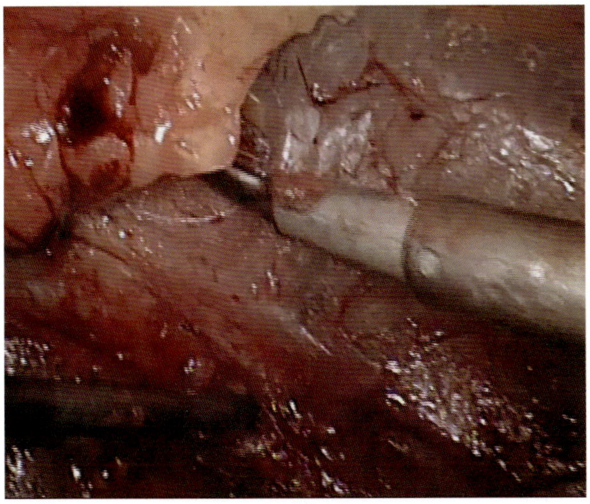

图6-5 清理腹膜后脂肪

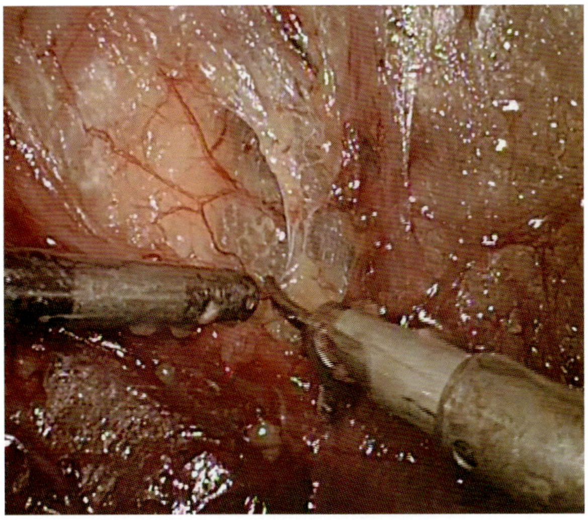

图6-6 打开Gerota筋膜

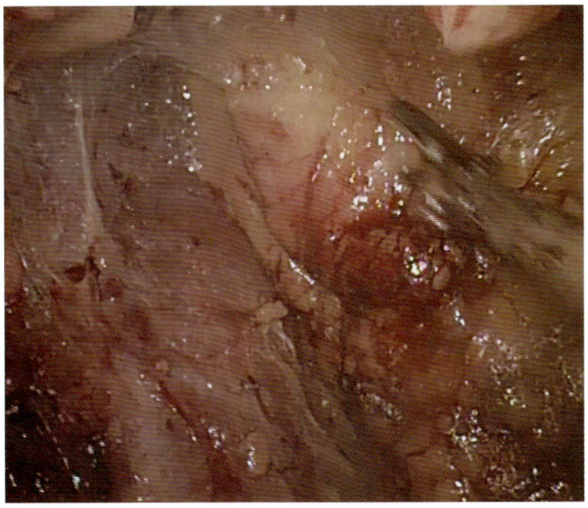

图6-7 游离肾脏

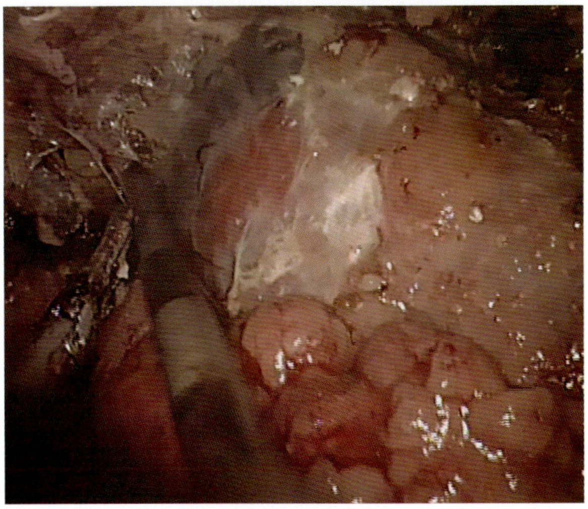

图6-8 游离肾囊肿

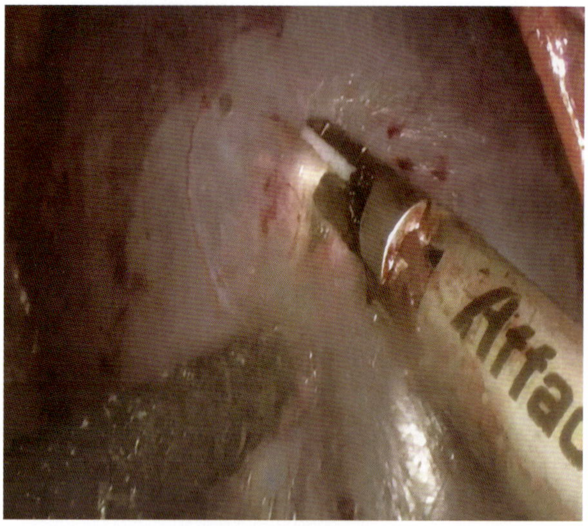

图6-9　肾囊肿去顶

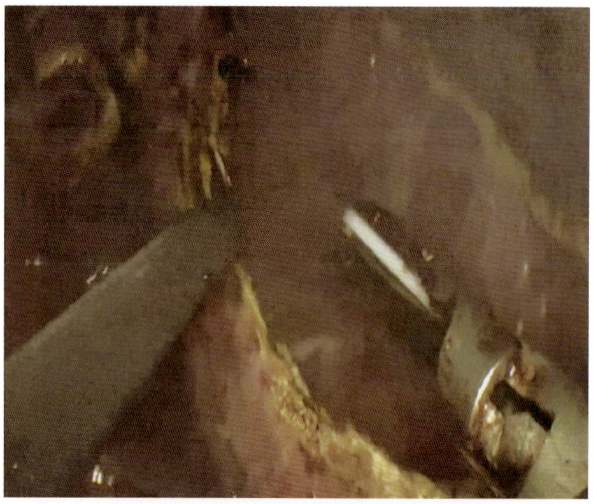

图6-10　电钩电凝肾囊肿创面

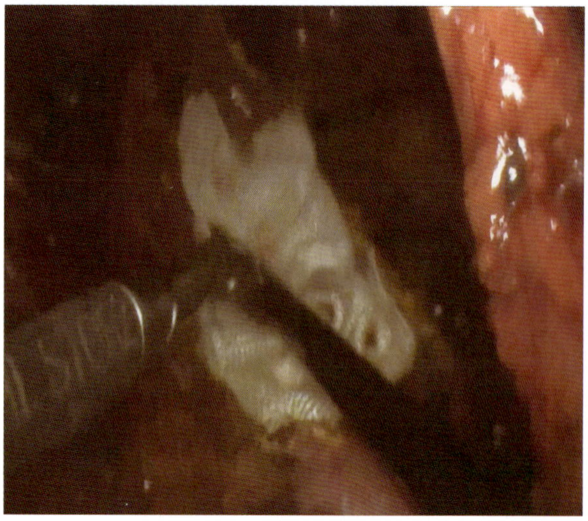

图6-11　放置止血纱布

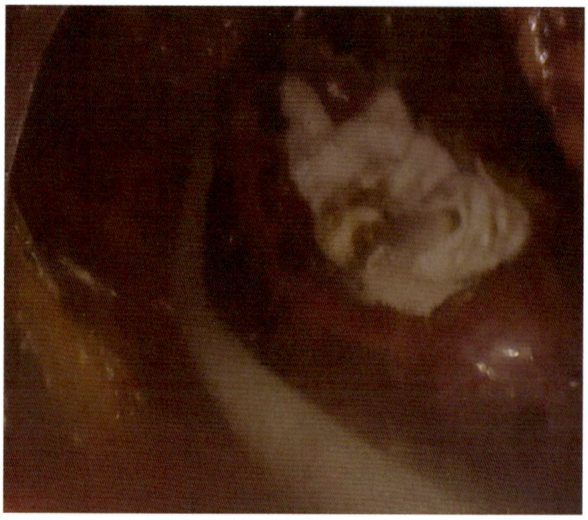

图6-12　放置引流管

四、手术要点

（1）术前行增强CT，明确肾囊肿诊断，与肾积水等鉴别诊断。

（2）术中肾囊肿去顶彻底足够，切到肾实质足够厚的边界，可以减少复发机会。

（3）肾囊肿去顶后，电钩电凝创面1圈，减少出血和复发概率。

（4）肾囊肿创面放置止血纱布，起到局部止血和引流作用，减少肾囊肿复发概率。

第二节　肾盂旁囊肿

一、病历摘要

基本情况：患者，男性，39岁。

1．主诉

体检发现左肾囊肿5年。

2. 现病史

5年前体检发现左肾囊肿，当时超声提示左肾中部直径约2.1cm囊肿，边界清，未见强化，考虑左肾囊肿。无不适症状，未进一步诊治。此次复查超声提示：左侧肾盂旁囊肿5.3cm×3.3cm，对集合系统挤压，肾盂扩张约1.1cm。增强CTU：左肾体积增大，皮质变薄，强化程度减低。左侧肾窦内类圆形低密度影，大小约5cm×3cm，未见明显强化，延迟期未见对比剂进入，考虑左肾盂旁囊肿，左侧肾盂肾盏受压积水。

3. 既往史

无特殊。

4. 查体

无特殊。

二、影像资料

增强CTU：左侧肾窦内类圆形低密度影，直径约5cm×3cm，考虑左肾盂旁囊肿，左侧肾盂肾盏受压积水（图6-13～图6-18）。

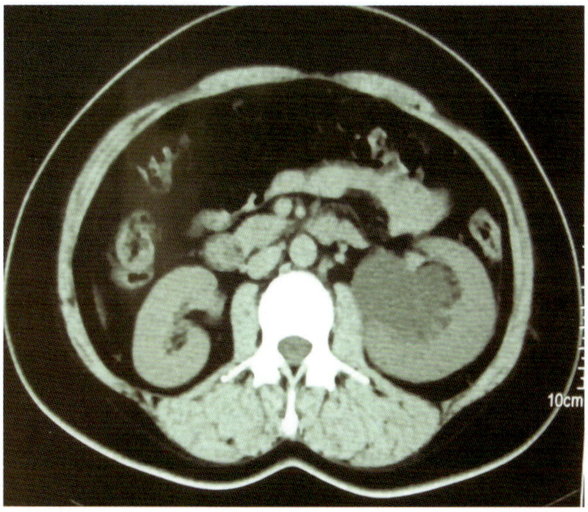

图6-13　CT平扫期

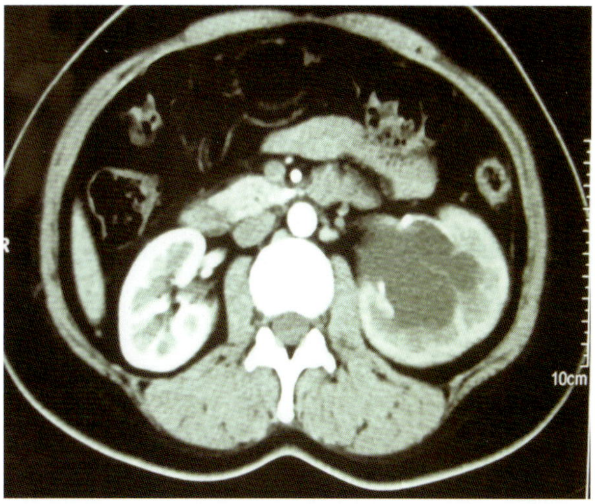

图6-14　CT动脉期

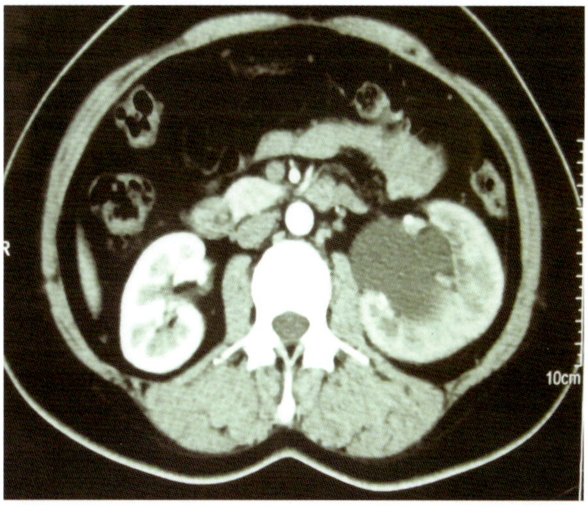

图6-15　CT静脉期

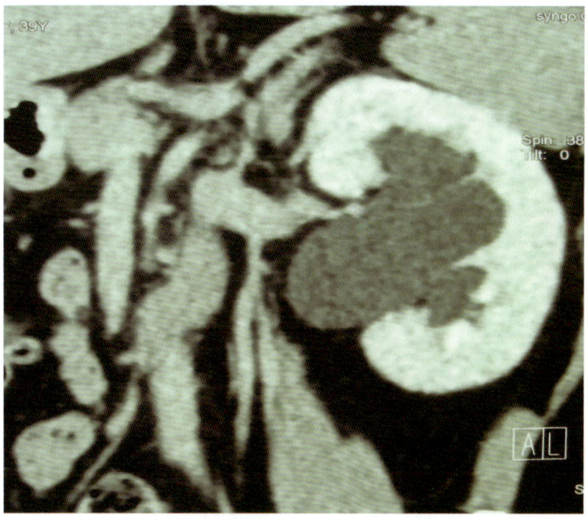

图6-16　CT延迟期

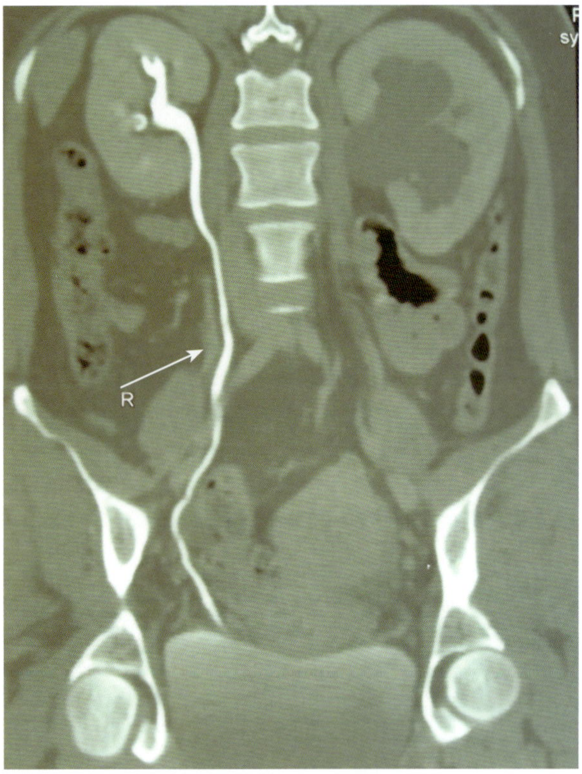

图6-17　CTU尿路重建

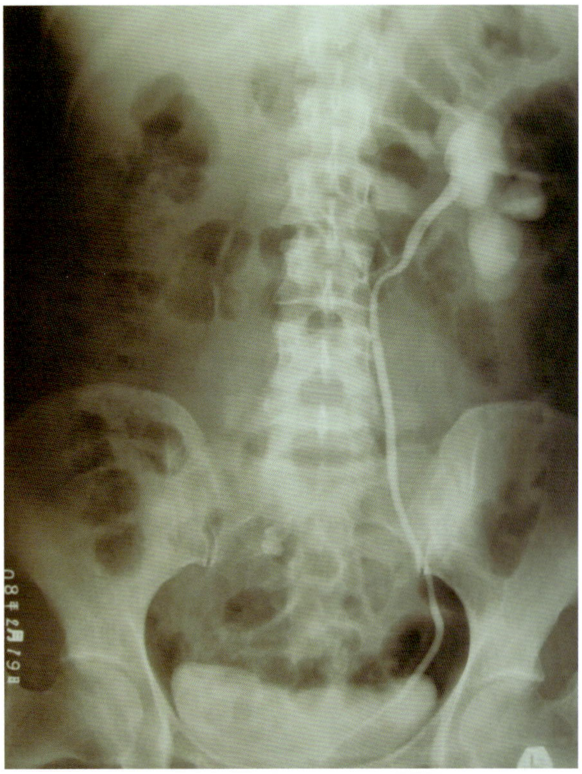

图6-18　左侧尿路逆行造影

三、手术过程

1．手术方式

全身麻醉，经腹膜后腹腔镜左侧肾囊肿去顶术。

2．手术步骤

清理腹膜后脂肪，打开Gerota筋膜，游离肾脏，游离并打开肾囊肿，行肾盂旁囊肿去顶，电钩电凝创面，放置引流管（图6-19～图6-26）。

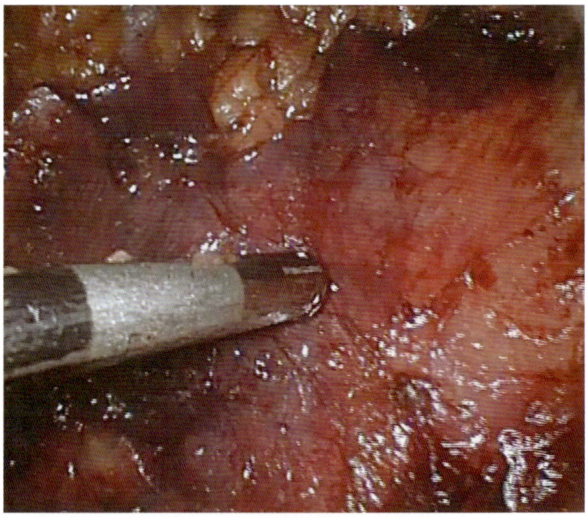

图6-19　清理腹膜后脂肪

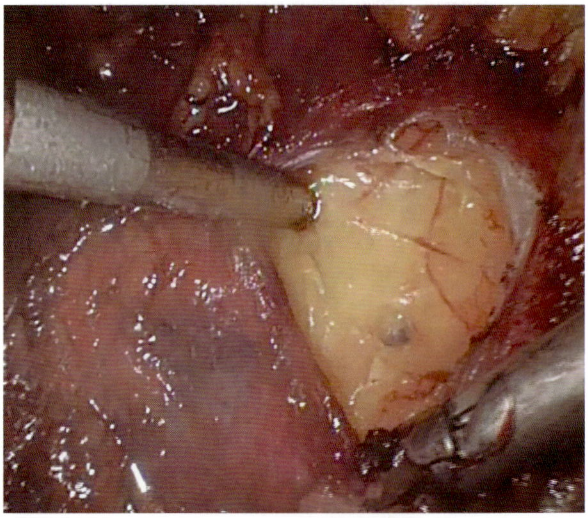

图6-20　打开Gerota筋膜

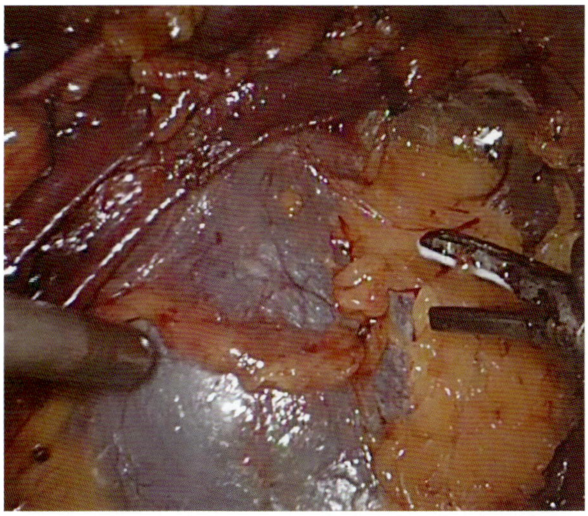

图6-21　游离肾脏

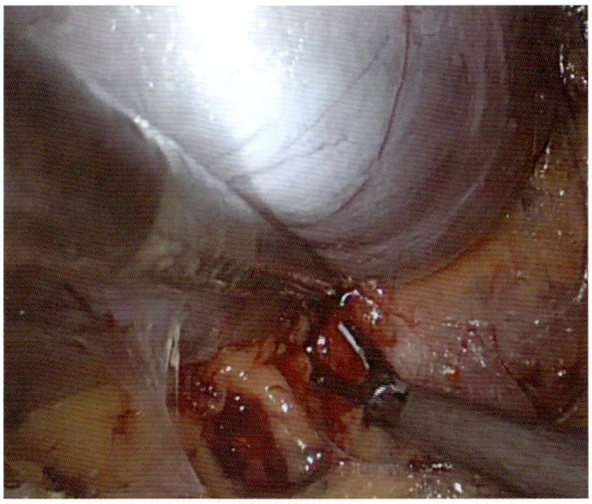

图6-22　游离肾囊肿

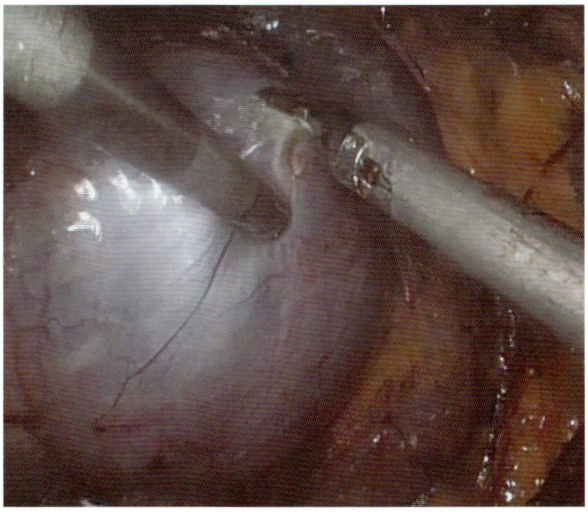

图6-23　打开肾囊肿

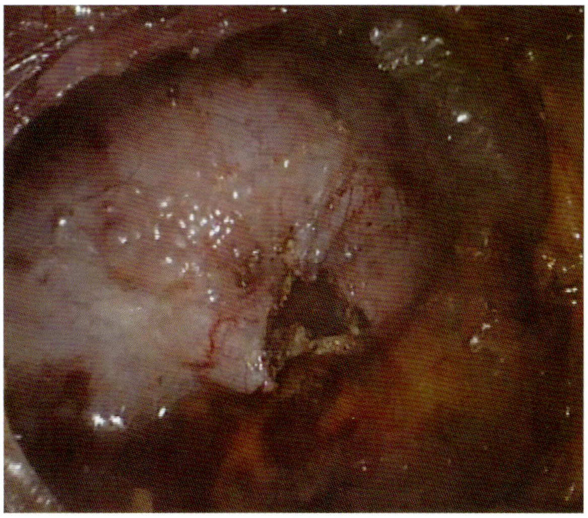

图6-24　肾盂旁囊肿去顶

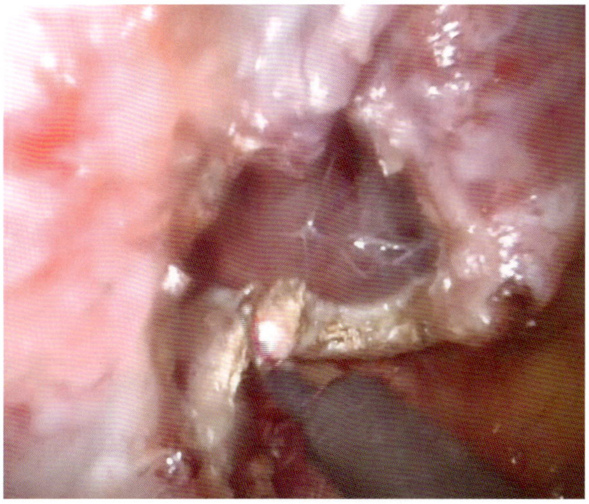

图6-25　电钩电凝创面

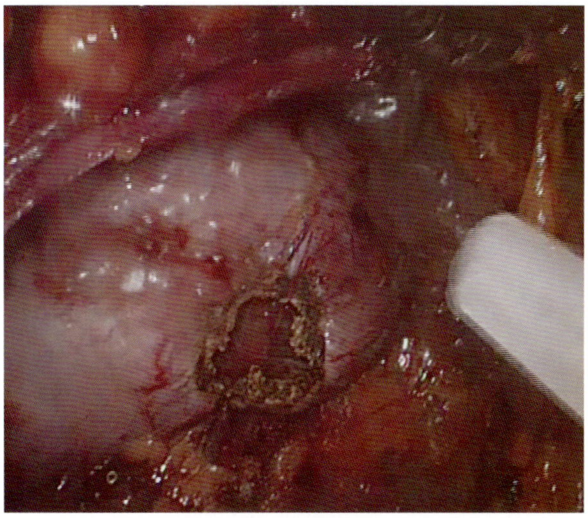

图6-26　放置引流管

四、手术要点

（1）肾盂旁囊肿术前需要行增强CT检查，排除肾积水。

（2）肾盂旁囊肿紧邻肾动脉肾静脉和输尿管，术中需要仔细游离，避免损伤肾门的血管和肾盂。

（3）将肾盂旁囊肿打开，内部囊液放空后，囊壁会明显缩小和增厚，肾囊肿去顶范围有限，通过电钩电凝创面，可以减少术后复发概率。

第三节　多　囊　肾

一、病历摘要

基本情况：患者，男性，43岁。

1．主诉

发现双肾囊肿20余年。

2．现病史

患者20余年前发现双侧多囊肾，超声提示双侧多囊肾（未见报告），初始无不适症状，定期复查。此次复查超声提示：双肾增大，右肾大小17.0cm×7.2cm，左肾大小20.1cm×11.3cm，双肾多发无回声，右侧较大者7.9cm×5.6cm，左侧7.7cm×5.0cm；双肾集合系统未见分离。考虑双侧多囊肾。

3．既往史

无特殊。

4．查体

腹部膨隆，双肾区无叩痛，双侧输尿管行径无压痛。

二、影像资料

双肾多发无回声，右侧较大者7.9cm×5.6cm，左侧7.7cm×5.0cm（图6-27～图6-32）。

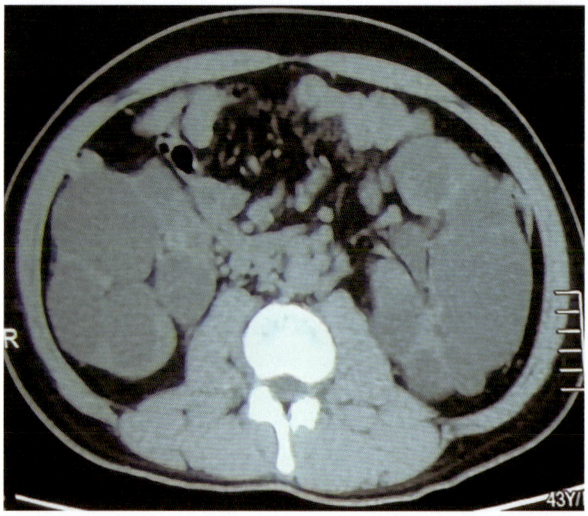

图6-27　CT平扫期

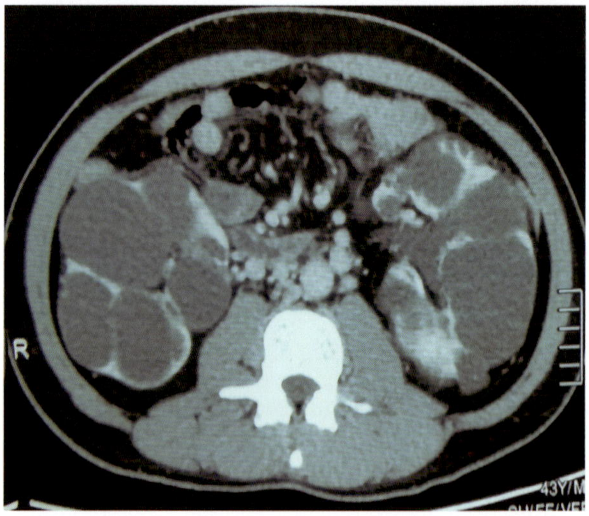

图6-28　CT实质期

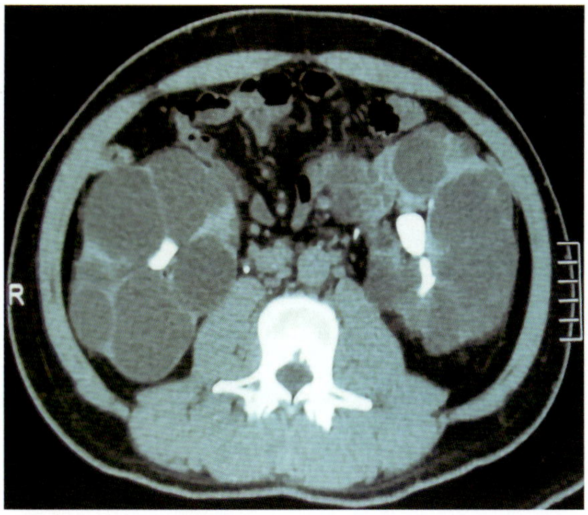

图6-29　CT排泄期

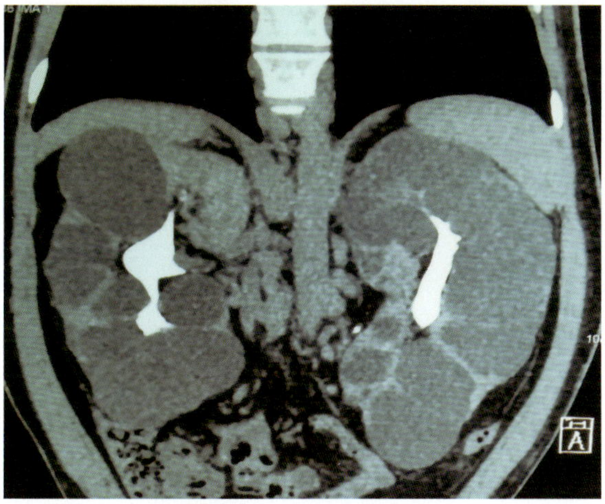

图6-30　CT冠状位

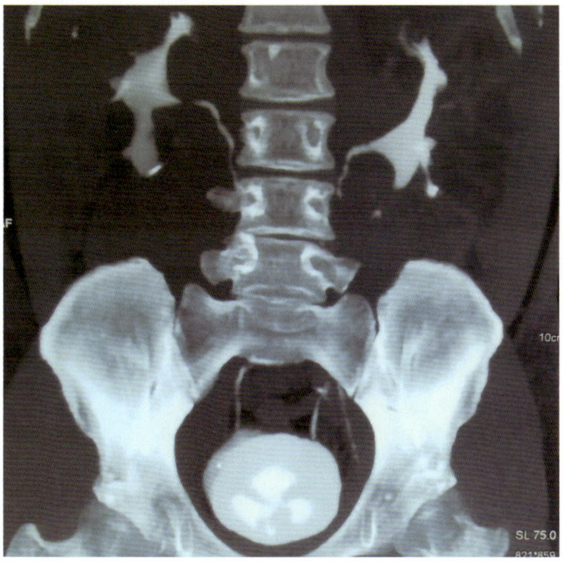

图6-31　CTU尿路重建

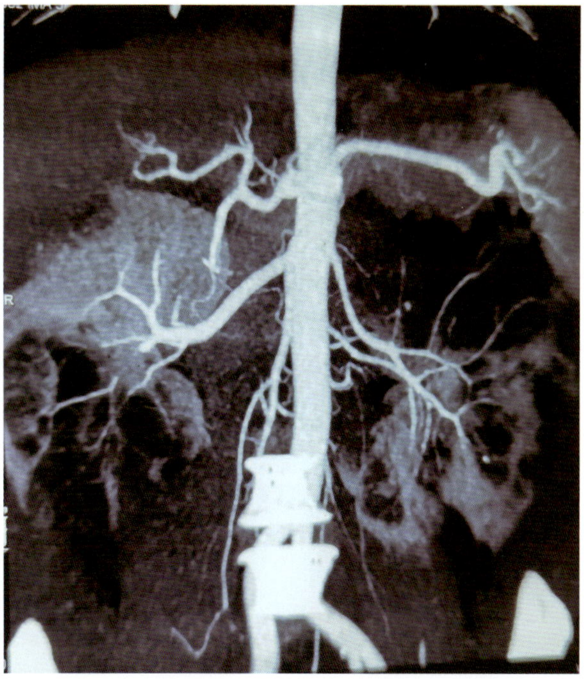

图6-32　CTA血管重建

三、手术过程

1．手术方式

全身麻醉，经腹膜后腹腔镜右侧多囊肾去顶术。

2．手术步骤

清理腹膜后脂肪，打开Gerota筋膜，游离肾脏和肾囊肿，肾囊肿去顶，电钩电凝创面，放置止血纱布和引流管（图6-33～图6-40）。

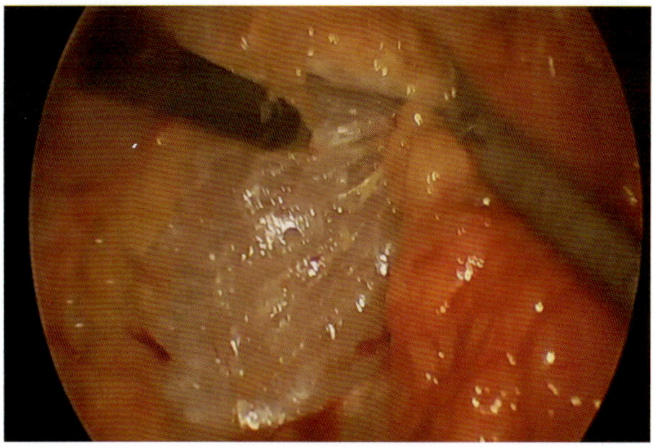

图6-33　清理腹膜后脂肪

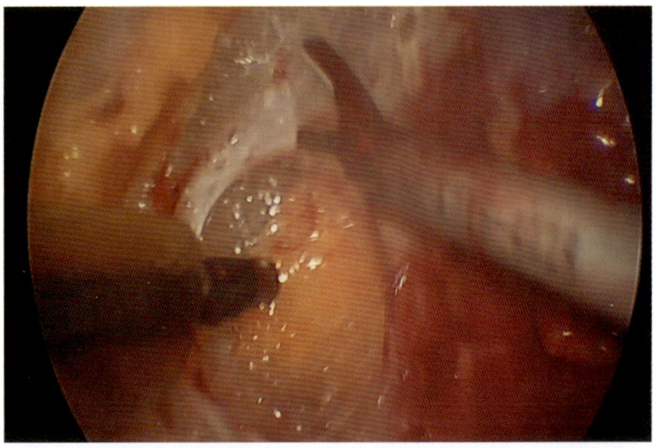

图6-34 打开Gerota筋膜

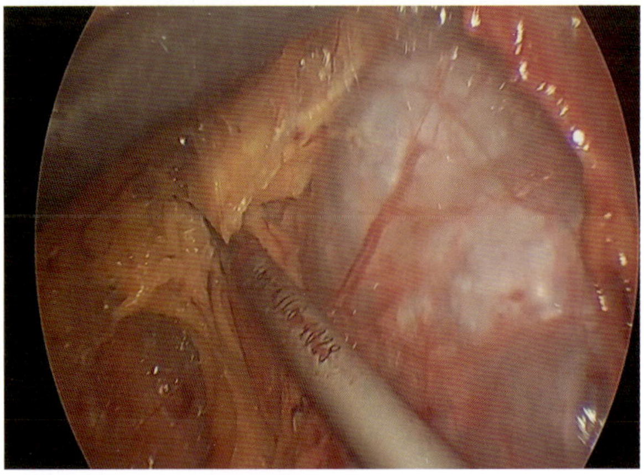

图6-35 游离肾脏

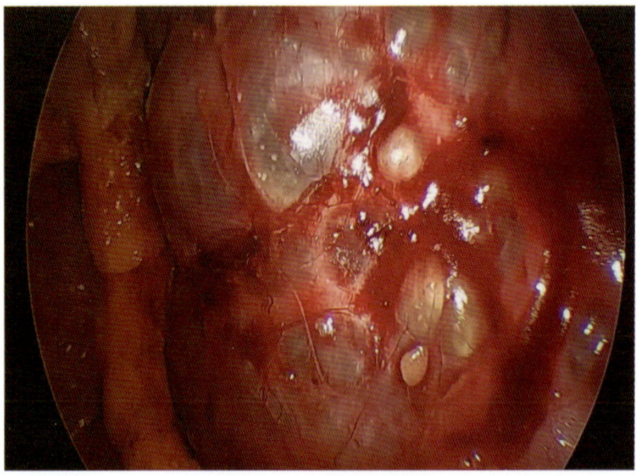

图6-36 游离肾囊肿

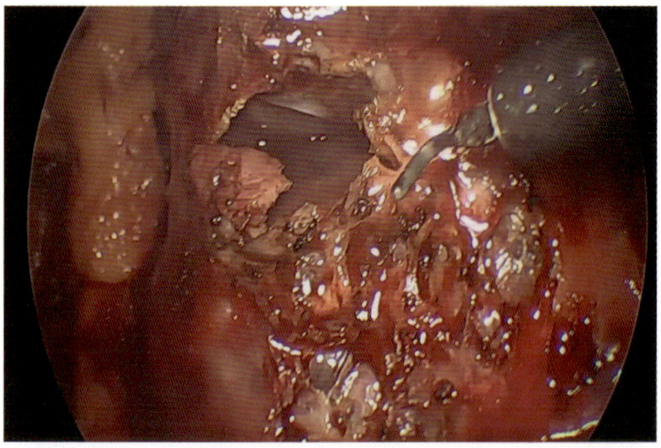

图6-37 肾囊肿去顶（1）

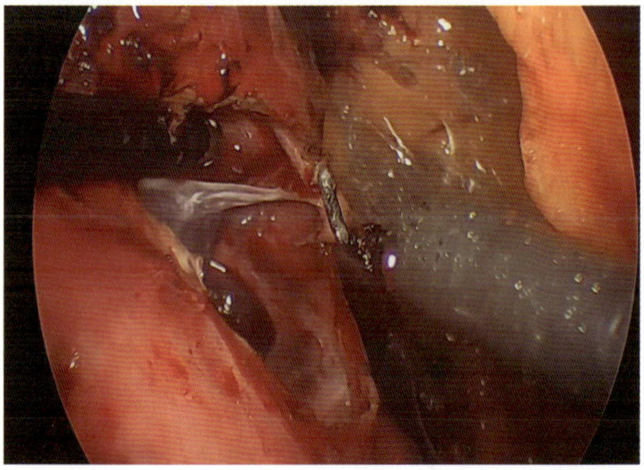

图6-38 肾囊肿去顶（2）

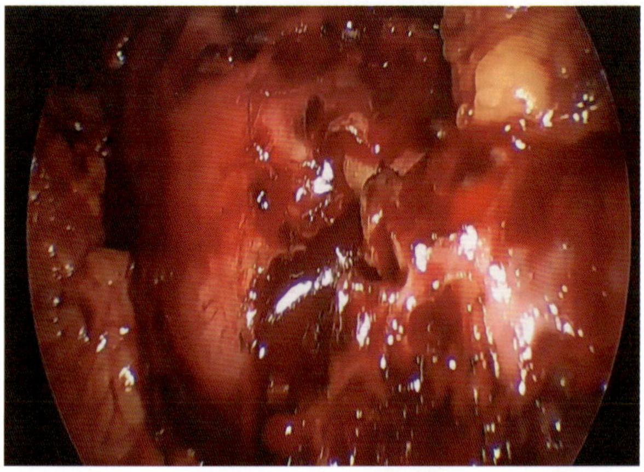

图6-39 电钩电凝创面

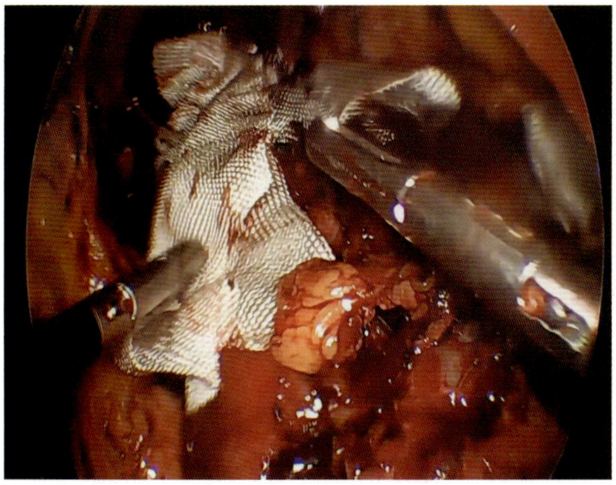

图6-40　放置止血纱布

四、术后复查（6个月后）

术后6个月复查CT，右侧多囊肾明显好转，基本恢复正常肾脏形态（图6-41～图6-42）。

五、手术要点

（1）多囊肾手术存在争议，无法完全去除所有囊肿，手术对肾脏造成打击，手术效果维持时间短，其他手术并发症等。

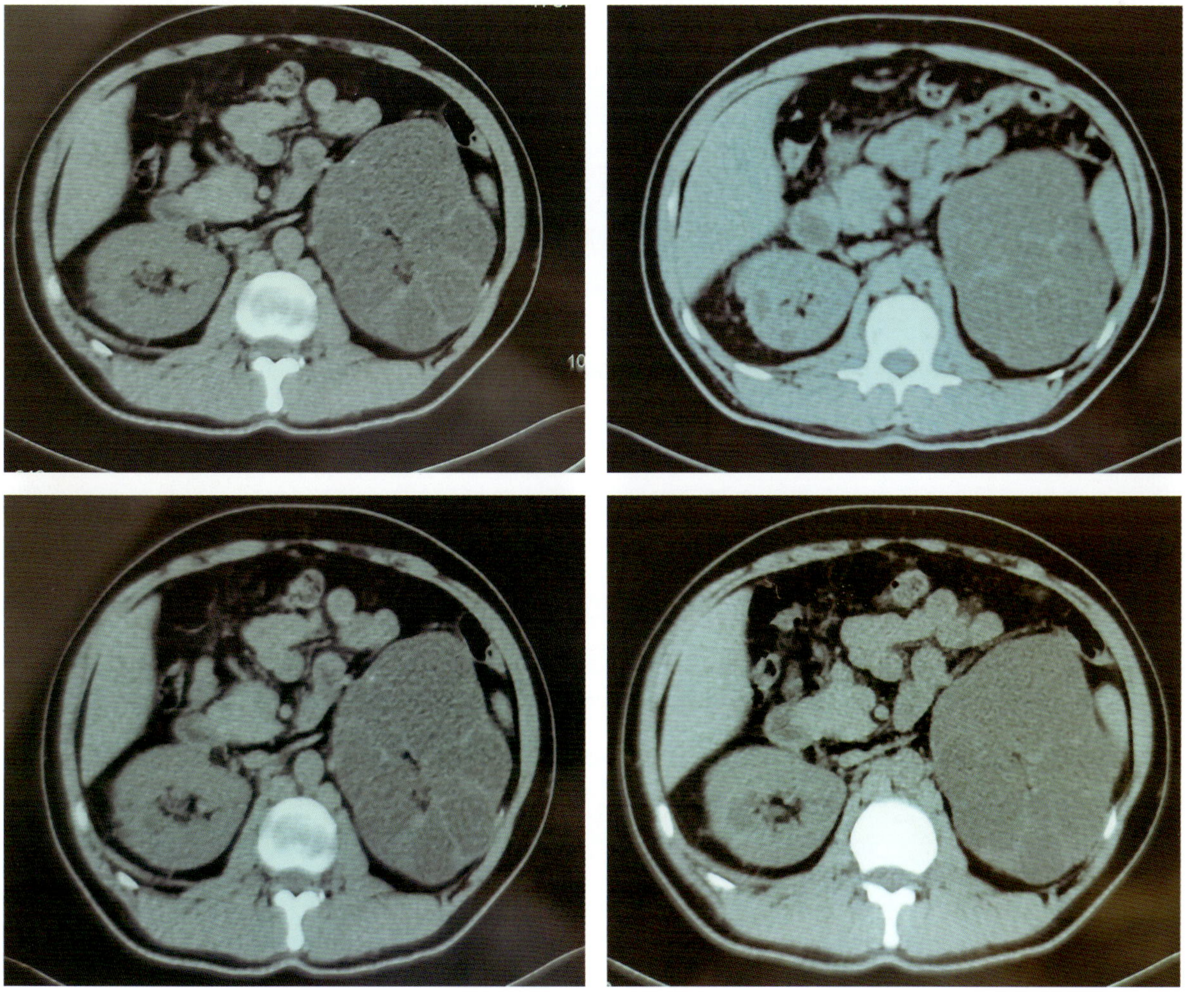

图6-41　CT平扫

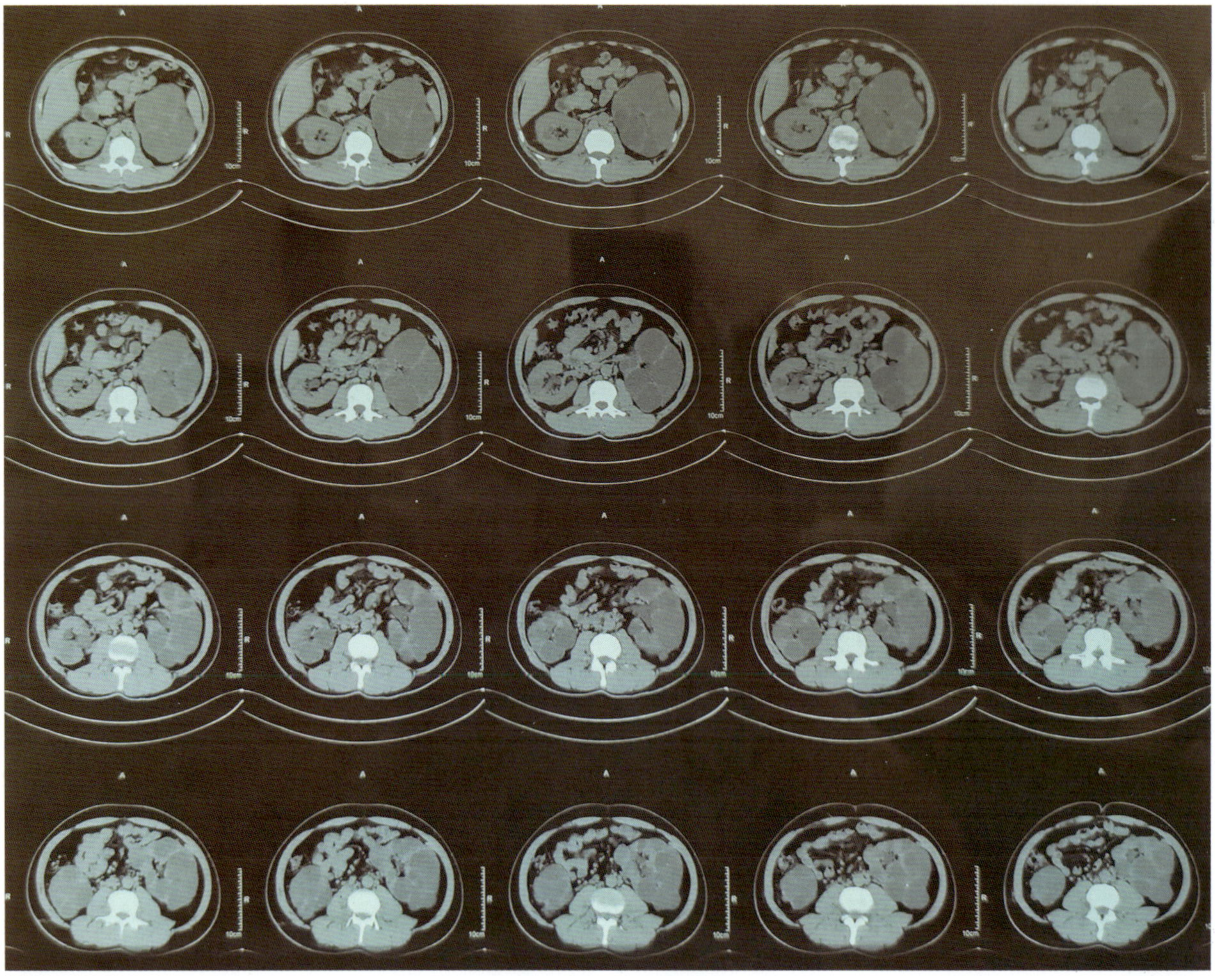

图6-42　复查CT平扫

（2）多囊肾手术的意义在于囊肿去顶可以缓解囊肿对周围肾单位压迫，改善血供，减轻肾脏压力，保护肾功能；去除感染囊肿，杜绝囊肿反复感染，减轻炎症反应；缩小肾脏体积，缓解腹胀等症状。手术可以使得部分患者避免或延后肾功能不全和透析的时间点。

（3）根据多囊肾的分期，决定治疗方案选择。早期保护肾功能；中期严格手术适应证；晚期患者需对症治疗，对于透析肾移植多囊肾的手术包括腹腔镜肾囊肿去顶术、双侧多囊肾切除术等。

（4）多囊肾有多个囊肿，尽可能把可见的表面囊肿充分去顶，建议将去顶后显露的内部囊肿也去顶，最大化降压，减少术后复发概率，最大化保护肾功能。

（5）多囊肾的治疗，尤其是晚期患者，需要内科和外科结合，手术和药物联用，多学科协作。

第四节　肾盏憩室

一、病历摘要

基本情况：患者，女性，22岁。

1．主诉

发现左肾囊肿2年余。

2．现病史

患者2年前体检发现左肾囊肿，当时超声提示左肾直径约5cm的囊肿，无不适症状。就诊医院复查泌尿系超声检查提示左肾囊肿，大小约5.9cm×6cm，给予穿刺抽液治疗，穿刺液蛋白凝固试验阴性，穿刺液检查未见瘤细胞。后定期复查，入院前1个月行肾脏CT检查，提示左肾囊肿6.9cm×4.9cm×6cm。

3．既往史

过敏性紫癜病史2年。

4．查体

无特殊。

二、影像资料

左肾囊肿，大小约5.9cm×6cm（图6-43～图6-48）。

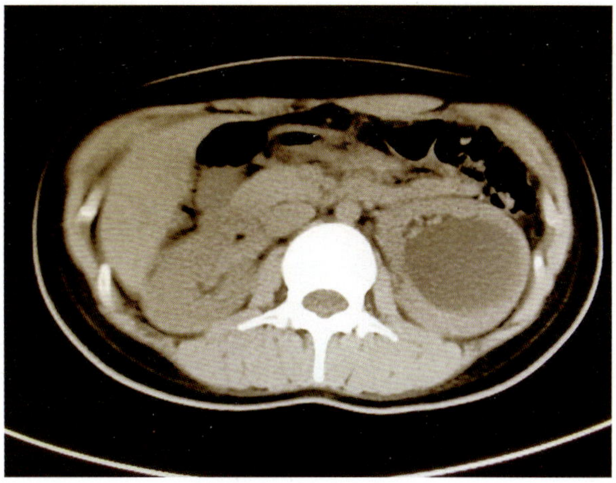

图6-43　CT平扫期

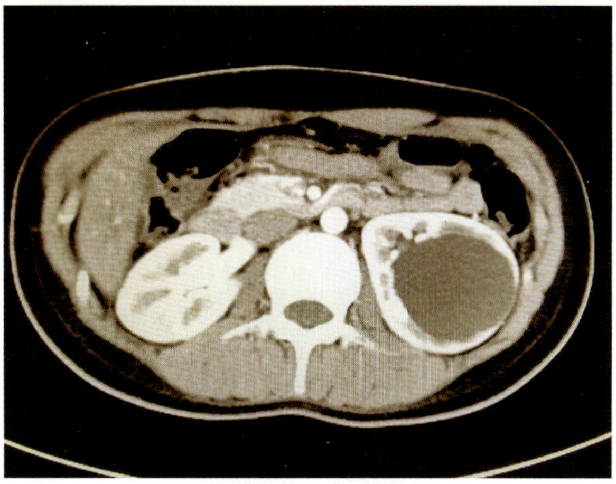

图6-44　CT动脉期

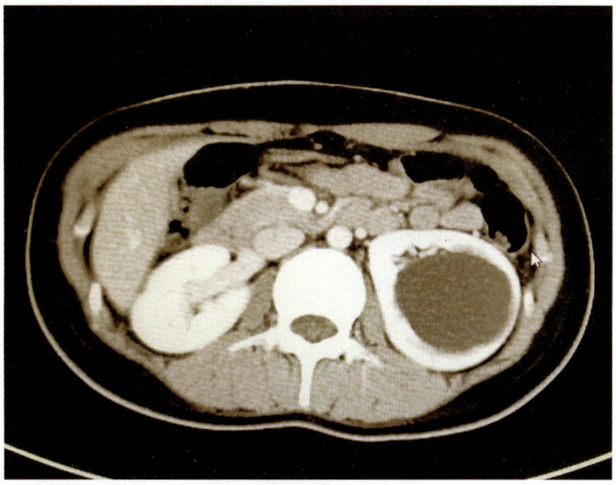

图6-45　CT静脉期

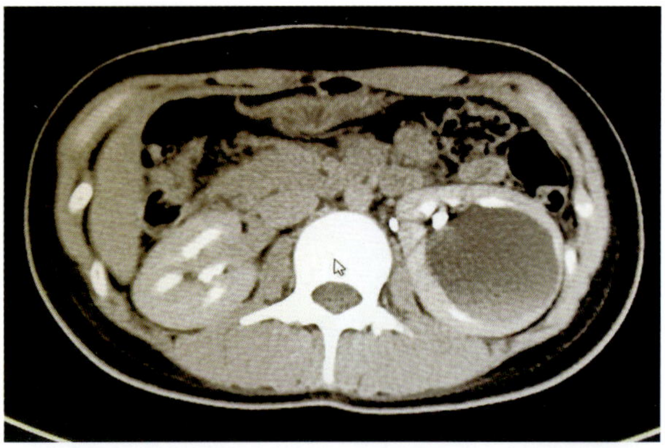

图6-46　CT延迟期

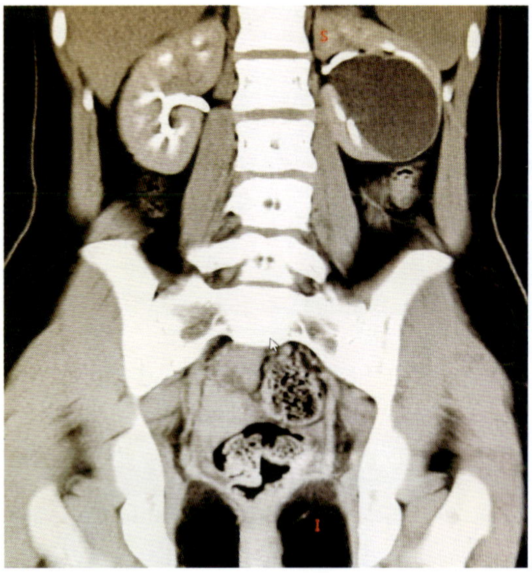

图6-47　CT三维重建（1）

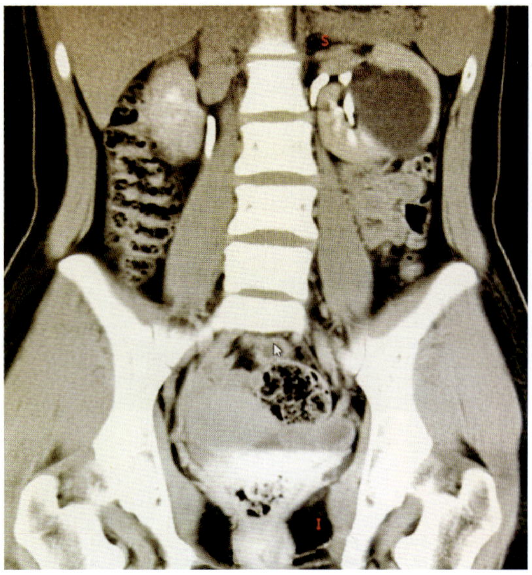

图6-48　CT三维重建（2）

三、手术过程

1. 手术方式

全身麻醉，经腹膜后腹腔镜右侧肾盏憩室切除术。

2. 手术步骤

清理腹膜后脂肪，打开Gerota筋膜，游离肾脏，打开并切除肾盏憩室，缝合创面，封闭肾盏憩室，放置引流管（图6-49～图6-56）。

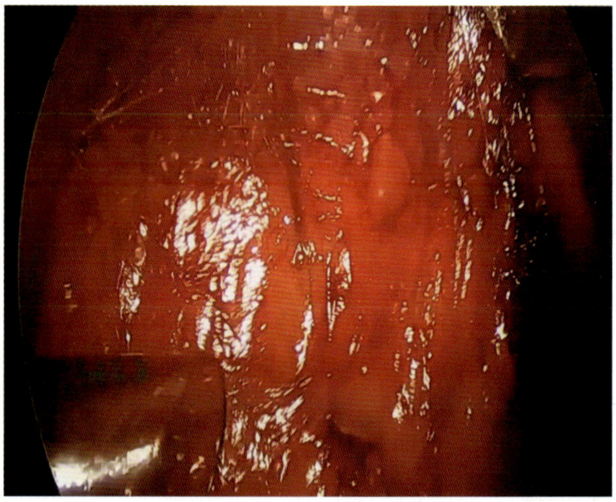

图6-49　清理腹膜后脂肪

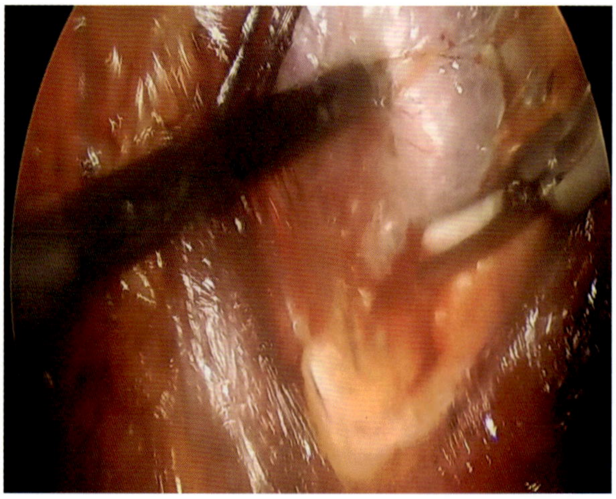

图6-50　打开Gerota筋膜

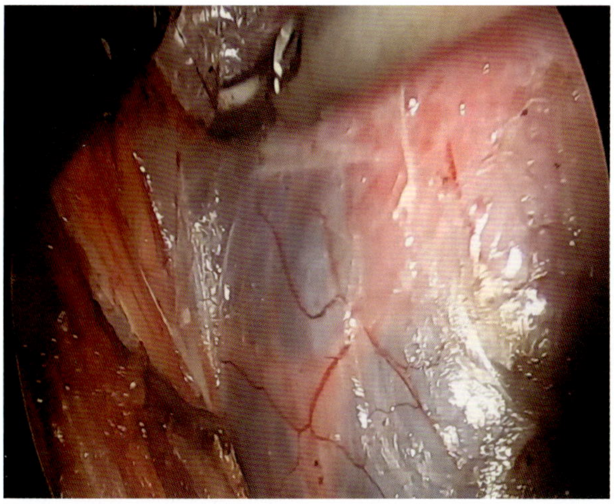

图6-51　游离肾脏

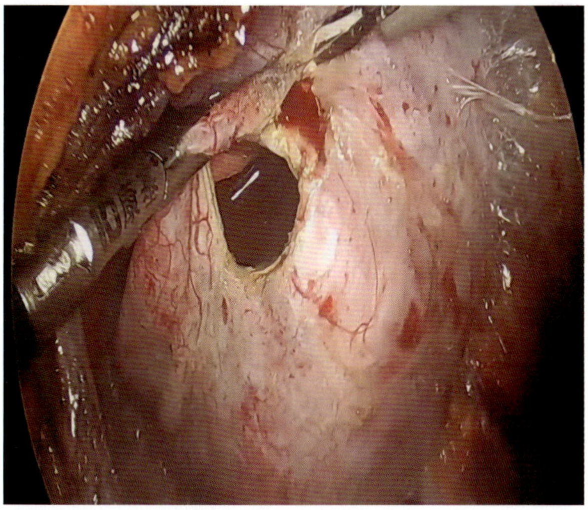

图6-52　打开肾盏憩室

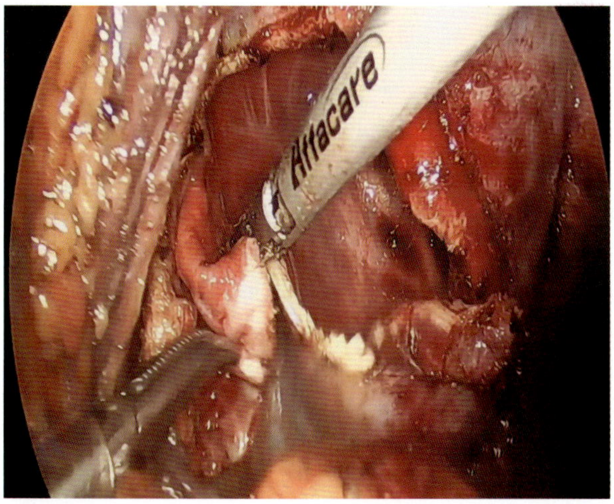

图6-53　切除肾盏憩室

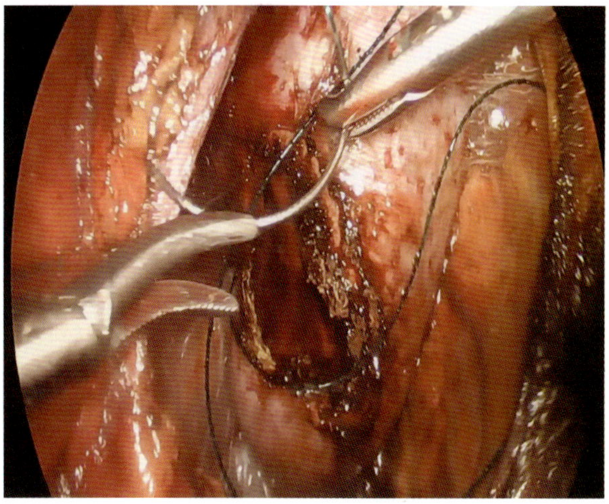

图6-54　缝合创面

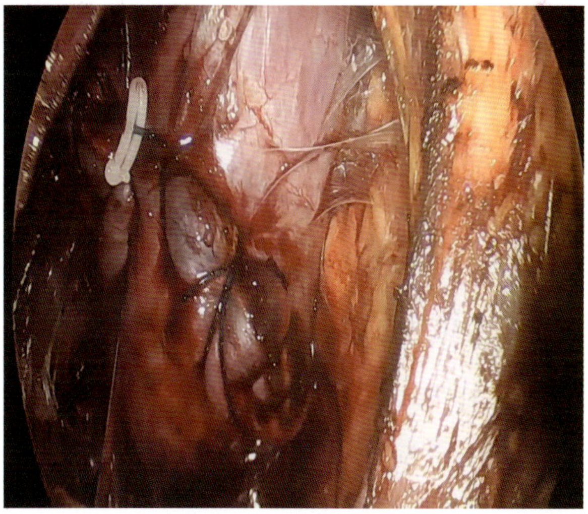

图6-55　封闭肾盏憩室

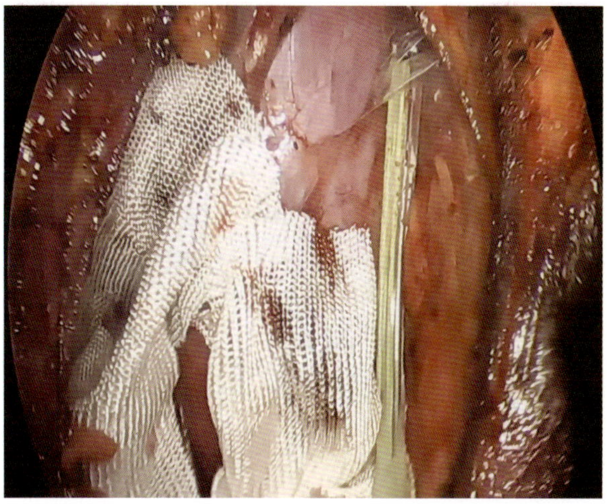

图6-56　放置引流管

四、手术要点

（1）肾盏憩室的诊断困难，术前行增强CTU检查，排泄期可见对比剂进入肾盏憩室；术中发现肾盏憩室与集合系统相通。

（2）术中肾盏憩室需要充分切除，减少术后复发概率。

（3）严密缝合肾盏憩室创面，减少术后尿瘘概率。

第五节 复杂肾囊肿 Bosniak Ⅱ级

一、病历摘要

基本情况：患者，男性，75岁。

1．主诉

发现左肾囊肿10余年。

2．现病史

10余年前体检发现左肾囊肿，当时超声提示左肾中部直径约2.1cm的囊肿，未见强化，考虑左肾囊肿。无不适症状，不规律复查。此次复查超声提示左肾囊肿6cm×5cm，内见片状钙化和分隔，考虑复杂肾囊肿。增强CT提示左肾囊肿，内见钙化灶，未见明显强化，考虑左肾复杂肾囊肿（Bosniak Ⅱ级）。

3．既往史

高血压，口服药物控制可。

4．查体

无特殊。

二、影像资料

左肾囊肿6cm×5cm，内见钙化灶，考虑左肾复杂肾囊肿Bosniak Ⅱ级（图6-57～图6-62）。

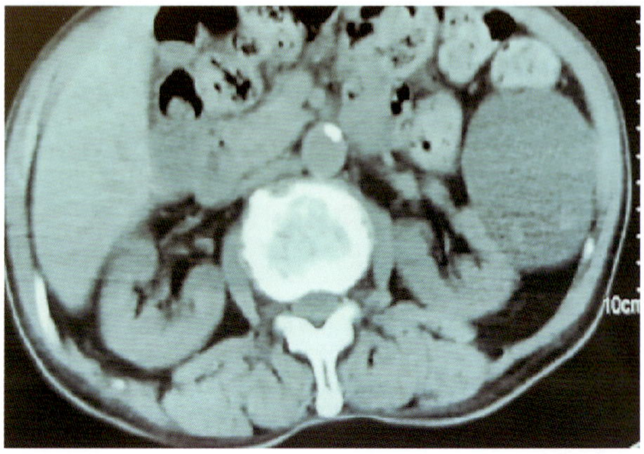

图6-57　CT平扫期

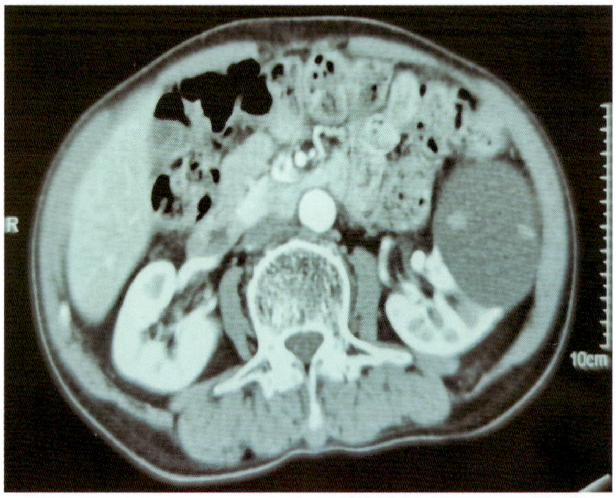

图6-58　CT动脉期

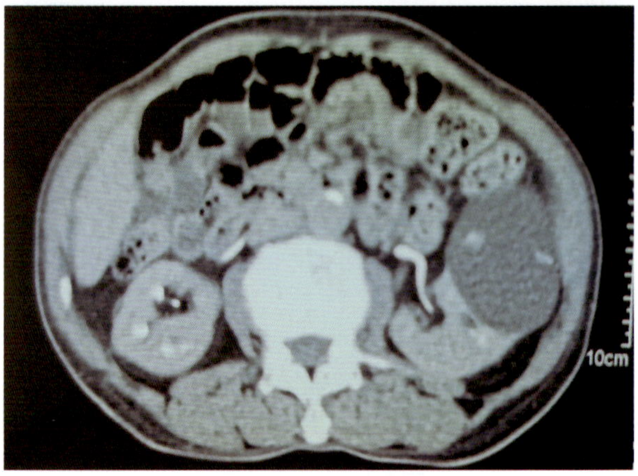

图6-59　CT静脉期

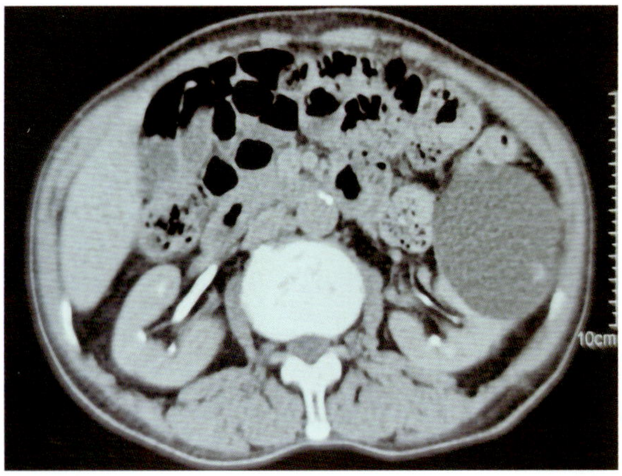

图6-60　CT排泄期

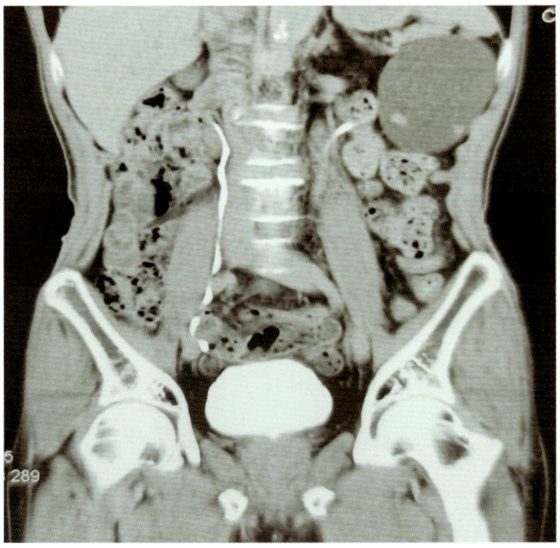

图6-61　CT三维重建

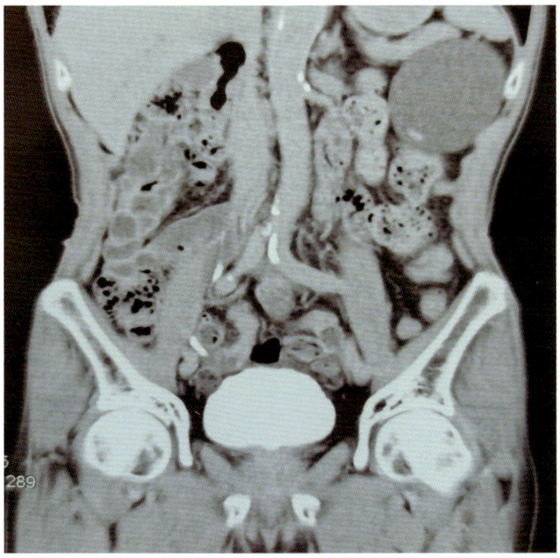

图6-62　CT冠状位

三、手术过程

1．手术方式

全身麻醉，经腹膜后腹腔镜左肾囊肿去顶术。

2．手术步骤

清理腹膜后脂肪，打开Gerota筋膜，游离肾脏，行肾囊肿去顶，彻底切除肾囊肿壁，切除的肾囊肿壁可见片状钙化结晶（图6-63～图6-68）。

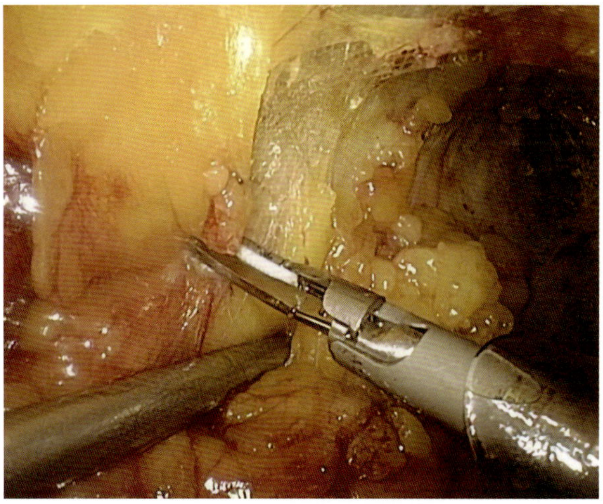

图6-63　清理腹膜后脂肪

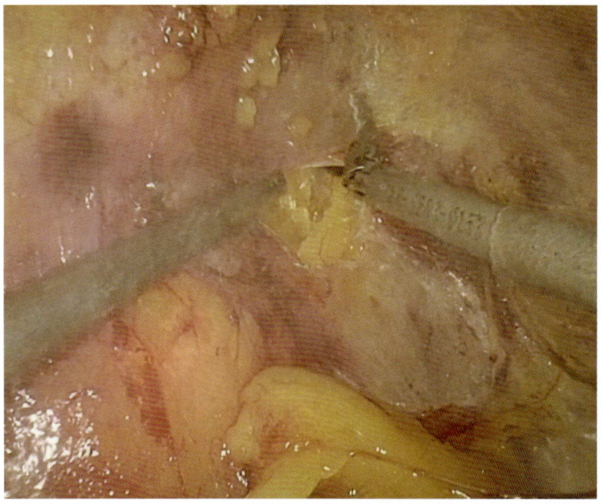

图6-64　打开Gerota筋膜

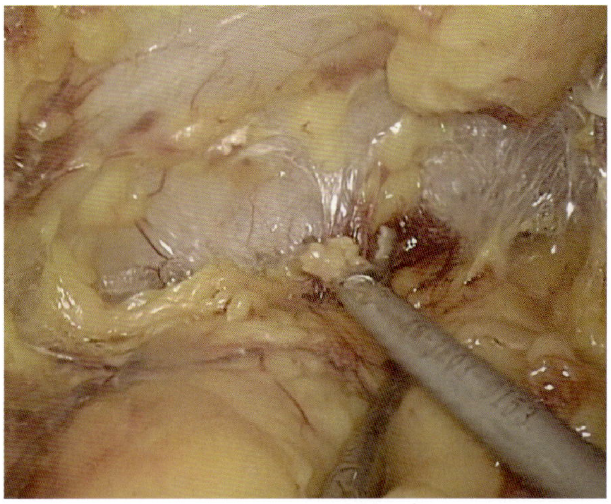

图6-65　游离肾脏

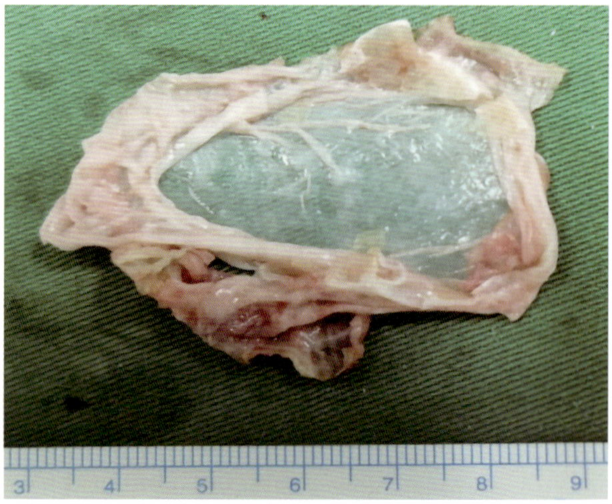

图6-68　切除肾囊肿壁（可见片状钙化结晶）

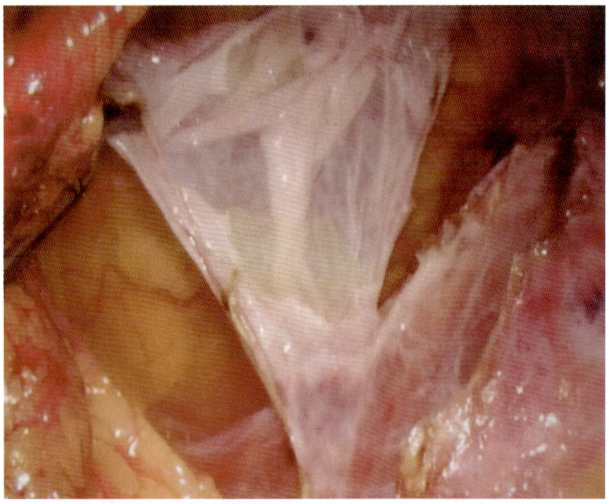

图6-66　肾囊肿去顶（可见片状钙化）

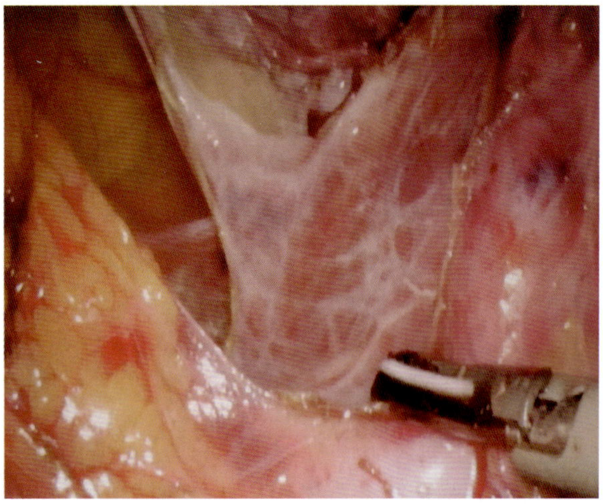

图6-67　彻底切除肾囊肿壁

四、手术要点

（1）该病例术前增强CT提示钙化和分隔，但未见血流信号，良性概率高。

（2）术中肾囊肿壁需要充分切除，减少术后复发概率。

（3）追病理结果，根据术后病理结果决定是否需要进一步治疗。

第六节　复杂肾囊肿 Bosniak IIF级

一、病历摘要

基本情况：患者，男性，60岁。

1．主诉

发现右肾肿物2月。

2．现病史

患者于2020年5月当地医院检查超声，发现右肾直径为6cm的肿物。无发热、血尿，无腰胀不适。到门诊行泌尿系超声提示右肾直径约1.2cm的囊肿，内见分隔。进一步行腹盆腔增强CT提示右肾中部实质见类圆形低密度无强化影，大小约1.0cm×1.1cm，增强边缘似少许强化，诊断右肾囊肿（Bosniak IIF级可能）。

3．既往史

高血压。

4．查体

无特殊。

二、影像资料

右肾中部实质见类圆形低密度无强化影约1.0cm×1.1cm，增强边缘少许强化，诊断右肾囊肿Bosniak IIF级（图6-69～图6-72）。

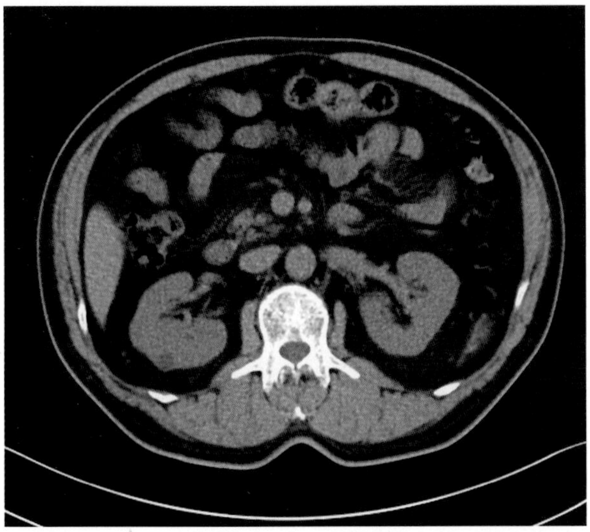

图6-69　CT平扫期

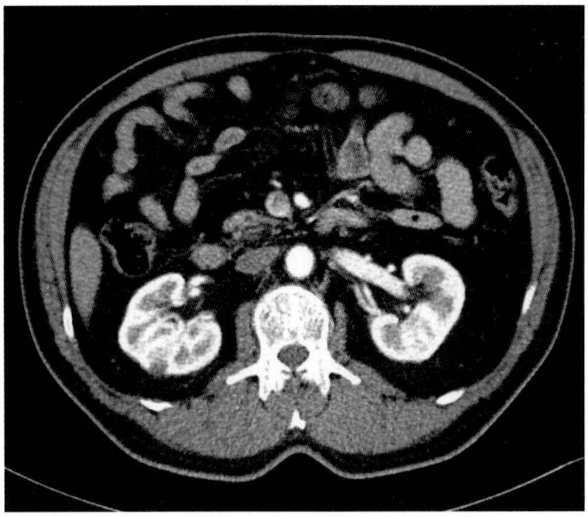

图6-70　CT动脉期

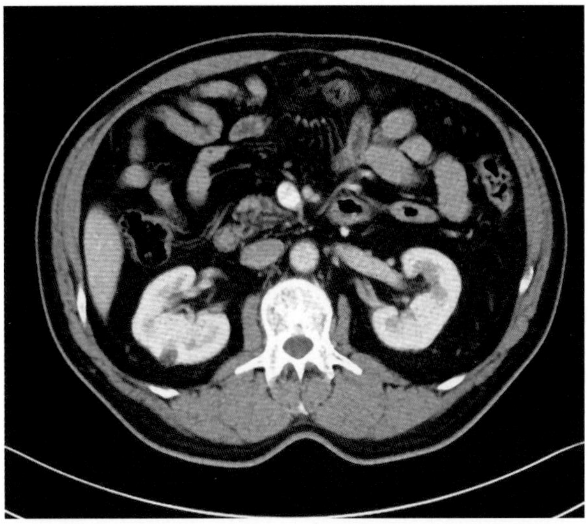

图6-71　CT静脉期

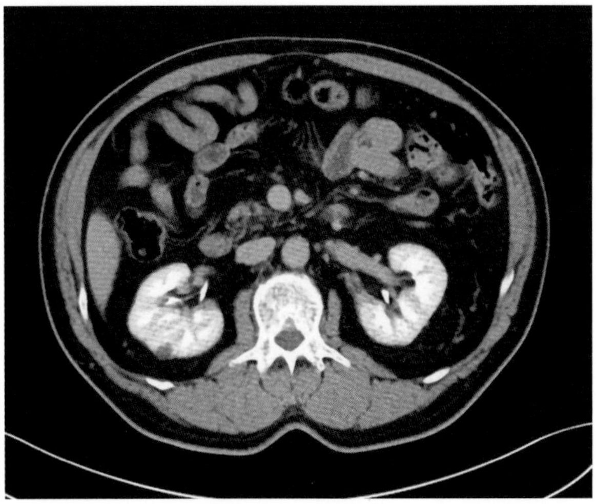

图6-72　CT排泄期

三、手术过程

1．手术方式

全身麻醉，腹腔镜右肾部分切除术。

2．手术步骤

清理腹膜后脂肪，寻找肾动脉，游离肾脏，寻找肾肿物，电钩勾勒肾肿物的切除边界，哈巴狗钳阻断肾动脉，切除肾囊肿壁可见片状钙化结晶，保证切除范围和深度足够，3-0倒刺线缝合肾集合系统，松开肾动脉阻断夹，将标本放入标本袋取出（图6-73～图6-84）。

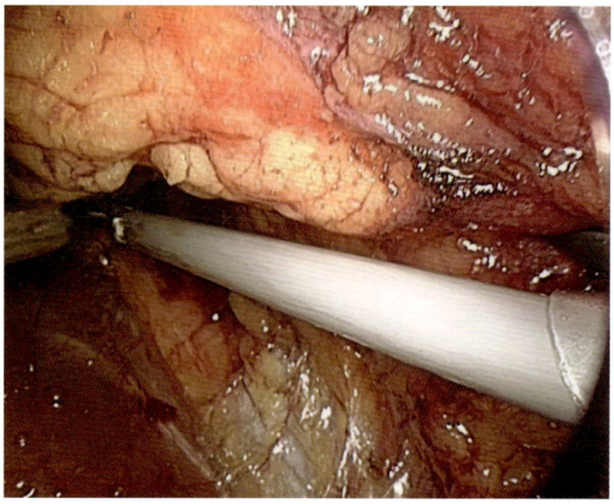

图6-73　打开Gerota筋膜

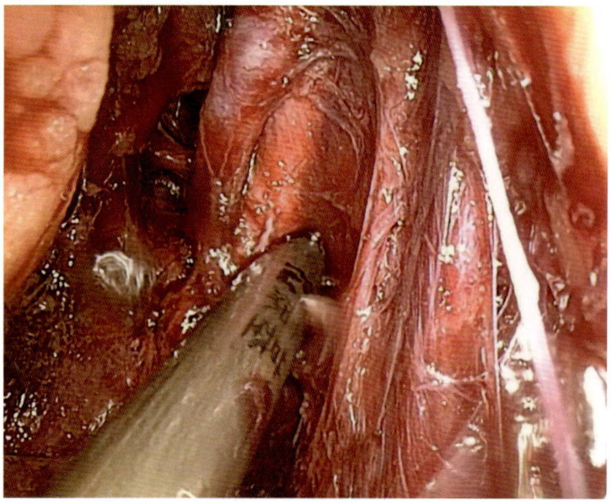

图6-74　寻找肾动脉

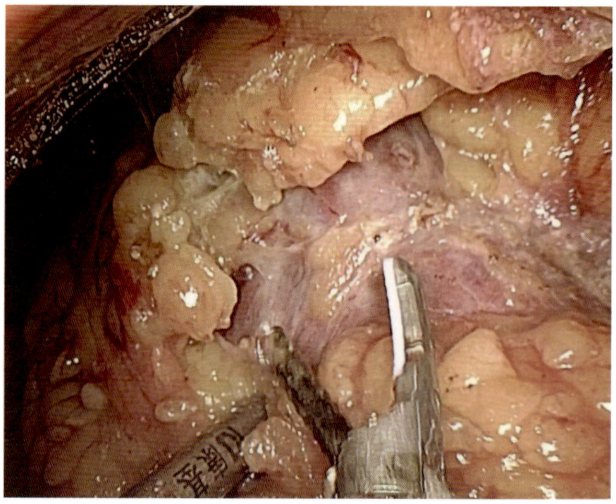

图6-75　游离肾脏

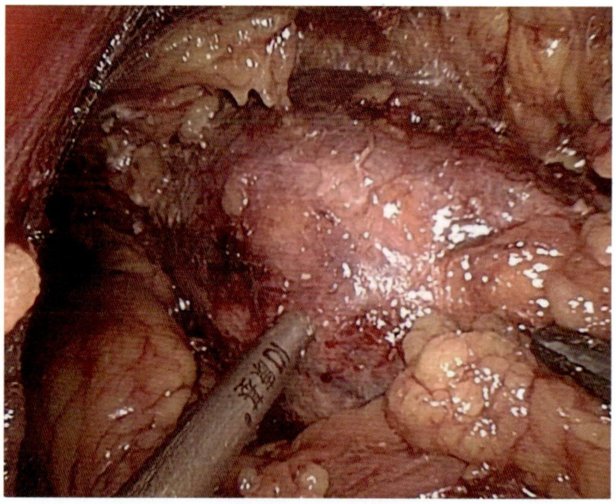

图6-76　寻找肾肿物

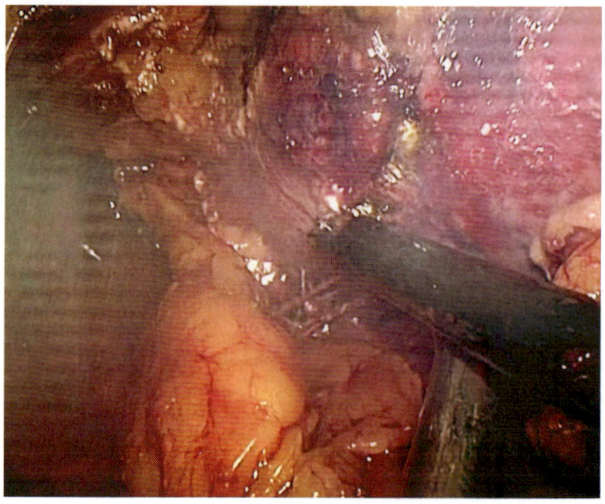

图6-77　电钩勾勒肾肿物的切除边界

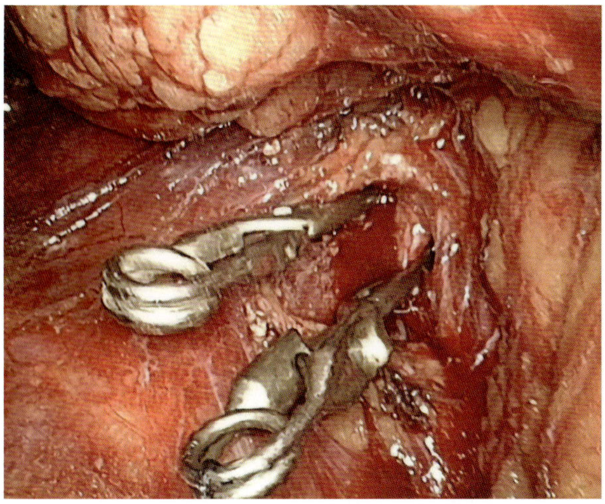

图6-78　哈巴狗钳阻断肾动脉

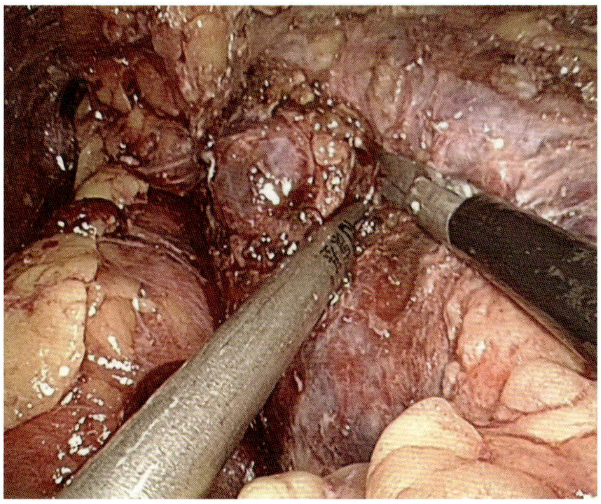

图6-79　切除范围足够

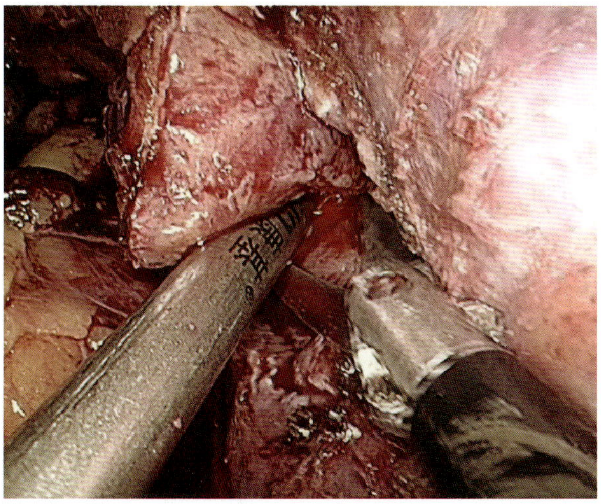

图6-80　切除深度足够

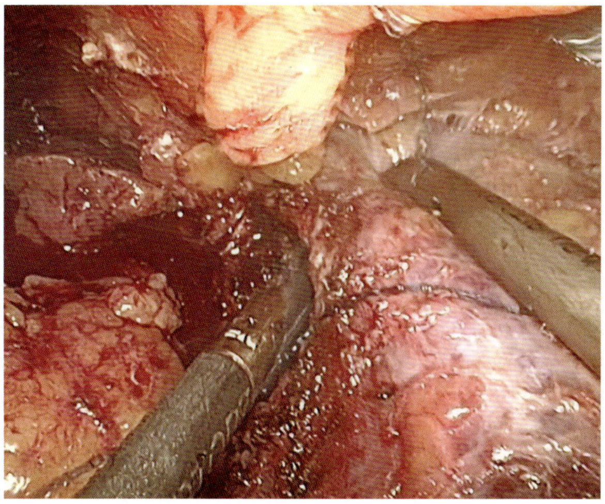

图6-81　3-0倒刺线缝合肾集合系统

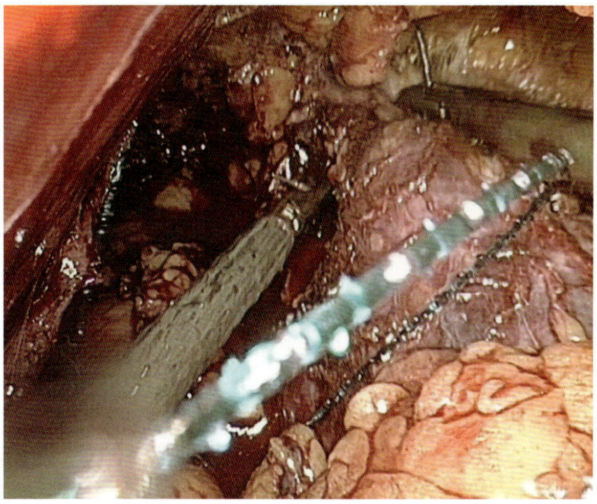

图6-82　0号倒刺线缝合肾全层

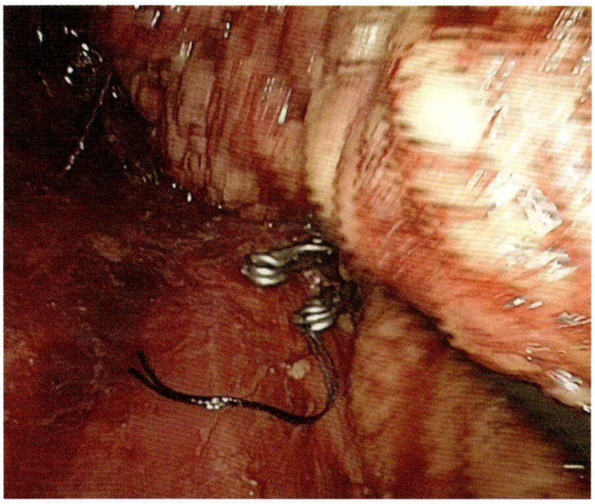

图6-83　松开肾动脉阻断夹

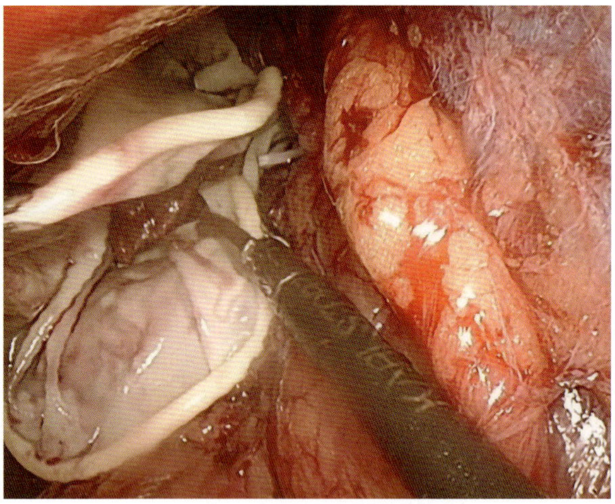

图6-84　将标本放入标本袋取出

四、手术要点

（1）合适的复杂肾囊肿病例，推荐选择腹腔镜肾部分切除术，既可以切除存在恶性可能的复杂肾囊肿，而无论病理结果为良性或恶性均可以达到根治目的，还可以保留肾脏，从而减少医疗隐患和风险。

（2）尽量保留囊肿表面脂肪组织，便于术中牵拉。

（3）距离囊肿边界0.5cm切开肾实质，确保肾外的囊肿不破裂。

（4）切除深度足够，确保肾实质内的囊肿不破裂。

（5）适当扩大切口，确保囊肿取出过程中不破裂。

第七节　复杂肾囊肿 Bosniak Ⅲ级

一、病历摘要

基本情况：患者，男性，37岁。

1. 主诉

发现左肾囊实性肿物1个月。

2. 现病史

患者于1个月前，检查超声发现左肾前唇可见囊实性肿物，5.3cm×4.1cm，内见实性成分，周边血流信号。考虑囊实性肿物。无不适症状。到门诊行增强CT提示左肾前唇见分叶状囊性密度为主病变，大小约5.1cm×4.5cm，病变内可见实性成分伴异常强化，左肾囊实性占位，不除外恶性肿瘤可能，建议进一步治疗。

3. 既往史

无特殊。

4. 查体

无特殊。

二、影像资料

增强CT提示左肾前唇见肿物，大小约5.1cm×4.5cm，病变内可见实性成分伴异常强化，左肾囊实性占位，不除外恶性（图6-85～图6-88）。

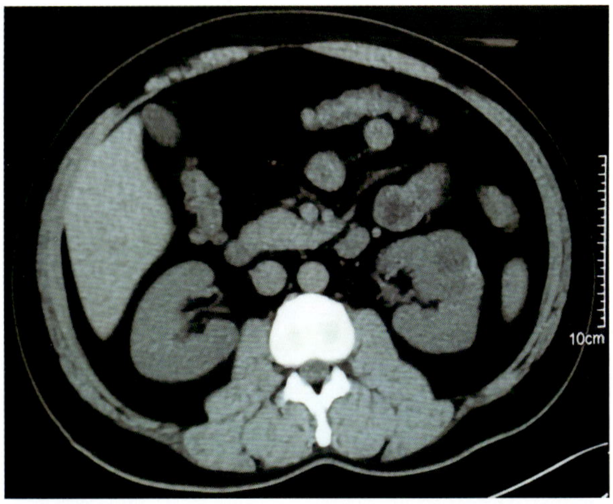

图6-85　CT平扫期

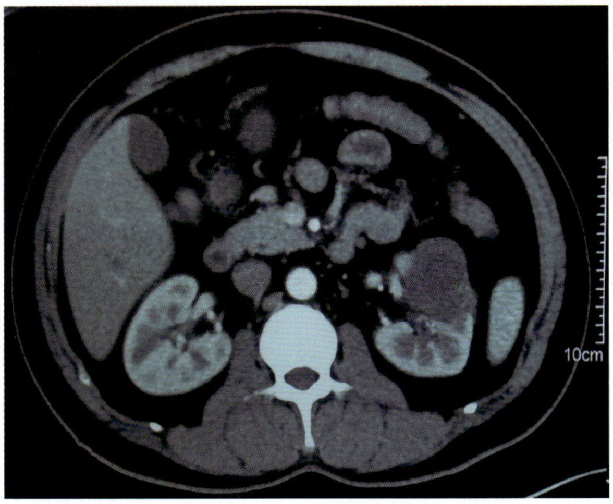

图6-86　CT动脉期

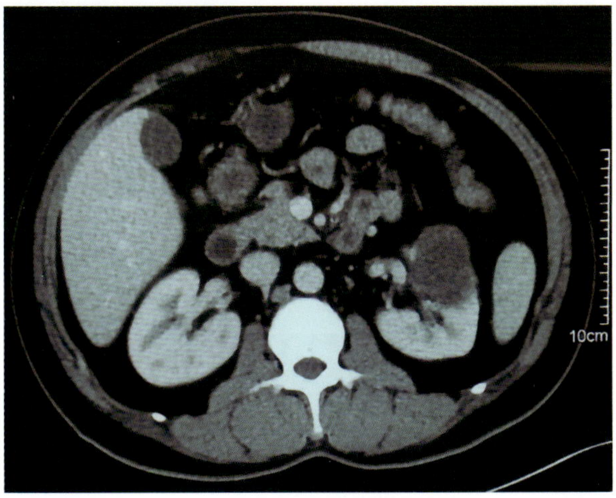

图6-87　CT静脉期

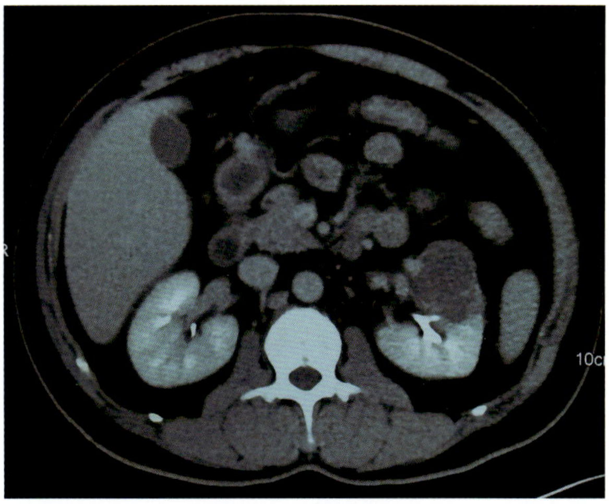

图6-88　CT排泄期

三、手术过程

1．手术方式

全身麻醉，腹腔镜左肾部分切除术。

2．手术步骤

清理腹膜后脂肪，打开Gerota筋膜，寻找肾动脉，游离肾脏，寻找肾肿物，电钩勾勒肾肿物的切除边界，哈巴狗钳阻断肾动脉，保证切除范围和深度足够，3-0倒刺线缝合肾集合系统，0号倒刺线缝合肾全层，松开肾动脉阻断夹，将标本放入标本袋取出，放置引流管，观察切除标本完整（图6-89～图6-103）。

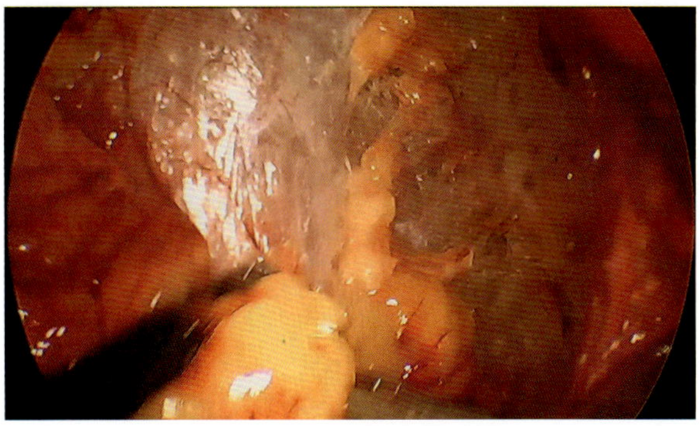

图6-89　清理腹膜后脂肪

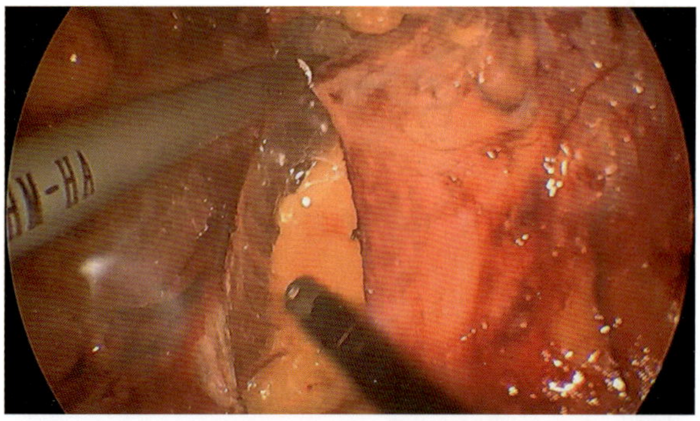

图6-90　打开Gerota筋膜

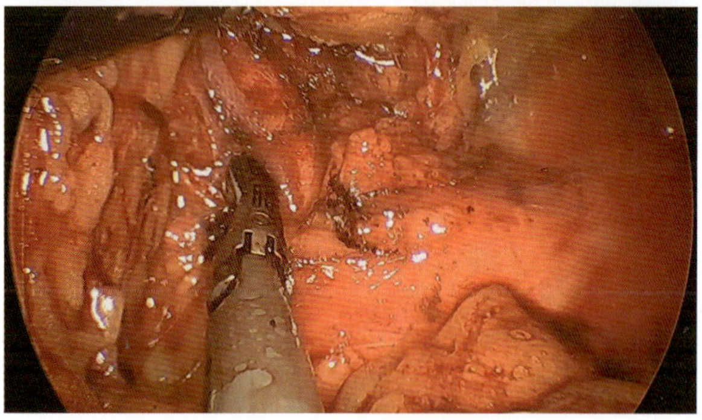

图6-91　寻找肾动脉

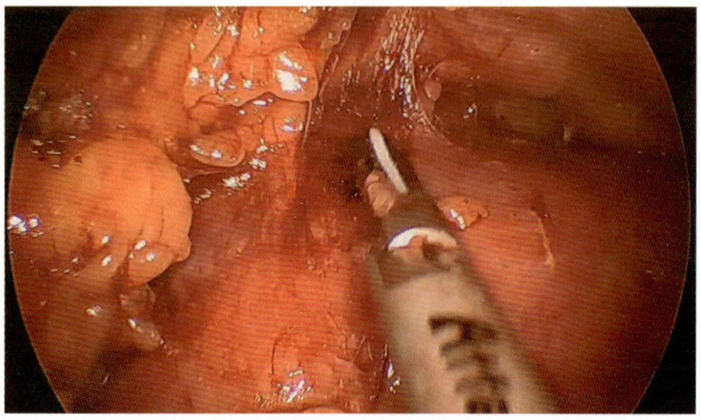

图6-92　游离肾脏

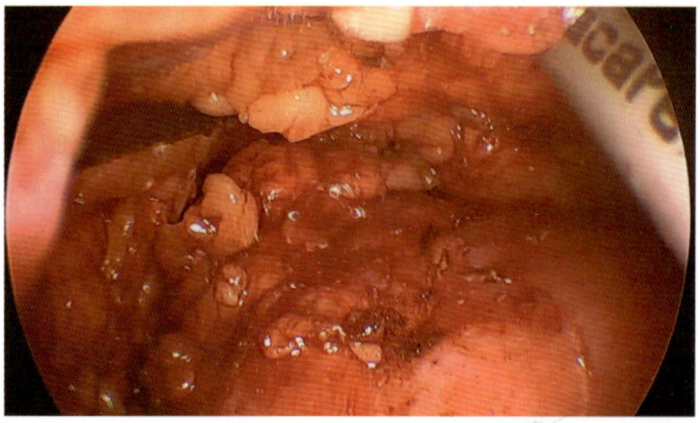

图6-93　游离肾肿物

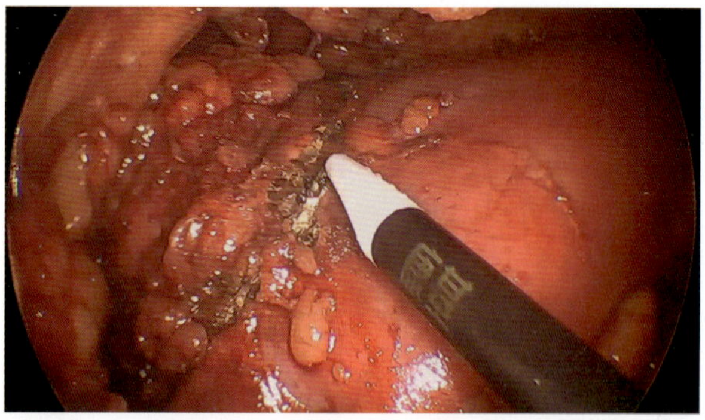

图6-94　电钩勾勒肾肿物的切除边界

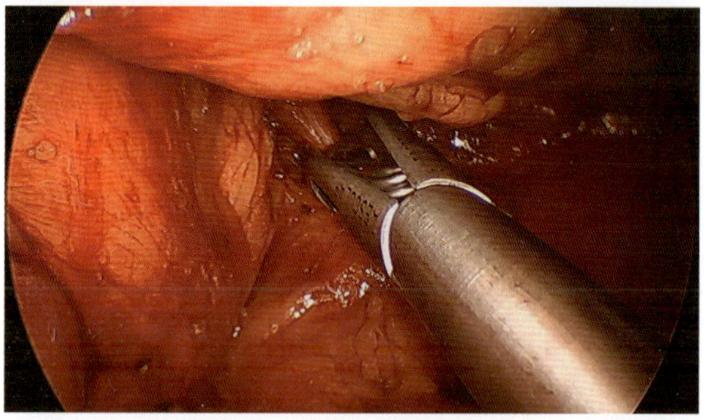

图6-95　哈巴狗钳阻断肾动脉

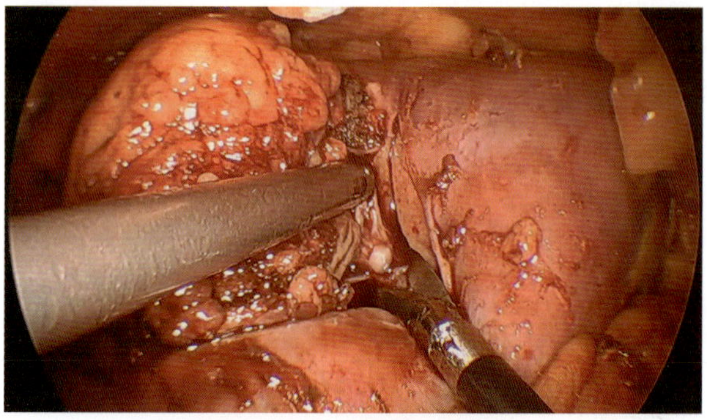

图6-96　切除范围足够

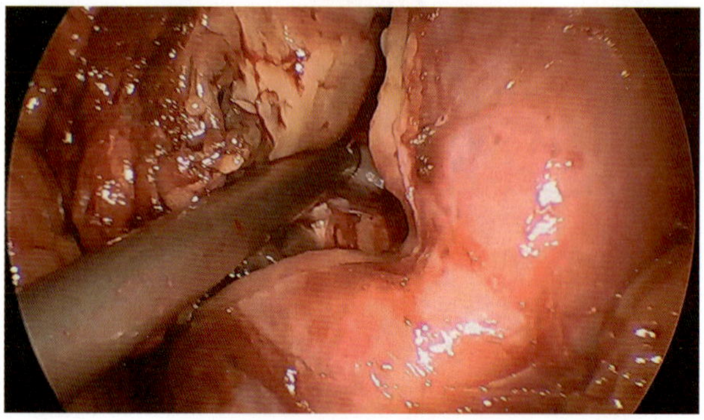

图6-97　切除深度足够

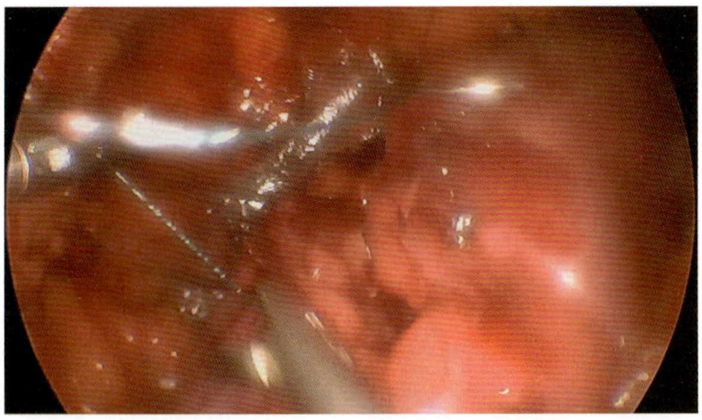

图6-98　3-0倒刺线缝合肾集合系统

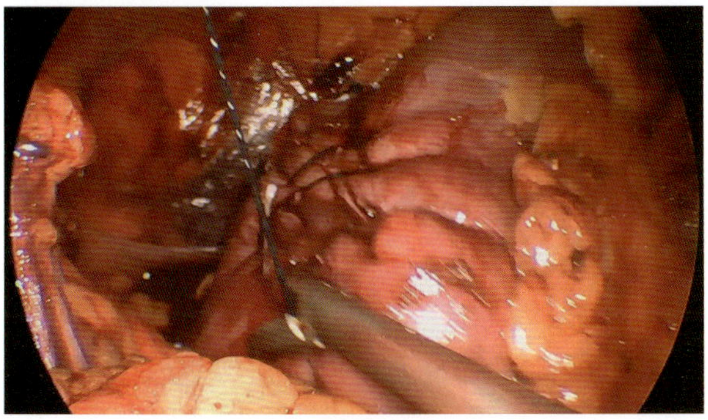

图6-99　0号倒刺线缝合肾全层

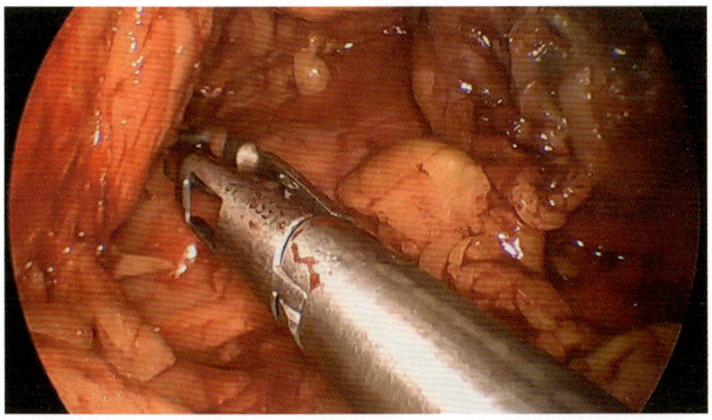

图6-100　松开肾动脉阻断夹

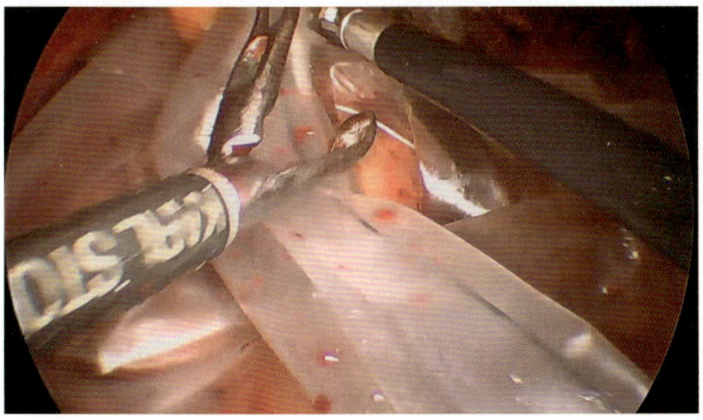

图6-101　将标本放入标本袋取出

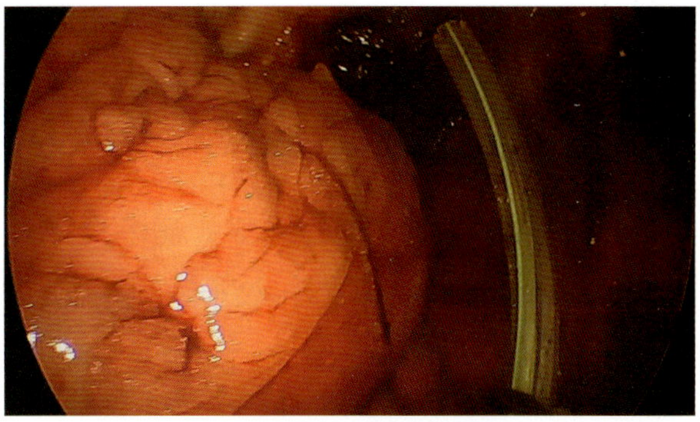

图6-102　放置引流管

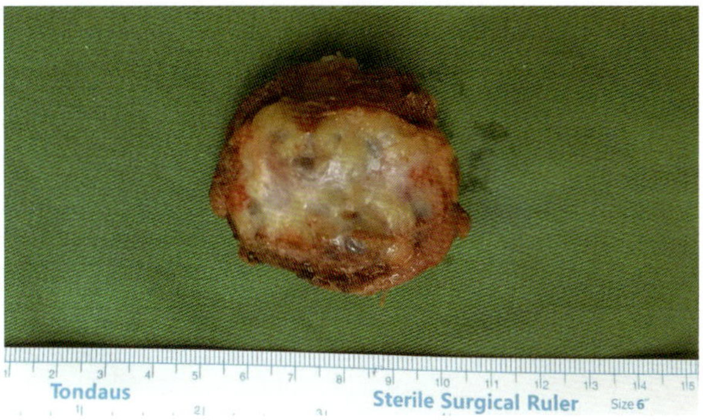

图6-103　切除标本完整

四、手术要点

（1）肾门型复杂肾囊肿，手术难度大，术中需要仔细解剖，保持囊实性肿物的完整性，同时需要注意对肾动脉、肾静脉和肾盂的保护。

（2）缝合过程中需严密分层缝合，避免漏尿、出血和肾缺血坏死等并发症。

第八节　复杂肾囊肿 Bosniak Ⅳ级

一、典型病历

基本情况：患者，男性，54岁。

1．主诉

发现左肾囊实性肿物2周。

2．现病史

患者于2周前超声发现左肾实质内直径约1.8cm的囊实性肿物，内见实性成分，CDFI可见周边血流信号。无不适症状。进一步行增强CT提示左肾实质内囊实性病变，大小约1.8cm×2cm，病变内可见实性成分伴异常强化，左肾囊实性占位，考虑恶性，建议进一步治疗。

3．既往史

高血压，高血脂。

4．查体

无特殊。

二、影像资料

增强CT提示左肾实质内囊实性病变约1.8cm×2cm，内可见实性成分伴异常强化，左肾囊实性占位，考虑恶性（图6-104～图6-107）。

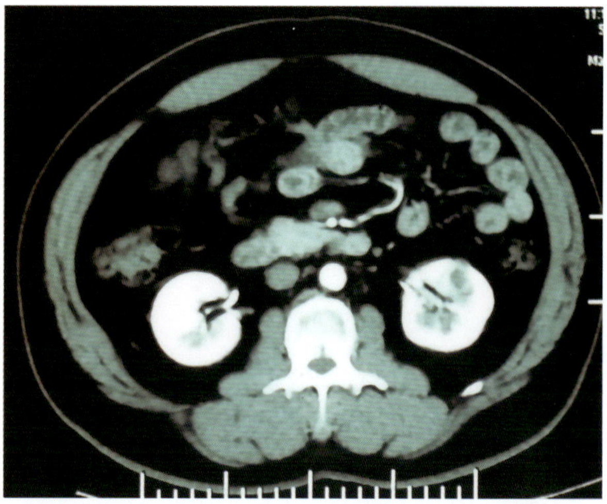

图6-105　CT动脉期

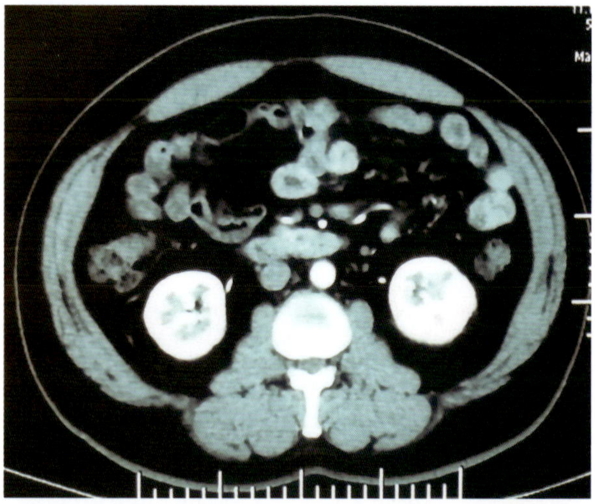

图6-106　CT静脉期

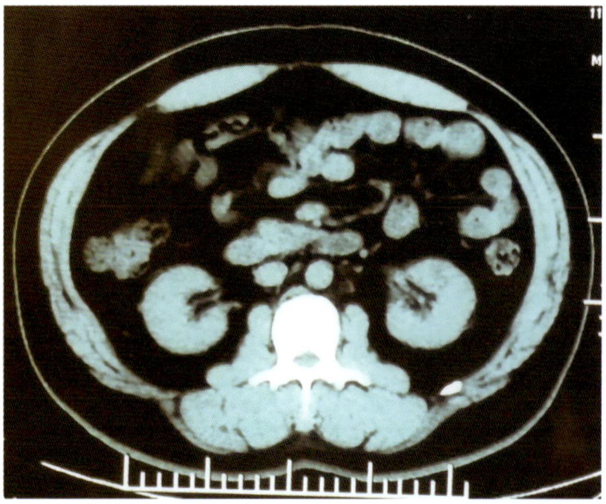

图6-104　CT平扫期

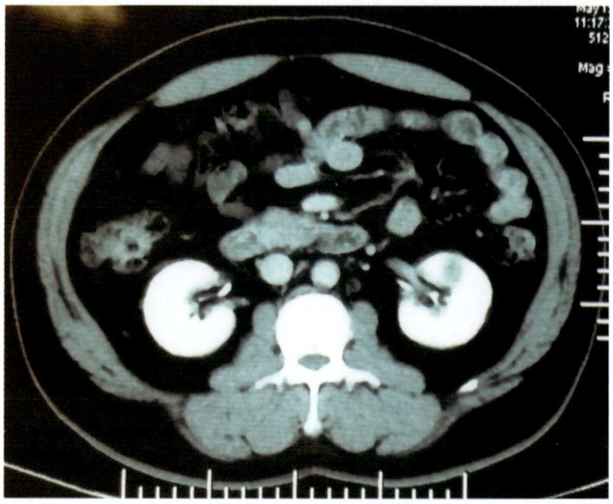

图6-107　CT排泄期

三、手术过程

1．手术方式

全身麻醉，腹腔镜左肾部分切除术（术中超声引导）。

2．手术步骤

清理腹膜后脂肪，打开Gerota筋膜，寻找肾动脉，游离肾脏，腹腔镜术中超声定位肾肿物，哈巴狗钳阻断肾动脉，保证切除范围和深度足够，3-0倒刺线缝合肾集合系统，0号倒刺线缝合肾全层，松开肾动脉阻断夹，将标本放入标本袋取出，放置引流管，观察切除标本完整（图6-108～图6-120）。

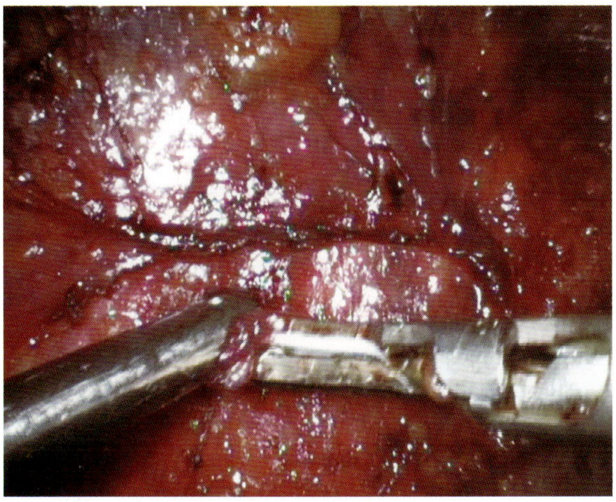

图6-108　清理腹膜后脂肪

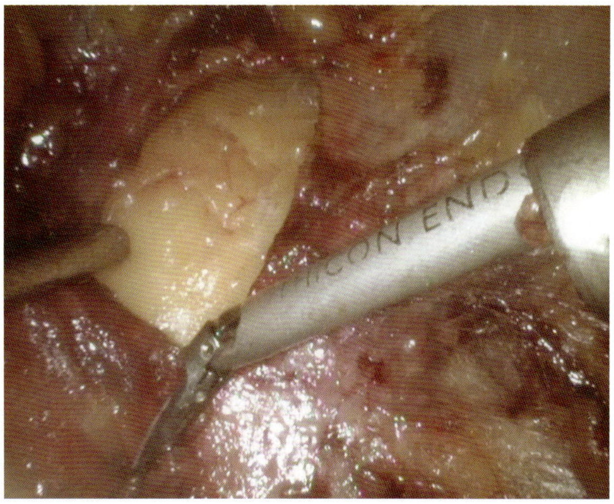

图6-109　打开Gerota筋膜

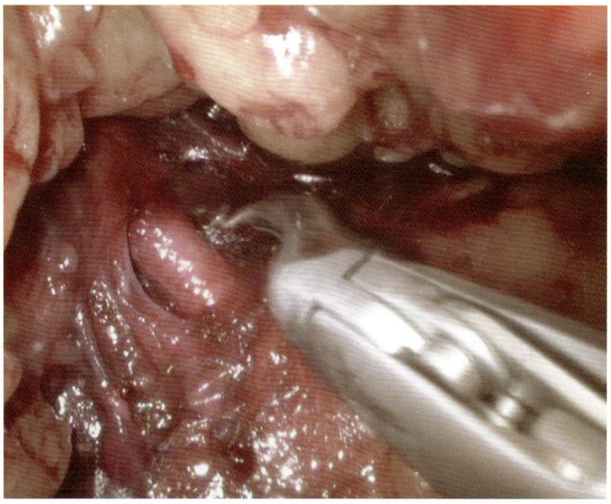

图6-110　寻找肾动脉

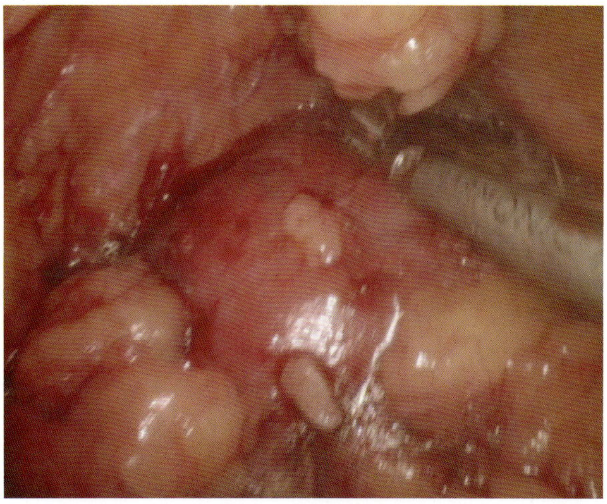

图6-111　游离肾脏

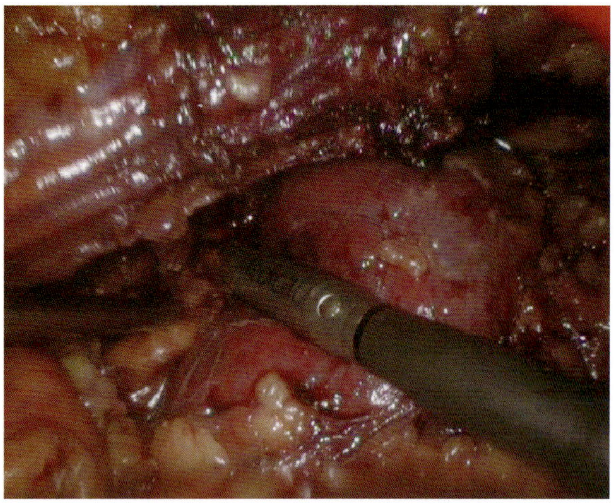

图 6-112　腹腔镜术中超声定位

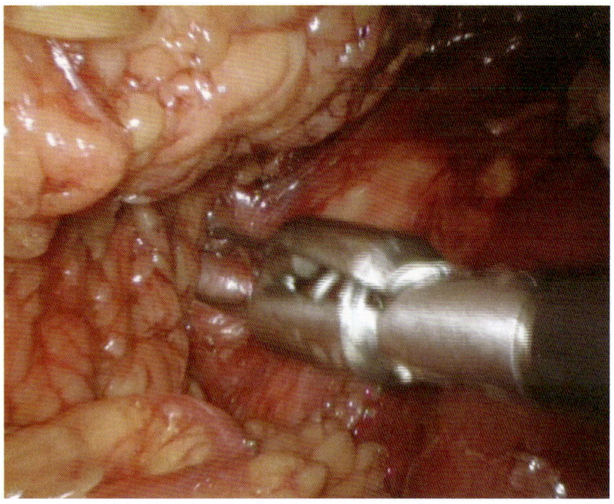

图 6-113　哈巴狗钳阻断肾动脉

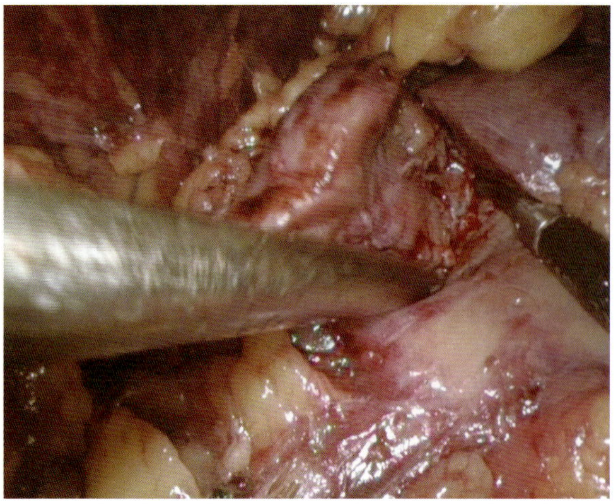

图 6-114　切除范围和深度足够

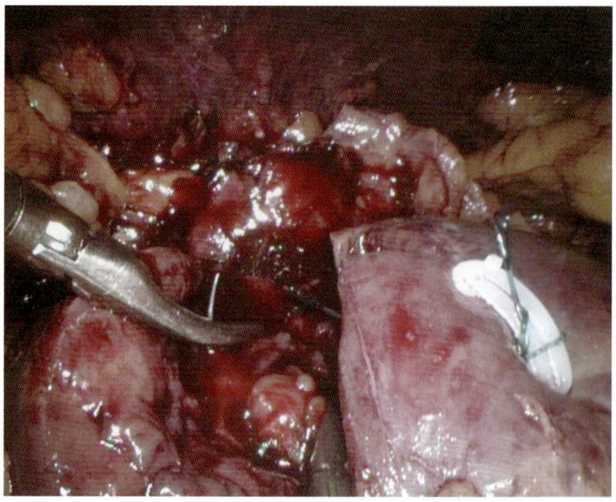

图 6-115　3-0 倒刺线缝合肾集合系统

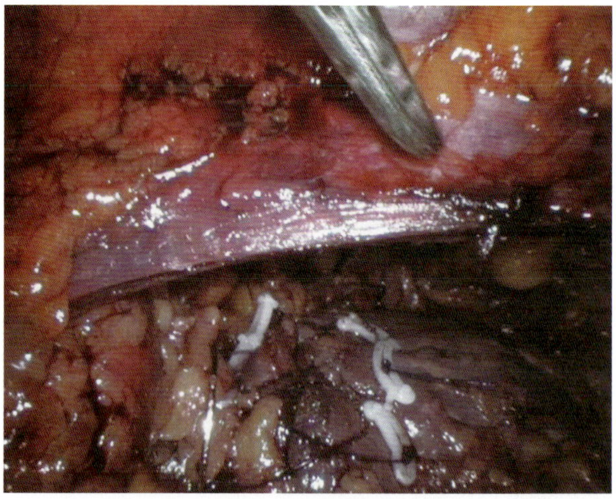

图 6-116　倒刺线缝合肾全层

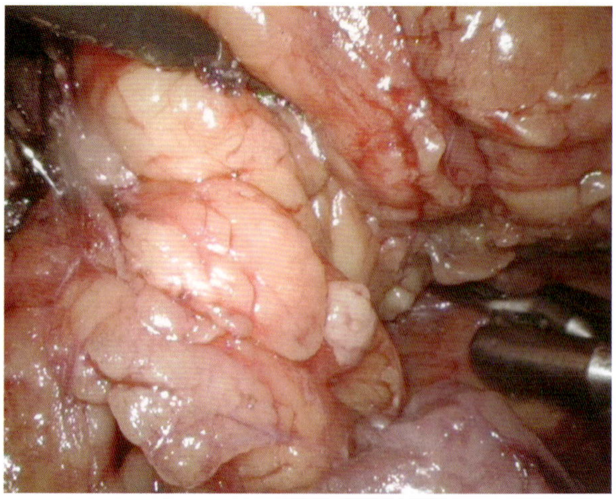

图 6-117　松开肾动脉阻断夹

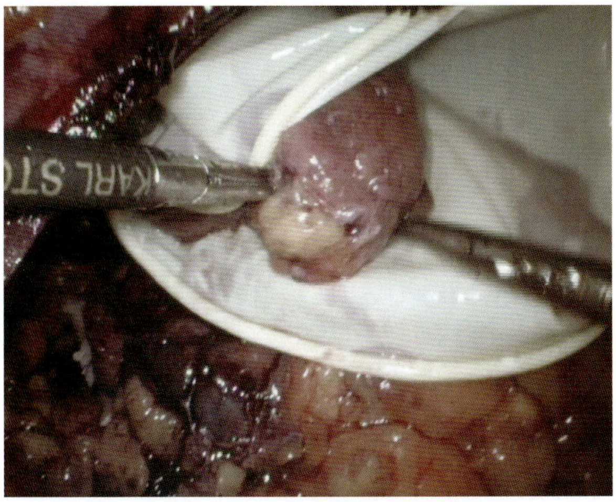

图6-118　将标本放入标本袋取出

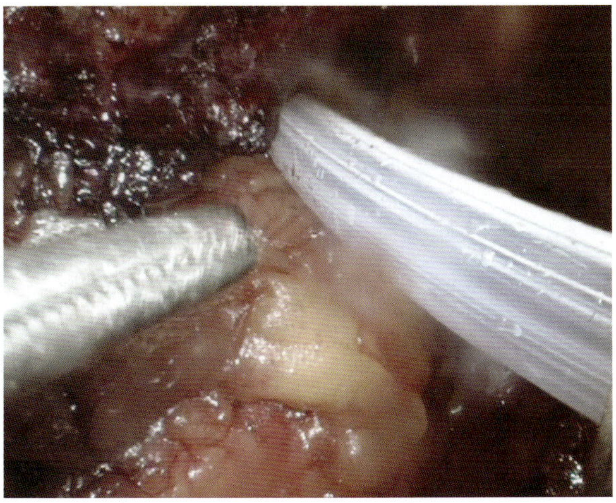

图6-119　放置引流管

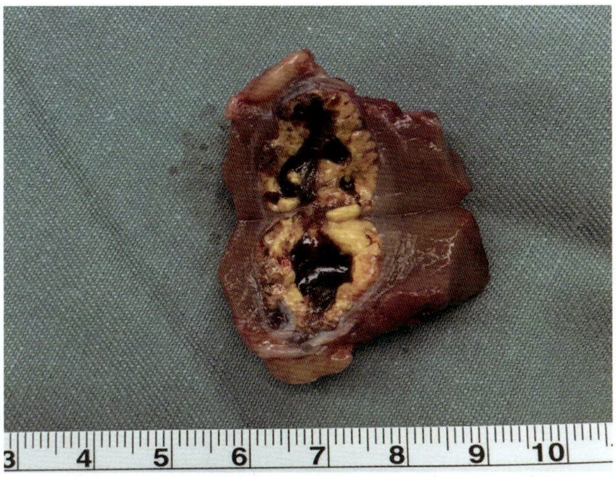

图6-120　切除标本完整

四、手术要点

（1）内生型复杂肾囊肿，需要借助腹腔镜术中超声进行精确定位，明确切除范围和深度。

（2）切除深度足够，需严密分层缝合集合系统，避免漏尿和出血等并发症。

第九节　复发肾囊肿的手术

一、病历摘要

基本情况：患者，女性，61岁。

1. 主诉

右肾囊肿术后6个月复发。

2. 现病史

患者于6个月前，超声检查发现右肾无回声直径约5cm的囊肿，诉右侧腰胀不适，外院给予腹腔镜右肾囊肿去顶术。术后6个月复查，提示右肾直径约5.2cm的囊肿，无回声，内可见高密度结节2处。进一步行增强CT：右肾背侧囊肿5.3cm×4.8cm，内见高密度影2处，周边未见血流信号，考虑囊肿伴钙化。

3. 既往史

高血压，糖尿病。

4. 查体

右侧腰部可见陈旧性腹腔镜手术瘢痕三处，直径0.5～1.2cm。

二、影像资料

右肾背侧囊肿5.3cm×4.8cm，内见高密度影2处，周边未见血流信号，考虑囊肿伴钙化（图6-121～图6-124）。

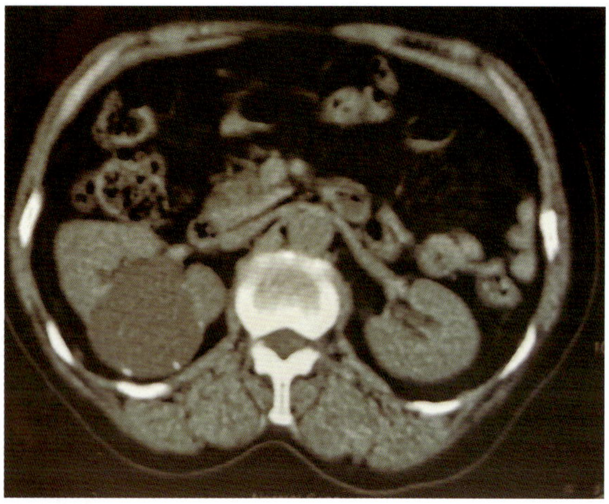

图6-121　CT平扫期（可见Hem-o-lok夹）

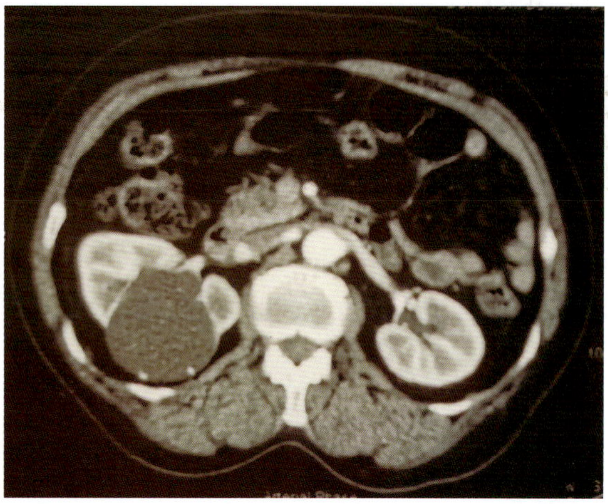

图6-122　CT动脉期

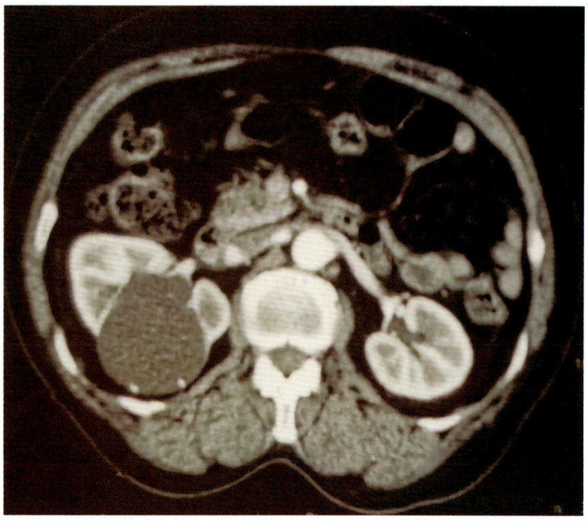

图6-123　CT静脉期（可见Hem-o-lok夹）

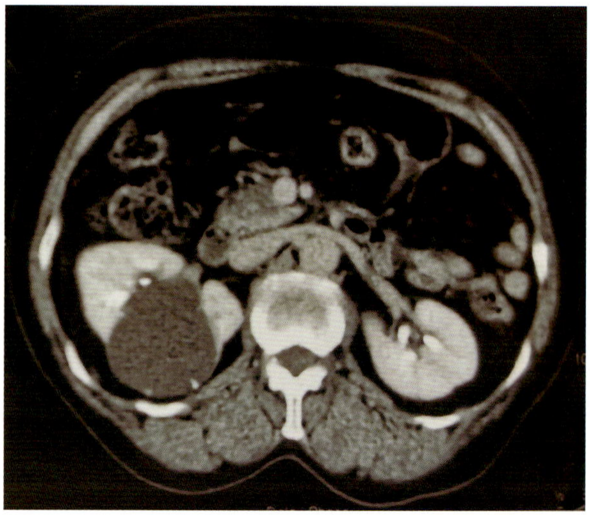

图6-124　CT排泄期

三、手术过程

1. 手术方式

全身麻醉，腹腔镜右肾囊肿去顶术（二次手术）。

2. 手术步骤

术中发现腹膜后腔局部粘连严重，打开Gerota筋膜，切除囊肿壁，电钩电凝囊肿创面，保证肾囊肿壁切除范围足够，肾囊肿创面填塞止血纱布，切除肾囊肿壁可见之前手术留置的Hem-o-lok夹（图6-125～图6-131）。

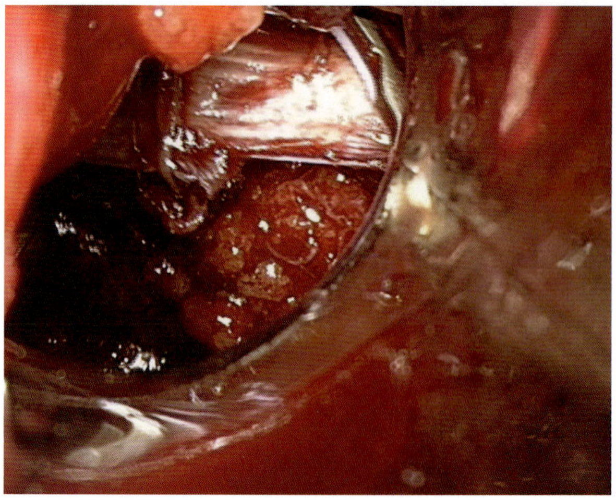

图6-125　腹膜后腔局部粘连严重

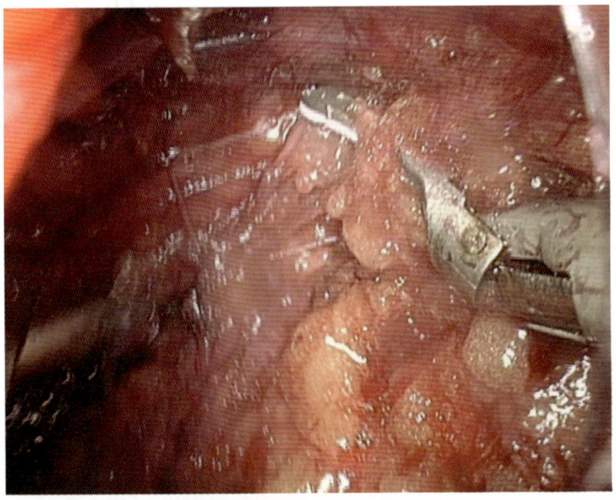

图6-126　打开Gerota筋膜

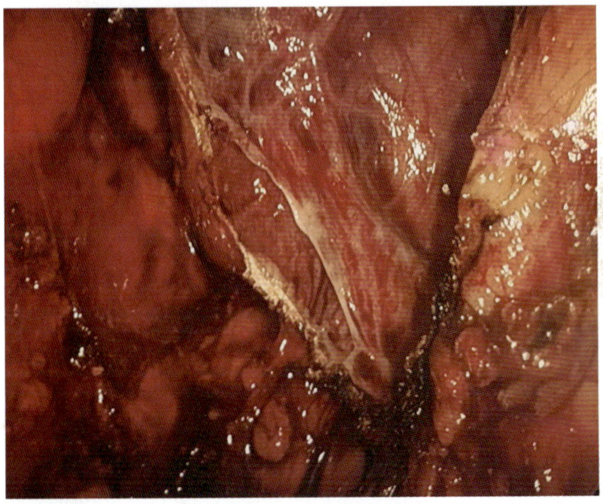

图6-127　切除囊肿壁

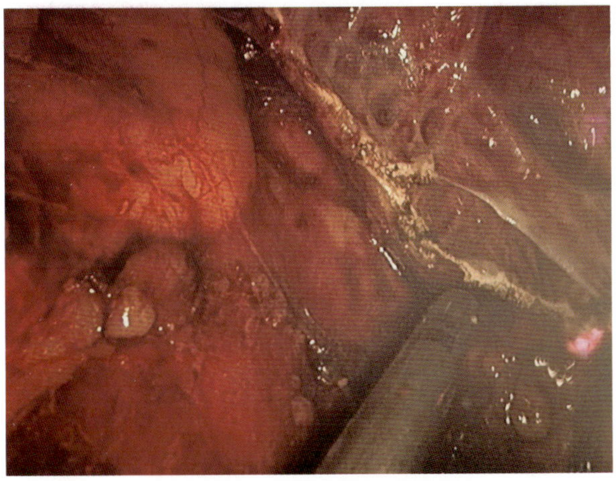

图6-128　电钩电凝囊肿创面

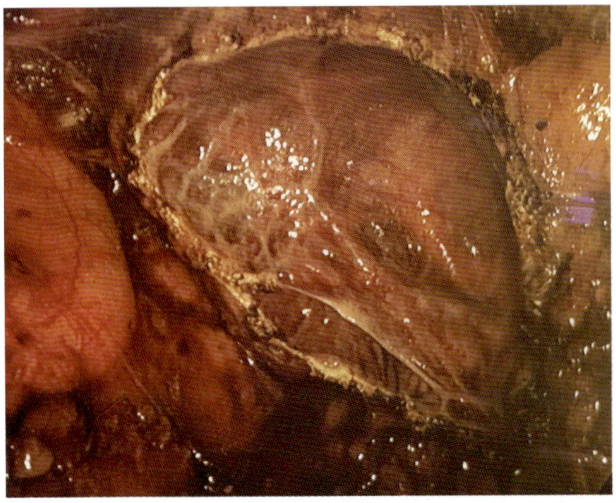

图6-129　肾囊肿壁切除范围足够

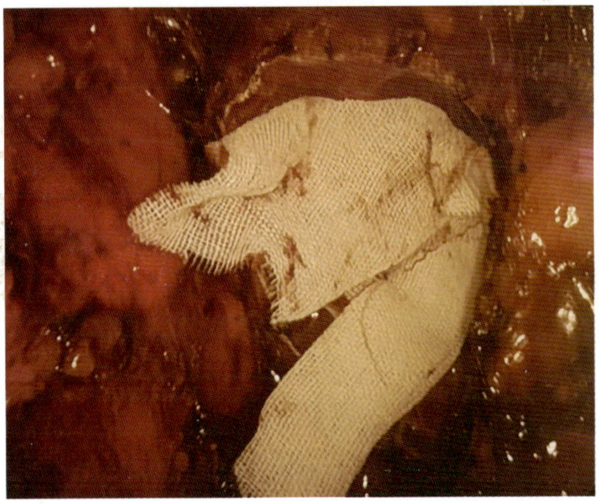

图6-130　肾囊肿创面填塞止血纱布

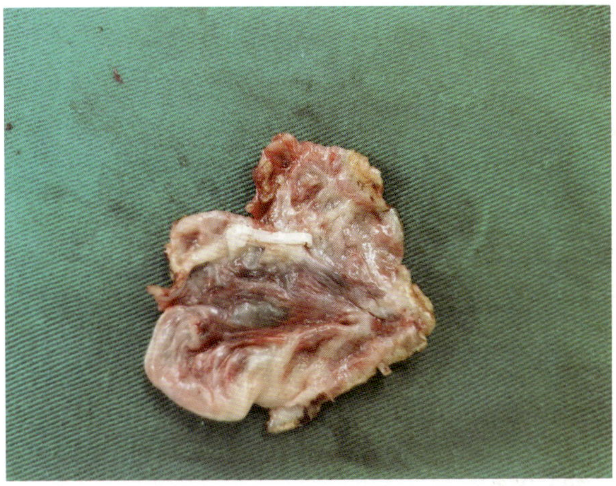

图6-131　切除肾囊肿壁可见之前手术留置的Hem-o-lok夹

四、手术要点

（1）复发肾囊肿的手术，通常肾周粘连严重，需要仔细解剖，避免周围脏器损伤。

（2）术前行增强CT明确诊断，除外肾积水或肾盏憩室等可能；术中肾囊肿去顶彻底，减少复发概率。

第十节　肾囊肿去顶术后病理为恶性的二次手术

一、第一次入院情况

（一）第一次入院病历

基本情况：患者，男性，41岁。

1．主诉

发现左肾囊肿5年，囊肿进行性增大。

2．现病史

患者于5年前，体检超声发现左肾囊肿（未见报告），当时囊肿直径约2cm，无不适症状，定期复查随诊。此次复查超声，提示左肾囊肿6.0cm×4.3cm，边界清晰，内透声好，未探及明确血流信号。进一步行增强CT检查：双肾可见无明显强化低密度影，大者位于左肾上极，大小约56mm×44mm，右肾低密度影直径约5mm，诊断双肾囊肿（Bosniak Ⅰ级）。

3．既往史

无特殊。

4．查体

无特殊。

（二）第一次术前影像资料

增强CT提示双肾可见无强化低密度影，大者位于左肾约56mm×44mm，诊断双肾囊肿Bosniak Ⅰ级（图6-132～图6-137）。

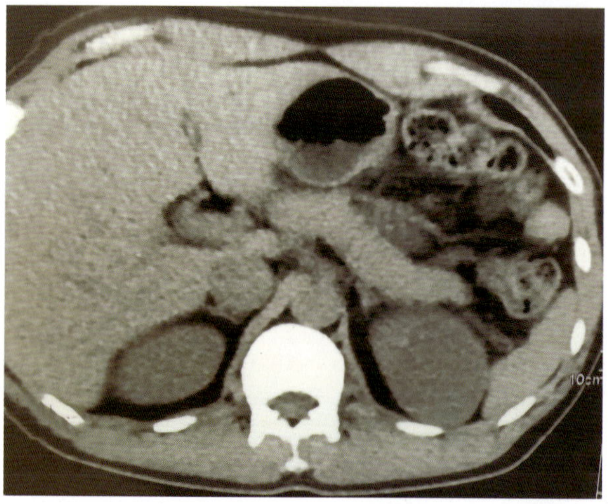

图6-132　CT平扫期

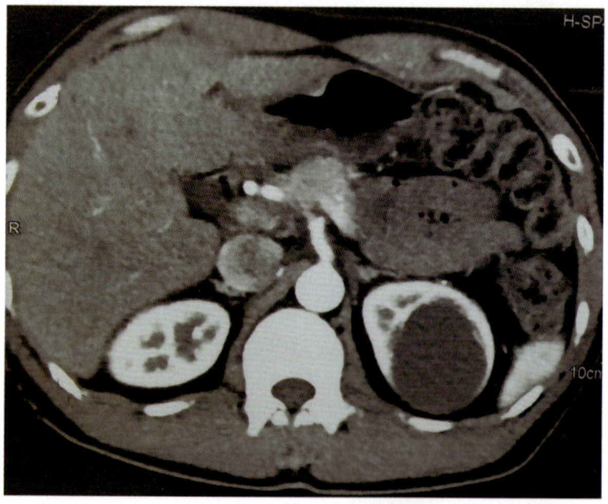

图6-133　CT动脉期

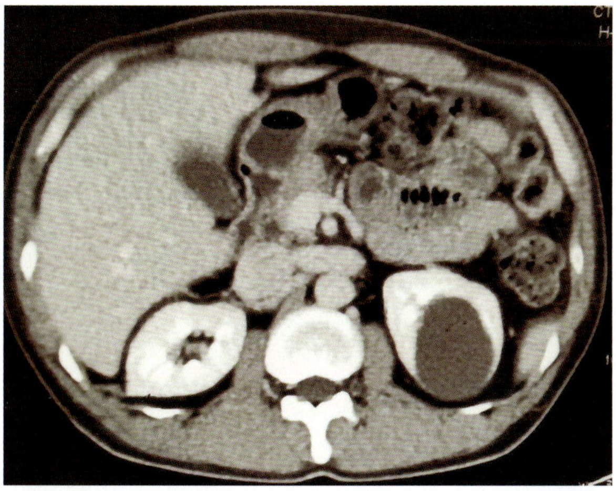

图6-134　CT静脉期

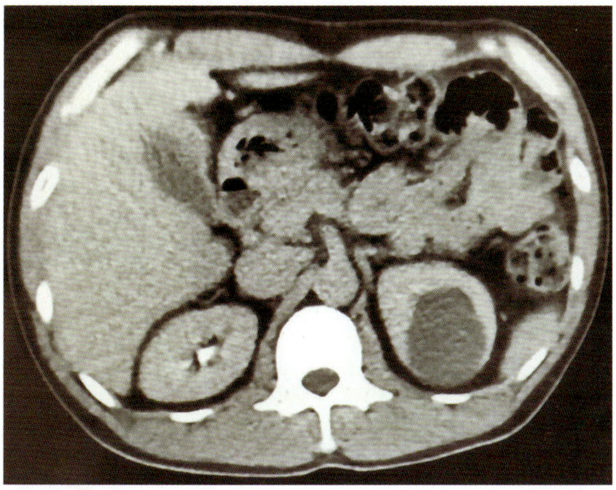

图6-135　CT排泄期

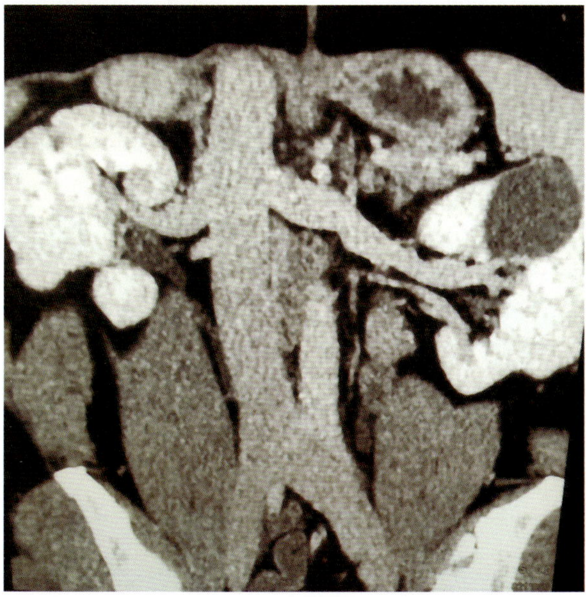

图6-136　CT三维重建（1）

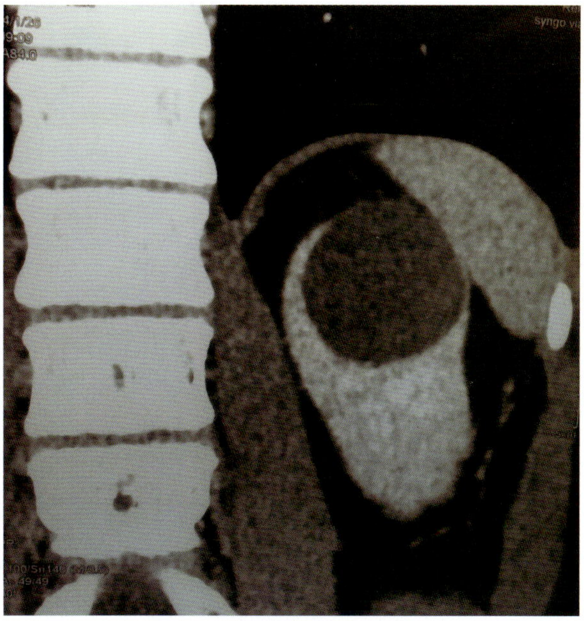

图6-137　CT三维重建（2）

（三）第一次手术过程

1．手术方式

全身麻醉，腹腔镜左肾囊肿去顶术。

2．手术步骤

清理腹膜后脂肪，打开Gerota筋膜，游离肾脏，游离肾囊肿，肾囊肿去顶，电钩电凝肾囊肿创面，肾囊肿创面填塞止血纱布，放置引流管（图6-138～图6-145），术后病理结果回报提示肾细胞癌（图6-146）。

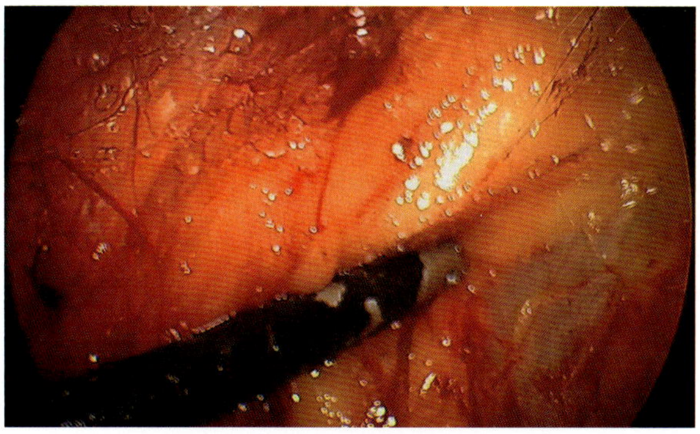

图6-138　清理腹膜后脂肪

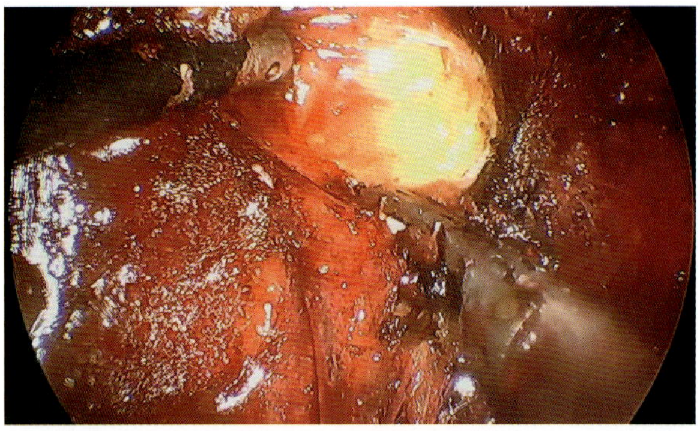

图6-139　打开Gerota筋膜

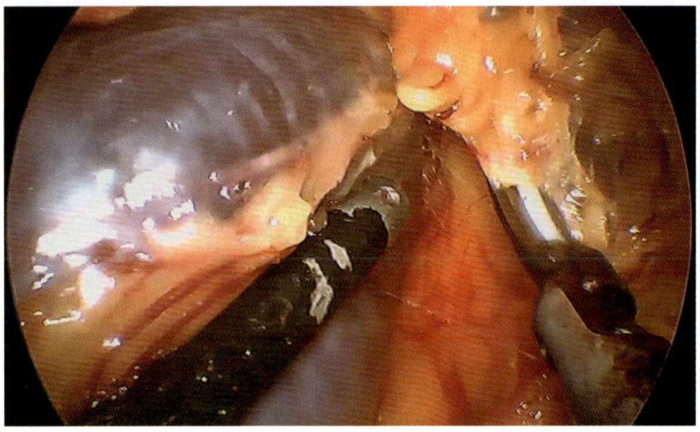

图6-140　游离肾脏

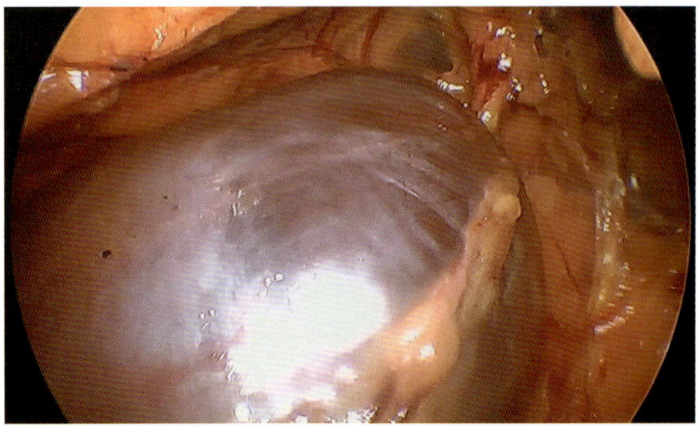

图6-141　游离肾囊肿

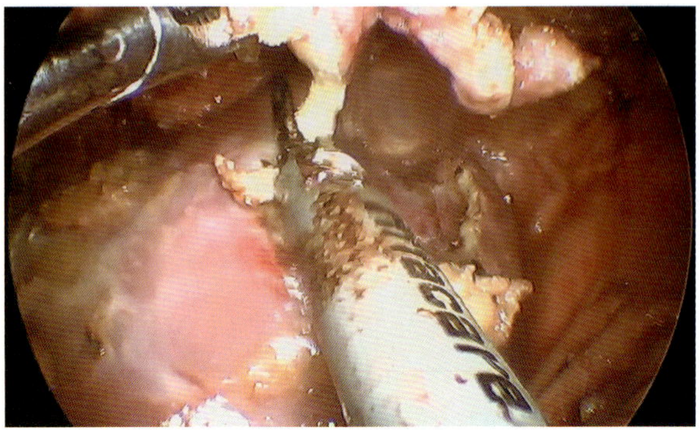

图6-142　肾囊肿去顶

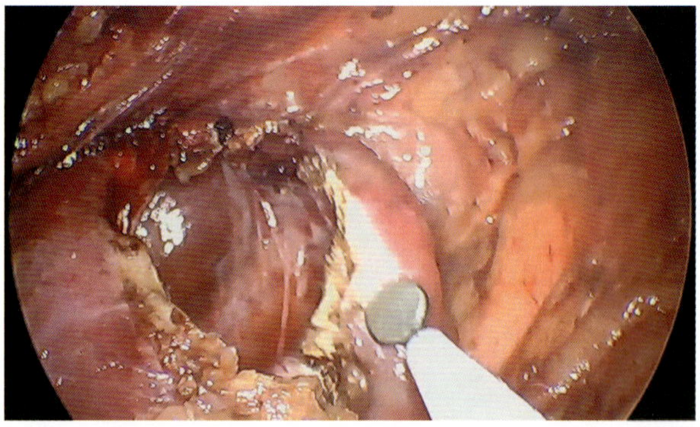

图6-143　电钩电凝肾囊肿创面

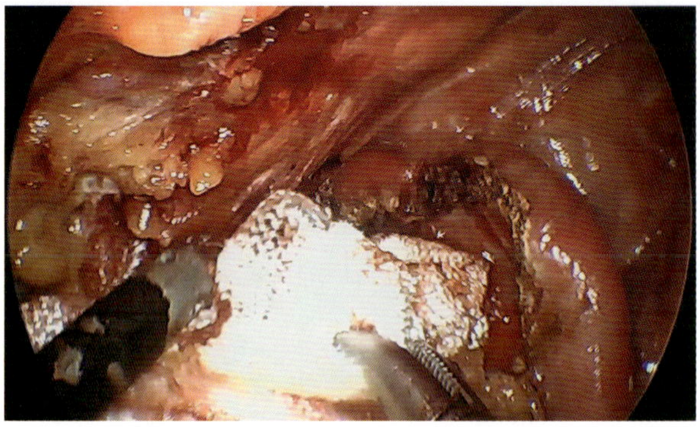

图6-144　肾囊肿创面填塞止血纱布

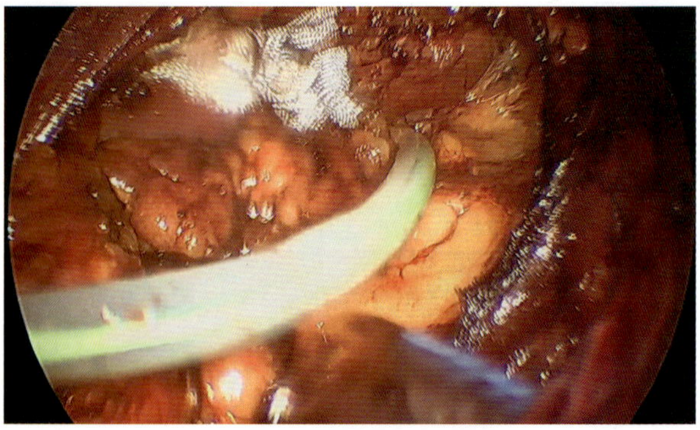

图6-145　放置引流管

病理诊断:

（左肾囊肿囊壁）送检纤维囊壁组织，局灶表面被覆单层至数层透明细胞；可见一灶呈膨胀性/乳头状生长方式及直径>0.1cm；结合免疫组化，考虑为透明细胞肾细胞癌（WHO/ISUP：G1）；请结合影像学资料。

免疫组化结果：CAIX（+）， CD10（+），CK（+），CK7（-），CD117（-）。

图6-146　第一次术后病理报告

二、第二次入院情况

（一）第二次入院病历

1．主诉

腹腔镜肾囊肿去顶术后2周，病理提示肾透明细胞癌。

2．现病史

患者于2周前行腹腔镜左肾囊肿去顶术，术后恢复可，病理提示右肾囊肿壁局灶表面被覆单层至数层透明细胞，结合免疫组化，考虑为肾透明细胞癌（WHO/ISUP：G1）。复查CT提示左肾术后改变，左肾上极局部肿物。

3．既往史

无特殊。

4．查体

左腰部新见手术瘢痕3处，直径0.5～1.0cm。

（二）第二次术前影像资料

CT提示左肾术后改变，左肾上极局部肿物（图6-147～图6-152）。

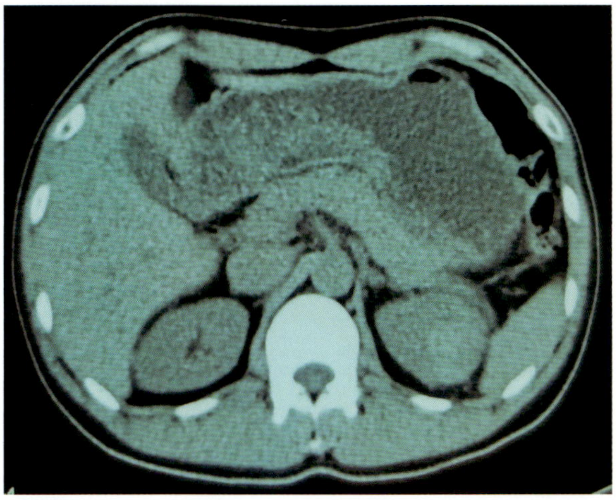

图6-147　CT平扫（1）

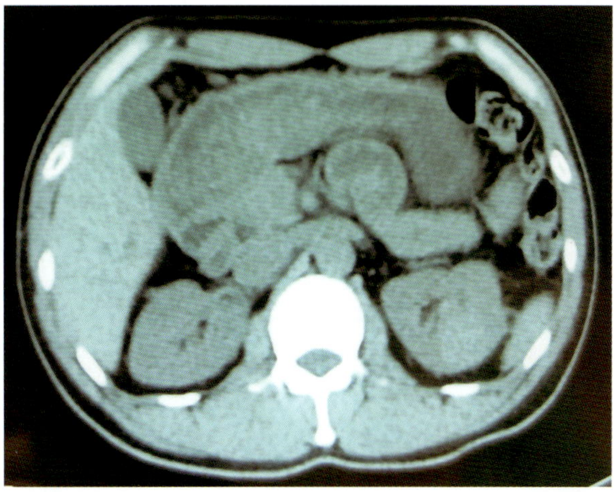

图6-148　CT平扫（2）

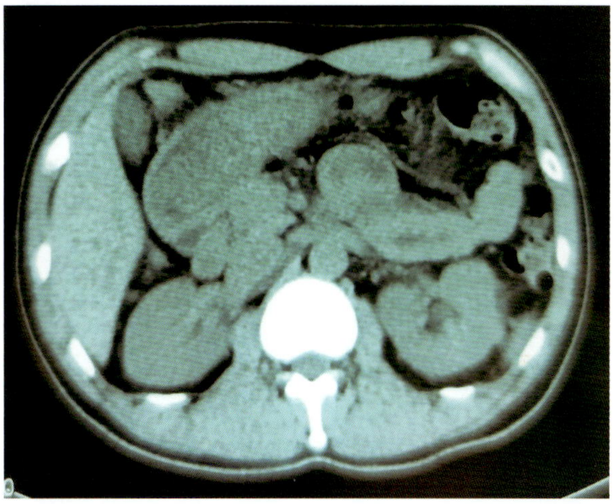

图6-149　CT平扫（3）

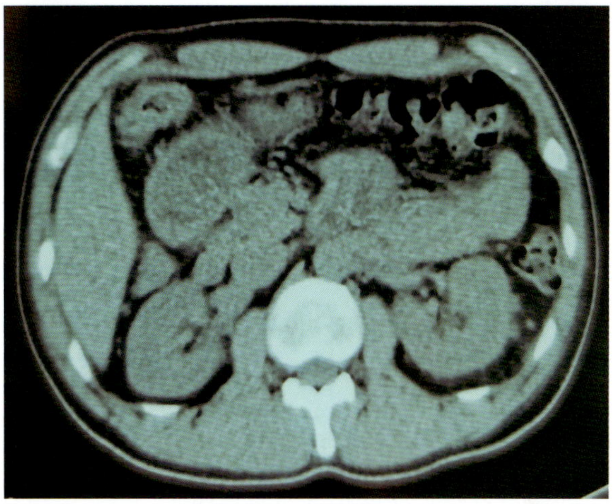

图6-150　CT平扫（4）

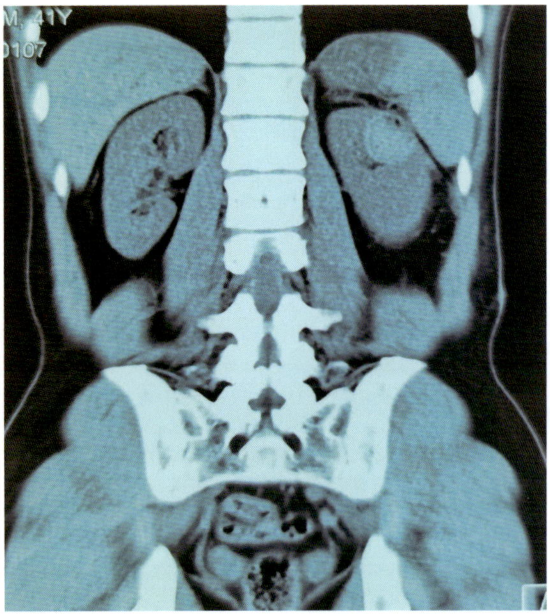

图6-151　CT平扫三维重建（1）

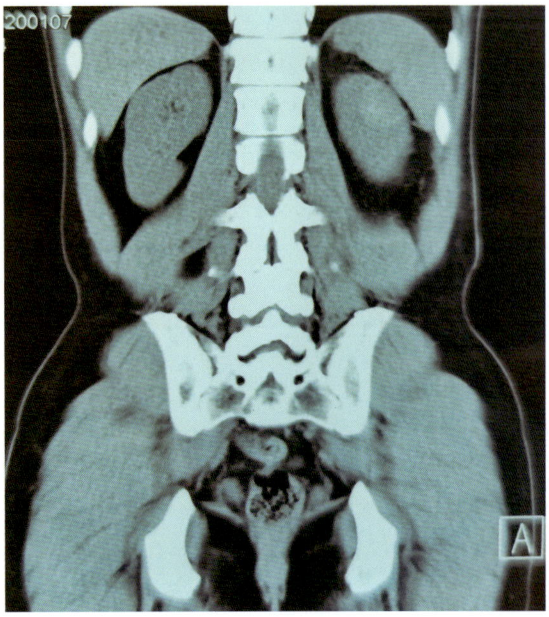

图6-152　CT平扫三维重建（2）

三、第二次手术过程

1．手术方式

全身麻醉，腹腔镜左肾癌根治术。

2．手术步骤

建立Troca位置，处理肾蒂，处理输尿管，游离肾脏，见原肾囊肿术后改变，行肾癌根治术（图6-153～图6-159），第二次术后病理报告提示透明细胞肾细胞癌（图6-160）。

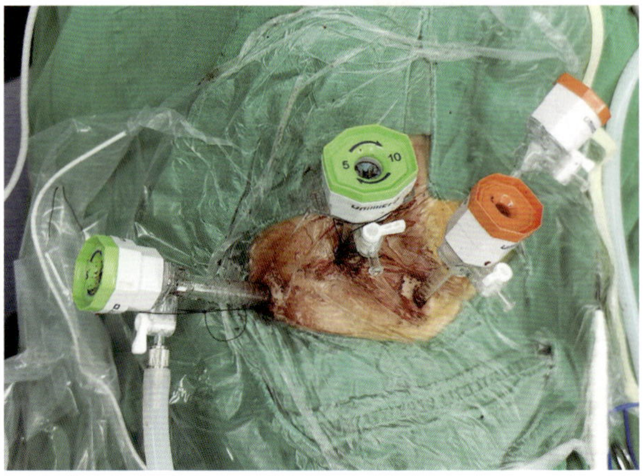

图6-153　建立Troca位置

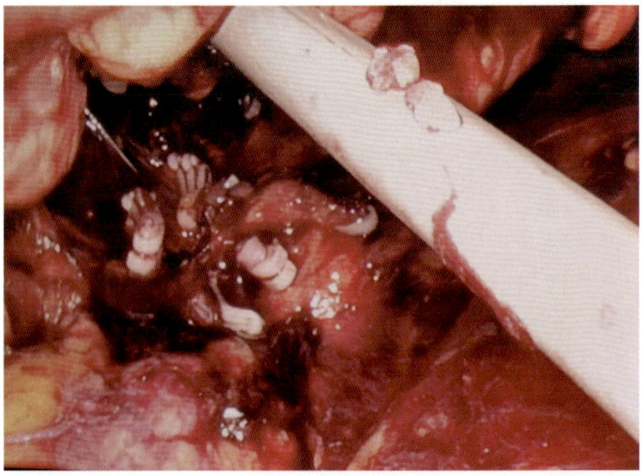

图6-154　处理肾蒂

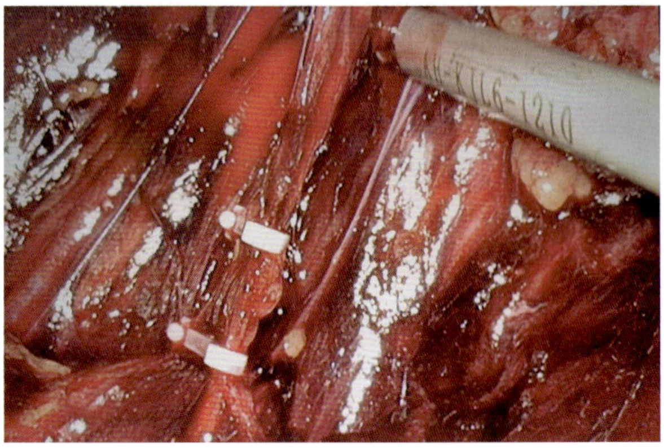

图6-155　处理输尿管

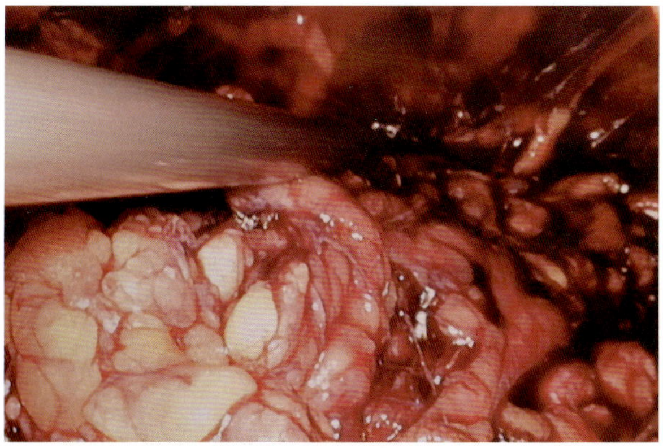

图6-156　游离肾脏

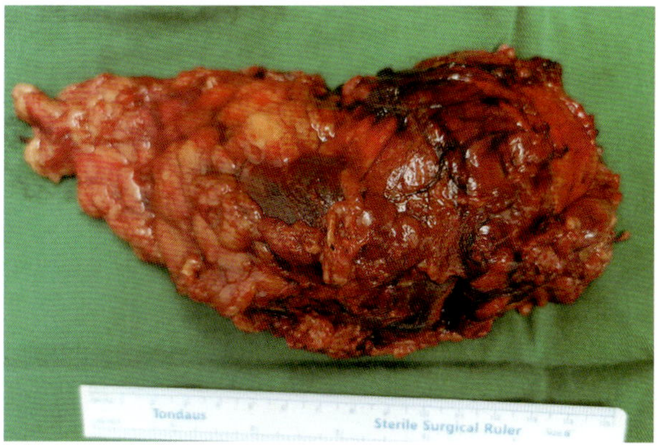

图6-159　切除的病理标本

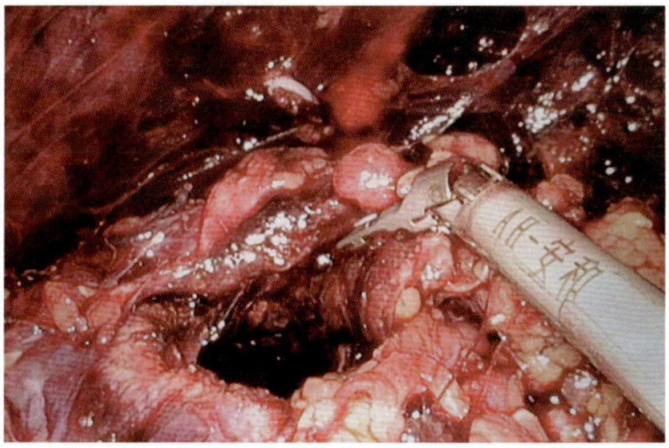

图6-157　原肾囊肿术后改变

病理诊断：

（左肾透明细胞肾细胞癌肿物切除术后，参见报告73443）

（左肾）残余肾组织内见透明细胞肾细胞癌（WHO/INSUP分级：G1），输尿管断端及肾门血管净；肾上腺囊肿。

免疫组化结果：

A3及A7：CK（+），CK7（-），CD117（-），CA IX（+），CD10（部分+）；

A9：CK（+），CK7（-），CD117（-），CA IX（-），CD10（-）。

图6-160　第二次术后病理报告

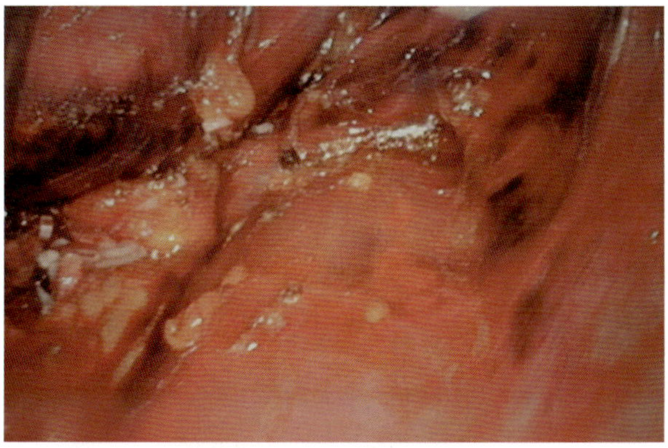

图6-158　根治术后的肾窝

四、手术要点

（1）对于肾囊肿去顶手术，尤其是复杂肾囊肿，术前需要告知患者术后病理存在恶性风险。

（2）肾囊肿去顶术后尽早进行第二次手术，可以减少局部粘连程度；第二次手术建议原切口，行腹腔镜根治性手术，包括周围脂肪切除；术后需密切随诊。

后　记

随着《协和肾囊肿外科学》的完成，我深感欣慰与感慨。这本书不仅记录了北京协和医院在肾囊肿外科领域的探索与发现，也凝聚了我们团队无数个日夜的辛勤付出。

肾囊肿，一个看似简单的疾病，实则包含了众多未知与挑战。在过去的几年里，我们团队致力于肾囊肿的病因、诊断、治疗及预后等各方面的研究，力求为患者提供更精准、更有效的治疗方案。

在编写这本书的过程中，我们回顾了肾囊肿外科的发展历程，总结了我们的临床经验与教训。我们发现，每一次技术的进步，都离不开对疾病深入的理解与不懈的探索。同时，我们也意识到，医学是一个不断发展、永无止境的领域，需要我们时刻保持开放的心态，不断学习、不断进步。

展望未来，我们将继续关注肾囊肿外科领域的最新研究进展，不断更新我们的知识体系。我们期待有更多的年轻医生加入到这个领域中，共同为肾囊肿患者带去更多的福音。同时，我们也希望这本书能成为肾囊肿外科领域的一本重要参考书籍，为医生们提供有价值的指导与帮助。

最后，我要感谢我的家人、同事和所有支持我的朋友们，是你们的鼓励与支持，让我有勇气面对挑战、追求卓越。我相信，在大家的共同努力下，我们一定能够在肾囊肿外科领域取得更多的突破与进展。

董德鑫

2024年5月20日